現場を活かす
看護マネジメント

第2版

田中彰子 編著

医歯薬出版株式会社

＜執筆者一覧＞

●編　集
田中　彰子　　横浜創英大学看護学部　看護管理学　教授
　　　　　　　前 山梨県立大学看護実践開発研究センター長

●執筆（五十音順）
赤池　ひさ子　　山梨県立中央病院　看護部長
雨宮　久子　　一宮温泉病院　看護部長
飯野　みゆき　　山梨県立中央病院　副院長・看護局長
石川　文美子　　山梨県立中央病院　看護師長
石倉　晴美　　山梨県立中央病院　看護師長
泉山　由美子　　平塚共済病院　訪問看護ステーションさくら　所長
市川　まゆみ　　市立甲府病院　副看護部長
一瀬　貴子　　山梨県立中央病院　副看護部長
小田切　まさこ　　甲府市役所　健康支援センター　医務感染症　医務係
　　　　　　　　前 市立甲府病院　看護部長
笠井　英美　　大月市立中央病院　看護部長
小石川　好美　　市立甲府病院　看護部長
小林　加奈　　山梨県立中央病院　副看護部長
坂本　富子　　山梨県立中央病院　副看護部長
杉本　君代　　特別養護老人ホーム寿荘　常務理事・施設長
　　　　　　　前 富士吉田市立病院　副院長・看護部長
杉山　千里　　山梨大学　医学部附属病院　副看護部長
須山　千恵　　富士吉田市立病院　看護部長
竹居　栄子　　山梨厚生病院　臨床心理室　公認心理師（室長）
田中　彰子　　横浜創英大学　看護学部　看護管理学　教授
丹沢　早苗　　山梨厚生病院　法人看護管理部長　看護部長
角田　千春　　塩山市民病院　総看護師長
中島　真寿美　　山梨県立中央病院　感染対策室　主任看護師長
名取　三恵　　市立甲府病院　副看護部長
根津　あき子　　甲府共立病院　副総看護師長
藤森　玲子　　甲府看護専門学校　講師
向山　ゆりか　　市立甲府病院　看護師長
村松　裕子　　甲府共立病院　副総看護師長
横森　いづみ　　山梨県立中央病院　副看護部長
渡辺　久子　　山梨赤十字病院　看護副部長

This book was originally published in Japanese
under the title of :

GENBA-WO IKASU KANGO MANEJIMENTO
(A Guide for Nurse Administrators to Improve Management Skills)

Editor
TANAKA, Akiko
　Professor,
　Yokohama Soei University, Faculty of Nursing

ⓒ 2013 1st ed.
ⓒ 2019 2nd ed.

ISHIYAKU PUBLISHERS, INC
　7-10, Honkomagome 1 chome, Bunkyo-ku,
　Tokyo 113-8612, Japan

第2版　序文

　第1版を刊行してから6年になります．

　この間にも社会は著しく変化し，医療制度改革，それによる医療の現場の変化に伴い，看護マネジメントの考え方や方法も少しずつ変化してきました．

　厚生労働省が2019年7月30日に公表した簡易生命表によると，2018年の日本人の平均寿命は男性81.25歳，女性は87.32歳で過去最高を更新しました．わが国は世界のどの国も経験したことのない高齢社会を迎えていると言われます．

　日本の保健医療福祉を一体化する「地域包括ケアシステム」は，この少子高齢社会を皆が生きてゆくための切札として，確実に動き始めています．このような変革の波に乗るために，各施設の方策の根本的な見直しが求められ，職員一人ひとりの意識改革が必要となりました．

　医療現場は，医療の質向上が問われるだけでなく，経営が成り立つための稼働率や，医療従事者の働きやすい職場が求められ，看護管理者の課題は尽きることがありません．看護職者間に留まらず，多職種間の連携によるケアが推進され，ますます積極的なチーム医療や地域でのマネジメントも重要になってきています．

　時代を問わず，看護管理者の仕事は，激動の中で，何を見て，どう捉え，いかに自らで考え，創り上げていくかにかかってきました．立てた計画を実行するにあたっては，いかに人を巻き込み，モチベーションを高め維持していくのかが問われます．また，自らも含め，スタッフ個々のキャリア開発は，個人としての成長と同時に，確実に組織全体としての成長へと繋がっていきます．

　私は，これまで多くの看護管理者が，独自の実践知を創出し，このようなスパイラルな好循環をつくり，それを同じ立場の身近な人々で共有しているのを見てきました．これらの現場の看護管理者の経験を可視化し，他の看護管理者やこれからのリーダーとなる人に伝えることができれば，読んだ人の問題解決の一助となり，看護サービス提供の見直しのヒントとなるでしょう．ひいては，看護管理の実践力の向上となり，看護サービスがより豊かになるはずです．

　「生き生きと活力のある現場をつくり，良い看護を提供したい」という看護管理者たちの願いをこの書に込め，第2版発刊の運びとなりました．トップマネージャーの組織改革，地域包括ケア病棟や訪問看護における看護管理者の役割拡大，災害時対応のマネジメント，看護部長のセカンドキャリアなどの新規項目を追加し，看護職の働き方を変える取り組みや視点を取り入れています．

　オリジナリティやノウハウを含み，管理者が「考えて行動したプロセス」をまとめました．取り組みの中で見えてくる管理の本質や，管理者としての看護の喜び，前に向かって進む勇気を感じ取れると幸いです．

医療現場の最前線に立ち，24 時間どんな場面でも恐れず，臆することなく，ベッドサイドを守り続ける看護師の「凄い力」と，その原動力となるのは，看護管理者の「現場を愛する力」に他ならないと今までもこれからも確信しています．

◎ Happiness（幸せ）を呼ぶ看護管理

あなたの Heart で行動（Action）しましょう!!
ポジティブシンキング（Positive thinking）から，いざ実行（Performance）へ!!
大事なのは，豊かな発想（Idea）と Networking !!　スタッフの育成（Education）!! です．
看護管理のスキル（Skill）アップで，社会に貢献（Service）を!!

2019 年　盛夏

編著者　田中 彰子

はじめに

「あの病院は良い病院だ」という社会の評価は，多分に看護の質を指しています．また，「看護管理者が変わらなければ，看護は変わらない」ともよく言われる言葉です．スタッフがどんなによく働き，患者に良いケアを提供しても，その病棟全体として管理運営されなければ，患者・家族と職員にとって幸福な結果を生みだすことはできません．

「人生90年時代」に突入し，今後，ケアの対象者は増加の一途をたどるものと推測されます．「生き生きと活力のある現場をつくり，良い看護を提供したい」という看護管理者たちの願いをこの書に込めました．

看護師長は，いかに自らで考え，創造していくか，いかに他者の発想も借りて，計画の中に取り入れていくか，企画から評価までの，いわゆるマネジメント力と，計画を実践するにあたって，いかに人を巻き込み，モチベーションを高め維持していくのか，専門職としてのキャリアの発達をいかに支援するか，すなわちリーダーシップが問われます．この両刀使いができなければ，病棟運営はうまくゆきません．ただの知識では役に立たないのです．

現場の看護師長は，まさに百戦錬磨の経験をもっています．日々，昨日までとは異なる経験をしており，困難や苦労を乗り越え，そのたびに，「実践知」を積み重ねていきます．それぞれが素晴らしく光る石ですが，バラバラに孤独に光っているだけでは，世の中を照らすことができません．これらを可視化することによってはじめて，他の看護管理者に伝えることができ，それぞれの管理の実践力が向上し，質の良い看護サービスの実現に向かうことができるでしょう．

ここに紹介している看護管理の事例は，格好の良いものばかりではありません．まさに，等身大の現場から看護管理者の取り組み，戦略，試行錯誤，成果事例，病棟変革，工夫，改善のプロセス，あるいは，みんなが元気になる病棟づくりのオリジナリティ，その手法やノウハウ，フォームを紹介します．理論は現場に応用してはじめて骨格をあらわします．取り組みの中で見えてくる管理の本質，管理者としての看護の喜び，やりがい，人の育て方，向き合い方，看護管理者としての成長にも気づかれることでしょう．

臨床現場は常に動いており，とどまることはありません．そこには，かたときも休むことなく動き続け，医療現場の最前線に立ち，ベッドサイドを守っている看護師の凄い力があります．複雑で困難な事態，多様な人々の苦しみと思い，一刻を争う場面，などにおいて，看護師は恐れることも臆することもなく，知識，経験，判断，技術，勘，信念，希望をもち，毎日新たな挑戦をしています．「これは凄い力だ」と，私たちはもっと自己評価をし，誇りを感じてよいのだと，常日頃思います．

そして，看護師たちの凄い実践力の原動力となっているのは，看護管理者の「現場を愛する力」なのではないかと，長年の看護管理者の経験と，今少し現場から離れて臨床を見つめながら実感しました．本書の編集を進めてゆくうちに，この実感は確信に変わってきました．

◎ Happiness（幸せ）を呼ぶ看護管理
　　（いきいき職場と管理者の"HAPPINESS"仕事術）

あなたの Heart で行動（Action）しましょう!!
ポジティブシンキング（Positive thinking）から，いざ実行（Performance）へ!!
大事なのは，豊かな発想（Idea）と Networking !!　スタッフの育成（Education）!! です．
看護管理のスキル（Skill）アップで，社会に貢献（Service）を!!

2013 年 盛夏

編著者　田中彰子

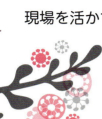

現場を活かす 看護マネジメント 第2版

Contents もくじ

Part 1　みんなが安全・安心な病院をめざすマネジメント術　1

1. **リスクマネジメント**
   インシデントレポートとインシデント発生時の行動　2（一瀬貴子）
2. **リスク感性を高める**
   危険予知トレーニング（KYT）導入と実践　7（藤森玲子）
3. **5S 活動**
   5S 活動により職場環境を整える　15（笠井英美）
4. **感染対策**
   感染対策リンクナースを育てる　19（中島真寿美）
5. **暴言・暴力への対応**
   暴言・暴力から職員の安全を守る　23（市川まゆみ）
6. **医療安全**
   組織風土と医療安全　32（渡辺久子）
7. **災害訓練**
   災害訓練の推進　37（須山千恵）

Part 2　みんなが元気になるワークマネジメント術　45

8. **勤務表作成**
   ワーク・ライフバランスと夜勤をクリアする勤務表管理術　46（根津あき子）
9. **快適職場調査**
   快適職場調査（ソフト面）の活用　51（名取三恵）
10. **成果につなげる**
    ICU における報告しやすい風土づくり　59（石倉晴美）
11. **病棟運営**
    看護師長が病棟のムードメーカーになる　64（石川文美子）
12. **メンタルヘルス・サポート**
    看護職員のメンタルヘルス・サポート～公認心理師の立場から　68（竹居栄子）
13. **メンタルヘルス・サポート**
    看護職員のメンタルヘルス・サポート～看護管理者の立場から　73（丹沢早苗）

Part 3　業務分析・改善・改革マネジメント術　77

14 業務量分析
業務量分析による業務改善　78（名取三恵）

15 看護の質保証
看護必要度などの情報を活用する　85（名取三恵）

16 組織改革
組織全体の改革を目指すトータルマネジメント〜ボトムアップとトップダウンの両輪で
看護局に進化を　93（飯野みゆき）

17 カンファレンス
ショートカンファレンスの改善　100（杉山千里）

18 病棟会の運営
みんなが参加したくなる病棟会議　104（小石川好美）

19 適正な物品管理
病棟全体で取り組む適正な物品管理　106（小石川好美）

20 病床管理の変革
病院変革にチャレンジ〜看護部が主導する病床管理の取り組み　110（杉本君代）

Part 4　アウトカムマネジメントの取り組み　119

21 看護の可視化
看護の可視化は組織をも動かす〜マネジメントに活かす DiNQL データ　120（赤池ひさ子）

22 カンファレンスの効果を高める
ベッドサイドで行うカンファレンスと看護計画　124（丹沢早苗）

23 アウトカム成果
集中ケア認定看護師が行う看護管理者としてのアウトカムマネジメント
への取り組み　129（小林加奈）

24 看護師の倫理感性の向上
「看護師の倫理的行動尺度」による実態調査から　134（横森いづみ）

Part5　地域包括ケアシステムのなかでアウトカムを生み出す　137

25 退院支援
患者サポートセンターの活用が大きな鍵！　138（村松裕子）

26 退院支援　地域包括ケア病棟
地域包括ケア病棟における退院支援の取り組み　145（向山ゆりか）

27 地域におけるマネジメント
地域において病院併設訪問看護ステーションが果たす役割　152（泉山由美子）

Part 6 モチベーションをあげる教育マネジメント 159

28 継続教育と人材育成
継続教育（クリニカルラダー）導入と人材育成 160（小田切まさこ・小石川好美）

29 継続教育と人材育成
新人看護師の離職予防対策と人材確保戦略 168（小田切まさこ・小石川好美）

30 みんなが育つ環境づくり
新人教育研修にシミュレーション教育を取り入れて 170（坂本富子）

31 目標管理の運営
目標管理の運営 175（小田切まさこ・小石川好美）

32 目標管理
目標管理に"ポートフォリオ"をプラスしてみる 180（藤森玲子）

Part 7 日常のマネジメントスキルアップ 185

33 報告・連絡・相談
報告・連絡・相談の仕方・受け方 186（角田千春）

34 スタッフへの周知
スタッフへの周知・依頼の方法 193（丹沢早苗）

35 業務文書の書き方
業務文書の書き方 197（田中彰子）

36 メールの書き方
伝わるメール 202（雨宮久子）

37 組織内交渉
組織内交渉 208（角田千春・飯野みゆき）

38 組織外交渉
組織外交渉 215（田中彰子）

39 キャリアをつなげ，スキルアップする
看護管理者のセカンドキャリア 221（杉本君代）

コラム　あなたらしい看護管理者をめざして　（田中彰子）

アウトブレイク時の対応　44

医療事故と看護管理者のメンタルケア　76

療養環境の確認　118

新採用者を見守る目　133

日常の報告・相談　158

診療部・他部門との対応で肝に銘じること　220

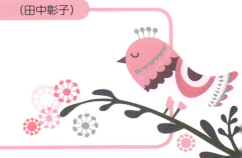

Marish/Shutterstock.com

Part 1

みんなが安全・安心な病院をめざすマネジメント術

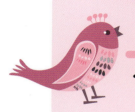

HAPPINESS 仕事術

1 リスクマネジメント
インシデントレポートとインシデント発生時の行動

インシデントレポート提出の意義

病院においては，医療安全を推進するために医療安全管理室を設置して，各部署の医療安全管理を推進している．筆者の勤務する施設では，医療安全管理者のもとにセーフティマネージャー（以下，SM）を配置している．しかし，実践する現場のスタッフ一人ひとりが医療安全を意識して行動しなければならないことは言うまでもない．

インシデントレポートの提出の意義について，長尾は**表1**のように提示している[1]．

インシデントレポート提出数について長尾は，「科学的根拠は不明とされているが『インシデントレポート総数が病床数の5倍，そのうち1割が医師からの報告』というのが透明性の目安といわれている」と述べている[1]．

ここでは，当院におけるSMの役割を持つ看護師長への安全管理研修の一部を紹介し，看護管理上のインシデントレポートの活用とリスクマネジメントのあり方を述べる．

こころえ 1
インシデントレポートへの意識を高める

当院看護部では，1996年に事故対策委員会を立ち上げて活動を開始し，インシデント（ヒヤリ・ハット）および事故報告における報告体制を整え，インシデントレポートシステムとして電子カルテから報告書を入力するようになっている．

「報告書は始末書ではないこと」「自己の行動を振り返り，次に同じことを起こさないために対策を立案し，起きた事象を共有し全員で事故を予防するために報告すること」を言い続けて報告を促し，また，「患者の転倒・転落はもちろん，採血のやり直し，末梢ラインの予定外抜去などが起こった場合にも事故報告書を書くこと」を繰り返し伝えている．

提出されたレポートは，医療安全管理室で定量分析を行って共通リスクや傾向を洗い出している．転倒・転落に関しては，「排泄行動」「深夜～早朝」「状態・病態変化時」等がリスク因

表1　インシデントレポート提出の意義

1. 患者安全の確保：報告された有害事象に病院が速やかに介入することで，患者に部署横断的かつ最適な治療を施すことが可能となる．
2. 事象の共有：インシデントレポートを提出した時点で，個人あるいは単一部門のみの問題ではなく，病院管轄の問題として共有できる．
3. 透明性の確保：インシデントレポートの提出があれば，少なくともその時点で悪質な隠匿や隠蔽の意思がなかったことの証左となる．
4. 正式な支援：治療支援のみならず，仮に報告症例が係争などに発展した場合においても，病院からの全面的な支援が可能となる．
5. システムの改善：インシデントレポートにて明らかとなった院内システムの不備等に対し，組織的な改善が可能となる．

（週刊医学界新聞第2882号．2010年6月7日）

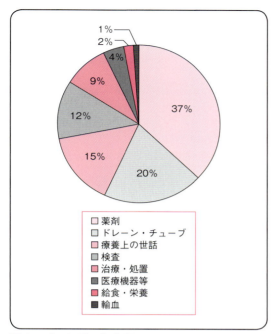

図1　インシデント内容　(山梨県立中央病院)

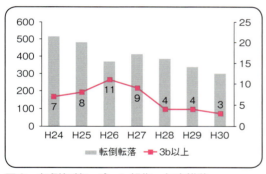

図2　転倒転落レポート報告　年次推移
(山梨県立中央病院)

子として上げられ，個別的な対策を講じ，事故件数減少につなげることができている（**図1,2**）．また，これらの成果を共有することで，インシデントレポートへの認識を高める結果につながっていると考える．

インシデントを報告する風土の維持

このようにインシデントレポートは「事故防止＝医療安全」のために提出するものと動機付けされており，看護師の報告率は高い．

先のインシデントレポート総数の目安の計算によると，当院（病床数640床）でのレポート提出推計数は，640×5＝3200件となる．2018年度の3219件の報告のうち87.7％が看護師からのものである．インシデント発生時の当事者だけでなく，インシデントを発見した場合も報告することとしており，1つのインシデントを複数のスタッフが報告する場合があることから，報告数は多くなっているが，それによって，病院内で発生したインシデントは網羅されて報告されていると考えられる．

入職時のオリエンテーション期間から医療安全に関する教育を行い，看護師一人ひとりが報告義務を果たす組織風土が根付いてきた．研修内容は，医療事故を動画で疑似体験した後多職種でのGWを行う方法により，現場の状況がよりイメージできる工夫をしている．継続的なスタッフ教育で，培われた報告義務を果たす風土を維持できると考える．

インシデント発生時，どのようにリスクマネジメントするか

また，このような体制を維持するには，報告を受けたときの対応が重要である．

インシデント発生時は，「なぜ？　考えられない…」というショックを感じることがある．しかし，当事者にとっても，「なぜ？」がわかっていればエラーは起こらない．

インシデント発生時から，具体的にどのようにリスクマネジメントしていくかを次に述べる．

【患者への影響を確認する】

患者に有害事象が発生した場合は，有効な治療を早急に行わなければならない．また，インシデントによる影響を医師とともに検討し，患者および家族にどのように説明するかについても同時に検討する．

【何が起きたのか確認する】

　患者の状態を確認した後で，なぜこのようなことが起きたのか，分析・検討する．「次に同じエラーをあなたも他の人も起こさないように」と示して考えることが大切である．「処方・与薬」に関するインシデントは多く，当院でも多数を占める．看護師の関与する場面で「配薬忘れ」「2錠内服するところ1錠しか配薬しなかった」など，さまざまなエラーが発生している．

【対策立案と評価】

　なかには，知識・技術もありマニュアルを遵守しようと思っているのに，同じエラーを繰り返すスタッフがいる（うっかりミス）．そこで重要となるのが，個別もしくは病棟として対策を立案した後の評価である．

　現場のインシデントレポートの多くを占める「マニュアルを遵守しなかったことによるエラー」に対しては，あらたな対策を立案する必要はなく，対策を遵守するよう指導する．1回エラーが起きたからといってチェック機能を増やすと，そのチェックに対するエラーが起きる可能性がある．

　しかし，マニュアル自体が現状とそぐわない場合もある．ヒューマンエラーが続くときには，システムの変更を検討する．マニュアルは病棟ごとではなく，医療システムとして組織全体を見直したうえで変更する必要があり，医療安全委員会などでの検討を行う（**図3**）．

　病棟の特殊性から，病棟としての「手順（決まり）」が必要なときには，マニュアルに病棟独自の対策を追加し，①周知徹底できているか，②実行しているか，③予防対策として効果的かどうかを評価する．

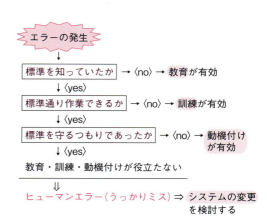

図3　エラーをなくすための解決方法を探るプロセス
（教育・訓練・動機付けによる解決の可否を判定するための図（文献2）を参考に作図）

こころえ2

「学習する文化」を根付かせる

　安全文化の醸成として，報告する文化の他に，公平性，柔軟性，学習する文化の要素が重要であるといわれている（J.Reason）．ルール違反や不安全行動を放置することなく，罰すべきところは罰するような「正義の文化」，必要に応じて組織の命令形態などを変えることができるような「柔軟な文化」，過去に起こったエラーやミスなどの安全にかかわる情報を学び，そこから組織にとって必要と思われる対策を講じることができるような「学習する文化」を根付かせる必要がある．このような機会を作ることも，SMの役割である．

セーフティマネージャーである看護師長を対象とした管理者研修の開催

　実際にエラーを起こしたスタッフにかかわるのは現場のSMであり，当院では各部署の師長がその役割を担っている．そこで，看護師長

平成 30 年度　看護管理者研修
テーマ：看護師長の安全管理〜チームが有効に機能するために〜
日程：平成 30 年 7 月 5 日　17:30 〜 19:00
参加者：看護局長，看護部長，副看護部長，看護師長　35 名
目的：看護管理者の安全管理能力の向上を図る．
目標：1．安全管理に必要なリーダー行動が理解できる．
　　　2．1に関する自己の課題を明確にし，解決するための行動ができる．
方法：講義とグループワーク
内容

＜講義＞
　○平成 30 年度　看護局の目標（→看護局の目標達成に向けた安全管理の目標を提示）
　1．退院支援の充実を図り，高度急性期病院の役割を果たす．
　　　→予期せぬ病状変化事例の減少
　2．看護の質の向上を図り，自立した看護師を育成する．
　　　→良好なコミュニケーションによるクレーム減少　　安全教育体制の確立
　3．職場環境整備を行い，ワークライフバランスを推進する．
　　　→安全な医療提供　　　看護師自身の安全確保

　1．安全管理における看護師長のあるべき姿
　　　患者の安全を最優先に考えて，①知識・根拠を持った看護師の育成ができる．
　　　②多職種の意見を尊重し，部署の問題をともに考えることができる．
　　　③チームメンバーを大切に，一人ひとりを尊重した関わりができる．
　2．あるべき姿とのギャップ
　　　①患者の高齢化・重症化で，予期せぬ病状変化事例の増加（知識不足）
　　　②対応不足による患者・家族からのクレーム・カルテ開示請求の増加（患者対応・接遇不足）
　　　③医師・看護師とのコミュニケーション不足
　3．チームが有効に機能するために必要なこと
　　　①率直に意見を言う．②協働する．③試みる．④省察する．
　4．そのためのリーダーシップ
　　　①学習するための骨組みをつくる．
　　　②心理的に安全な場をつくる→失敗を受け入れられる組織風土
　　　③失敗から学ぶ．④職業的・文化的な境界をつなぐ．
　5．組織における心理的安全性を高めるためのリーダー行動
　　　①直接話のできる，親しみやすい人になる．②現在持っている知識の限界を認める．
　　　③自分もよく間違うことを積極的に示す．④参加を促す．⑤失敗は学習する機会であることを
　　　　強調する．⑥具体的な言葉を使う．⑦境界を避ける．
＜グループワーク＞
　テーマ1　インシデント発生時，当事者から状況確認をする時に，心がけていることを5つ上げて
　　　　　　ください．
　　　　　　5つの内容について，隣の人にその理由を伝え共有しましょう．
　テーマ2　明日からどのように行動しますか？
　　　　　　心理的安全性を高めるために，今日から「やってみよう！」と思ったことを，行動レベ
　　　　　　ルで記載してください．

図4　看護管理者研修会の内容例

のリスクマネジメント能力を向上するための管理者研修会の１コマとして，医療安全に関する内容で研修会を実施した（**図4**）.

研修会後の感想は，「インシデントレポートを提出したスタッフへの対応について学べた」「スタッフ対応時の，自己の傾向を知る機会となった」「他病棟の師長の具体的な対応事例を知り，参考になった」などであり，グループワークで意見を交わし，今日から取り組むことを個々にあげられたことで，行動レベルでの目標を立てられたことが，満足度が高い結果につながったと考える.

取り組み発表会

管理者研修の他に，年1回開催される医療安全週間の研修会において，自部署の問題に対して効果的な取り組みを行い，成果を上げた内容を数部署から発表してもらっている．実践状況が共有できるため，満足度の高い研修となっている.

「インシデントは宝！」というテーマで，インシデントレポートの本来の目的を皆で考えた取り組みについて，参加者から「インシデントレポート提出の意義を考える機会となった」等の感想が聞かれた．今後も，実践レベルでの学びを促進するために継続していく必要がある.

こころえ 3

インシデント報告を生かす セーフティマネジメント

安全文化の醸成には情報を報告する文化が不可欠である．正しい情報がなければ正しい判断はできず，情報がないと対策は取れない．SMとして，看護師のインシデント報告への態度は，報告は財産であり，インシデントレポートは宝であるという感謝の思いが大切である.

「医療安全＝医療の質の担保」といわれているが，インシデントレポートがきちんと報告される組織の強みをさらに活かしていくためには，受け手であるSMの役割が重要となる．現場のSMは，インシデントにかかわったスタッフのふり返りを促し，レポート記載を支援し，医療安全を考えるための具体的な方法やコミュニケーションを技術として，継続的に学んでいく必要があると考える.

そのための医療安全管理室における取り組みは，現場のSMやスタッフの負担が少しでも軽減でき，インシデントレポートを提出する側と，提出の支援者であるSMの双方に対し，インシデントレポートの真の目的や意義に関する教育を推進していくことである.

（一瀬　貴子）

文献
1) 週間医学会新聞第2882号．医学書院，2010年6月7日　Interview「インシデントレポートは病院へのコンサルテーション．患者の治療のための前向き業務」（長尾能雅　京都大学医学部附属病院准教授・医療安全管理室長　に聞く）
2) 中条武志：ヒューマンエラー事例に基づく作業管理システムの評価．品質，23（3）：105-113, 1993.
3) 総務省消防庁：消防活動における安全管理に係る検討会報告書．平成16年11月．
https://www.fdma.go.jp/singi_kento/kento/kento047.html
4) 週刊医学会新聞第3154号，医学書院，2015年12月14日　看護のアジェンダ「第132回現代のチーミング」（井部俊子　聖路加国際大学学長）

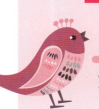

HAPPINESS 仕事術

2 リスク感性を高める

危険予知トレーニング（KYT）導入と実践

危険を察知し事前の対策ができる人材を育てる

　ISO（国際標準化機構）の安全に対する国際規格では，「安全とは受容できないリスクがないこと」と定義されている[1]．産業界では"リスクは存在すること"を前提とした，もの作りや従業員教育を行っている．一方，医療現場では"安全はあたり前，事故を起こすのは当事者の責任"と考えられて来た．2000年以降，医療における安全神話は崩壊し，医療現場はいかに危うい場であったのか，何らかの誘発要因が動き出すと，潜在していたリスクが目の前に現れ，いとも容易に安全神話は失われてしまったことを思い知らされた．

　医療現場は製品を常に同じ工程で製造する工場のラインのような仕事とは全く異なっている．患者の病状，職場環境の忙しさの度合い，チーム内人員の変化など，常に同じ状況は決して存在しない．昨今は，病床稼働率向上のために混合病棟はやむを得ず，看護師はさまざまな科の診療に対応する能力が求められている．診療科の混在により忙しさの度合いは増した．入院日数の短縮化によってめまぐるしく入退院患者が変動する．入院時の必要書類も増加傾向で，事務的な作業も増えている．現場は，誰もが思いもよらない医療事故と遭遇してもおかしくないほど，厳しい現実がある．

　医療安全管理者としてインシデントレポートの分析を進めていると「何故この間違いに気が付かない？」「この状況を見ておかしいと思わないのは何故？」「ここで，危険に気づいてくれたら・・・」と思うことが多々あった．ベッド周囲の環境整備時，指示受け時，処置や検査介助の時など，あらゆる場面において，自分の行為や他者の行為の中に潜む危険を察知し事前の対策がとられていたら大きな事故を防げていたかもしれない．何か起きてから対策をとるのではなく，起きる前に対策をとることができるようにしたい．危険の芽は早めに摘んでしまいたい．

こころえ 1

KYT（危険予知トレーニング）とは

　産業界では「危険予知トレーニング（KYT）」が，従業員安全確保の目的で日常的に行われている．始業前の数分間を利用して職場に潜む危

Kiken	Yochi	Training
（危険）	（予知）	（訓練）

2 リスク感性を高める ● 7

険をチーム内で検討し情報を共有する．中央労働防災協会が労災事故を減らすという目的で推進してきたトレーニングである[2]．

2000年以降，産業界の取り組みを参考に，病院等の看護師を中心に取り入れられて行われるようになったが，定着したとはいえない．ここでは，危険予知トレーニングの簡単な説明と導入方法や課題を紹介したい．

「危険予知トレーニング（KYT）」は，日常の何気ない場面の中に潜んでいる危険を予知し事前に何らかの対処ができる人材を育成するトレーニングである．

トレーニングを継続することにより，想像力を働かせて，何らかの行動や行為によって起こるかもしれないリスクを察知し事前に対応ができるようになることを目指している．また，一緒に働くチーム内で実施することにより，他者の気づきを学ぶこともできるとともにチームの連帯感・団結力にもつながっていく効果も期待されている．

危険予知トレーニングを実践する効果（図1）

【感受性を鋭くする】

日常のシーンから，危険ストーリーを想像することで，臨床経験の少ない新人も潜在する危険に気付く場となる．どんな行動や行為が危険を招くことになるのか考えることがリスク感性を高めることにつながる．

【集中力を高める】

手順に沿ってストーリーを考え，対策まで出すことで思考を集中しなければならず，自分の意見を要点よくまとめて発表することにつながる．トレーニングに慣れてきたら短時間で行うことも可能になってくる．それがますます集中力を高めていくことにつながる．

【問題解決能力を高める】

チームで実施することにより他者の発言を聞いて自分にはない気づきにハッとしたり，解決

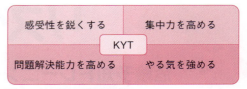

図1　KYTの実践効果

策もさまざまな形で発展することがある．トレーニングを繰り返すことで普段から危険ストーリーを思い浮かべることができるようになり，自分が今どのような行動をとることが安全に結びついていくのか考える力がついてくる．実践的な問題解決能力の向上へつながる．

【やる気を強める】

医療安全活動は日々の積み重ねであり，マンネリ化していく．医療安全担当者だけが活動をしていたのでは安全を確保することはできない．日常の仕事の中にトレーニングを組み入れることによりチーム内で活発な意見交換の場にもなる．真摯な姿勢で他者の意見を聞き入れ，お互いを認め合うことができる場となる．チーム全体で解決策を導き出し一致した安全行動をとることでモチベーション向上につながっていく．

KYT導入までのプロセス

看護部への導入は，小さなグループから始めその流れを全体に広めるようにしたほうがよい．継続こそが重要であり，定着させてこそ意義がある．いくつかの定着ポイントをまとめた．

①グループの中でリーダーとなる人材を養成する．資料収集や外部研修へ参加し理解を深める．
②リーダーを中心にイラストKYTで学習をする（図2）．
③全体で使用するイラストや写真の吟味をする．
④毎朝できるようなシートの工夫をする．

実際の様子

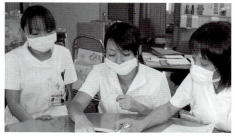

その場で進行・書記を決める
本音でワイワイ　がやがや　どしどし
意見を言い合うことが大切

朝の5分間で実施　1グループ5名程度

・記録用のシートはテキストなどにあるものをアレンジして使用してもよい．
・何分で実践するかによって危険要因項目などを5項目程度にしてもよい．

車いすストッパー確認して移動よし！

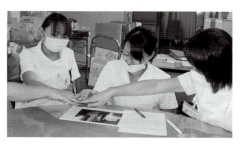

最後に全員でタッチ・アンド・コール
1日の始まりに安全確認行動として手を合わせみんなで声を出してリーダーの掛け声のもと一致団結する．最初は気恥ずかしく感じても毎日やっていくと気合が入っていった．

図2　KYTシートでの学習

⑤病棟で実践してみる．
⑥病棟の結果を看護部で報告し効果を理解してもらい看護部全体で実践していく．
⑦各所属の結果を全体へ発信し1冊のファイルに残し成果として残す．
⑧看護部から病院全体への医療安全活動へ繋げていく．

KYTシートでの学習の効果

①1週間同じシートで繰り返し話し合うことで環境要因のさまざまな危険を感知するようになった．
②看護補助者を巻き込み実施することでより具体的な対策が出され，療養環境の整備が進んだ．
③毎日指さし点検項目を唱和することで記憶にすり込まれていった．
④声を出しチーム全体で盛りあがることで朝から元気が出た．

KYTを実践する中での課題

①みんなで考えることができるシート作りに労力が必要
②モチベーションを持続する工夫が必要
③効果判定が難しく，すぐには結果がでない．

こころえ2
KYT基礎4ラウンド法の進め方

　KYTを導入する際は，中心となる人材に外部のKYT研修などに参加してもらい具体的な進め方を学び，数名で実際に行い，その人たちが推進役となることが望ましい．病棟師長が自分の病棟でやってみたいと思ったら，主任や各チームリーダー，リスクマネジャーを巻き込んで実践していくことが早道である．

■ KYT 4段階の流れ

> 　実際のKYTシートに合わせて4段階の流れを示す（**図3～5**）．

　①写真やイラストなどのシートから危険ストーリーを考える．②そのストーリーからもっとも重要な項目を絞りこむ．③対策を考える．④対策を考えたら行動目標（スローガン）を考える．

　危険ストーリーを考えるシートは市販のもの，製薬会社で作成したもの，自施設で作成したものなどを利用する．間違い探しではないので，明らかに間違いや危険が見えているようなものではなく日常よく見られるシーンが素材としてはよい．

(1) 第1ラウンド：現状の把握　危険はどこに？

　写真やイラストなどのシートから危険ストーリーを考える．シートの場面ではどんな危険があるのか，思いつくまま考えられる危険なストーリーについてみんなで意見をどんどん出していく．「○○すると○○になる」「○○だから○○になる」のように，ある行為や行動が起きたらどんな危険があるかという形式で考える．とにかく気がついたことをどんどん本音で出すことが重要である．書記はみんなからの意見をシートに記入していく．

　当院では毎朝の5分間で終了できるように記入用KYTシートを改良した（**表1**）．

(2) 第2ラウンド：
　　本質追及　ここが危険のポイント！

　いくつかの危険ストーリーからグループの中で一番重要と思う項目に◎をする．危険な事態が発生する確率や発生した時の事故の深刻さを考慮して危険のポイントを絞り込む．

(3) 第3ラウンド：
　　対策樹立　あなたならどうする？

　一番危険と思われた危険ストーリーを解決す

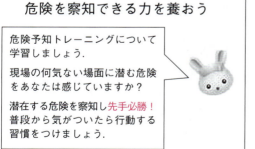

図3　KYTとは（新人用説明スライドの例）

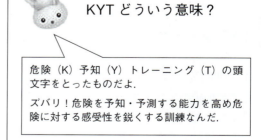

るために対策を考える．具体的で実践的な対策を出し合う．具体的であること，実行可能であることが大切となる．対策は「○○しない」などという禁止的・否定的な表現は避け「○○する」という前向きな表現にしていく．

(4) 第4ラウンド：
　目標設定　私たちはこうする

　いくつか出された対策の中からグループの中で話し合い，最も重要な対策を絞り込んでいく．この時もグループ内で全員の合意のもと決定することが重要である．進行役は全員が納得して実践できる言葉として表現できるように導いていく．

■ 確認・指さし呼称

　最後に指さし呼称を考える．短文で標語的にしてみる．現場の中で実際に指さしが安全行動に結びつくようなものが最適である．「確認すべきはココ！」というポイントが鋭く一言で表現できるとよい．たとえば「患者移動時は車いすストッパー確認よし！」などで，全員がタッチ・アンド・コール（手を合わせて唱和する）をする．チームの一体感を深め，やる気にもつながっていく．

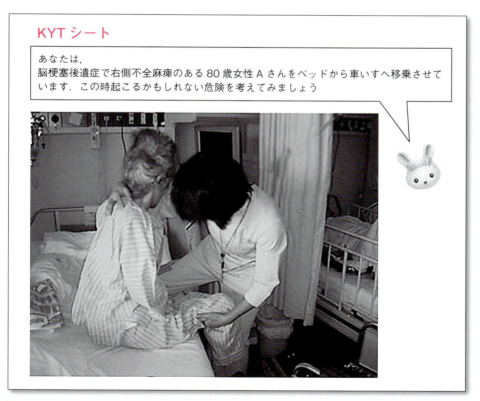

図4　KYTシート

表1　記入用ＫＹＴシート

危険予知トレーニング用　記録用紙
実施日　　　　年　　　　月　　　　日
シートNO
メンバー氏名
第1ラウンド　現状把握　シートを見て，あなたがその場にいることを想像しましょう． 危険なストーリーを思いつくままたくさん出してください．「○○すると○○になる」という表現にしましょう．
第2ラウンド　本質追及　第1ラウンドの中から重要と思われる項目を絞り込みましょう．最も危険と思われる項目をみんなで決めて◎をつけます．
第3ラウンド　対策樹立　具体的で実行可能な対策を考えましょう． 「○○はしないようにする」ではなく肯定的に「○○する」という文章にしましょう．
第4ラウンド　目標設定　対策の中で最も有効と思われるものをチームで決めましょう．本日の行動目標として指さし呼称を考えましょう．
指さし呼称をみんなで繰り返して言ってみましょう．チーム全体の決意表明です

（北杜市立甲陽病院）

第1ラウンド　現状把握

どんな危険が考えられますか？
思いつく危険なことを紙に書いてみましょう．
危険なストーリーは「○○だから○○して○○になる」という表現にしよう．

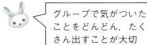
グループで気がついたことをどんどん，たくさん出すことが大切

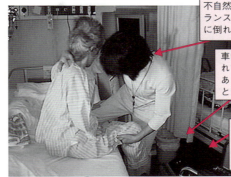

- 不自然な介助で腰を痛め，バランスを崩して患者さんが後に倒れて柵に頭をぶつける
- 車いすがベッドから離れていて移乗に距離があり，左足で支えることができずに転倒する
- 車いすのブレーキがかかっていないので，座るとき動いてバランスを崩し転倒する

第2ラウンド　本質追及

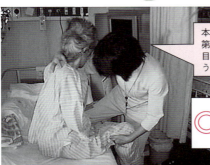

本質追究
第1ラウンドで出てきた項目からもっとも重要だと思う項目に◎をしましょう．

◎ 車いすのブレーキがかかっていないので，座るとき動いてバランスを崩し転倒する

第3ラウンド　対策樹立

対策樹立
次に，対策を考えましょう．あなたができる具体的なことを考えましょう．
「○○はしない」ではなく「○○する」という肯定的な表現にしましょう．

- 移動時は車いすのロックを確認してから次の動作に移る
- 車いすはベッドに近づけ確実にロックをする
- 車いすのロックをしたら必ず声に出して「ロック確認よし」指をさし点検する習慣にする

第4ラウンド　目標設定

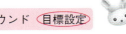
最も重要な対策を絞り込みます．

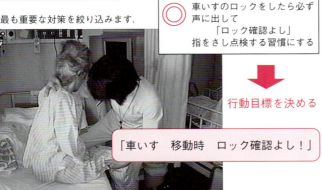

◎ 車いすのロックをしたら必ず声に出して「ロック確認よし」指をさし点検する習慣にする

→ 行動目標を決める

「車いす　移動時　ロック確認よし！」

図5　KYTの流れ（第1～4ラウンド）

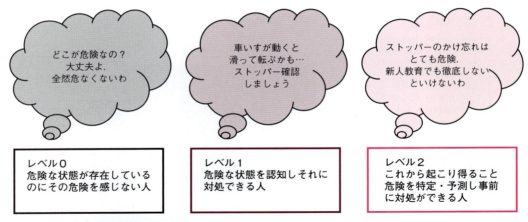

図6 あなたの危険度を判定してみよう！

こころえ 3
KYTを実践してレベル2の人材育成を行う

　危険の感じ方は個々に差があり，過去の経験や知識などに左右される．KYTではまだ起きていない事象に対して危険を感じる力を養うことを目指している．一人でも多くのスタッフがこれから起こり得る危険を特定・予測でき，事前に対処できるよう人材を育成する（**図6**）．

　看護管理者は，KYTの結果や実際の話し合いの様子からスタッフの危険に対する感性を知ることができる．看護経験の違いにより，さまざまな気づきがあり，個々のリスク感性がどのように変化しているのか，実践の場で指さしをしながら安全確認ができているのかを見ていく必要がある．また，病棟内で起きたヒヤリハット事例を取り上げてKYTを実践することで，スタッフ間の解決能力を高めていくこともできる．

　マンネリ化させずに，みんなが楽しみながら医療安全を構築するための活動に積極的に関与できるよう，ヒントを提案したり，優れた結果を出したときには表彰したりすることも工夫として必要である．安全風土を定着させるためには継続こそが力である．毎日実行することが無理でも，週に1回または月に1回でもトレーニングとして多くの看護管理者が自分の管理する部署で行い，病院全体にその活動を拡げていくことができれば，病院全体での医療安全文化が醸成されていく．

（藤森玲子）

文献
1) 河野龍太朗：医療におけるヒューマンエラー．第2版，医学書院，2014．
2) 中央労働災害防止協会　JISHA
　http://www.jisha.or.jp/index.html
3) 松下由美子編：ナーシンググラフィカEX　医療安全．第3版，2016．

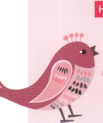

HAPPINESS 仕事術

3 5S活動

5S活動により職場環境を整える

5S活動で患者の安全を守る

2000年，ある大学病院においてエタノール誤注入事故が発生した．この事故は5Lのポリタンクに入った消毒用エタノールを「滅菌精製水」のポリタンクであると思い込んだまま，病室に運び，人工呼吸器の加湿器に注入してしまい，患者が急性アルコール中毒で3日後に亡くなったという経緯であった．同じ形状のポリタンク，物品表示のない倉庫（薬品等が置かれていた）など，管理上の要因によってこの事故が引き起こされたと言われている．

すでに一般企業では職場改善活動として「5S活動」が推進されていたが，医療機関ではこの2000年以降に5S活動が急速に広まった．

医療事故防止活動としての5S活動であるが，無駄をなくすこともできる．例えば，ナースステーションに必要以上の診療材料の在庫を抱えていることがある．すぐに使用しない材料の在庫は，職場環境を狭くするだけでなく，購入に要した資金が経営的に大きな無駄となる．これにも5S活動が効果的な手法となる．

こころえ 1
5Sとは

5Sとは，整理（Seiri）・整頓（Seiton）・清掃（Seisou）・清潔（Seiketsu）・しつけ（Sitsuke）の頭文字をとった5つのSをいう（**図1**）．最近ではしつけを「習慣」と置き換え

整理	・必要な物　不要な物を区別して不要な物は捨てること
整頓	・必要な物がすぐに取り出せるように置き場所を決める．置き方を決める．表示を確実に行うこと
清掃	・掃除をして汚れのないきれいな状態にすると同時に細部まで点検すること
清潔	・整理・整頓・清掃を徹底して実行し汚れのない状態を維持すること
しつけ	・決められたことを決められた通りに実行できるように習慣づけること ・当たり前のことが当たり前にできること

図1　5Sの定義

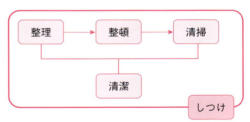

図2　5S項目の関連性
（高原昭男，他：ミス・事故をなくす医療現場の5S．JIPMソリューション，2011 より）

て使用する場合もある．

5Sの用語の関連性（**図2**）は，まず整理を実行し，整理が完了した後で整頓，清掃を実行する．清潔は整理，整頓，清掃が徹底できている状態を示しているものである．しつけはどのレベルから実施するものという考え方でなく，どの項目にも常にしつけが必要となる．

こころえ**2**
５Ｓの進め方

（1）教育

　５Ｓの推進のためには，５Ｓ導入のための教育が必要となる．「５Ｓとは何か」「なぜ５Ｓが必要なのか」など，５Ｓ実践に必要な知識の習得，５Ｓ活動浸透のための教育は欠かせない．教育は状況を客観的に見ることができる院外講師に依頼すると効果的である．また，ポスターなどを作成し目につくところへ掲示することで意識が高まる．

（2）整理の実施

　職場にある不要なものを徹底して捨てることから具体的な活動を始める．必要なものと不要なものに分けるために，必要か不要かの基準やルールが必要である．医療機関内には不要だと思ってもなかなか捨てられないもの，捨ててよいかどうか判断がつかないものが多く存在する．これらを整理の基準に基づいて思い切って捨てることである．この整理の段階で徹底して実行できるか否かが，５Ｓを成功させるための条件となる．

（3）整頓の実施

　整頓は置き場所，置き方，表示のルールを設定し，職場内すべてで実行する．整頓を実行するためには，整頓のあるべき姿を共有化することが必要である．

（4）清掃・清潔の実施

　清掃基準を設定する．清掃基準は清掃を実施するためのルールを明確化したもので，清掃を全員参加で実行することが重要である．

（5）しつけと定着化

　５Ｓの推進のためにはしつけの徹底がもっとも重要である．しつけを徹底するポイントは５Ｓの必要性を納得させ，習慣づけることであり，習慣づけるためには繰り返し実行しなければならない．ある行為を繰り返し実行しているとそれをしなければ落ち着かない，さらには，無意識のうちに実行できる状態にまでなる．しかし，そうは言ってもこの段階には多くの時間と手間がかかることも心得ておく必要がある．

こころえ**3**
５Ｓ活動定着のための安全パトロールの実施

　職場の中では気づかないことも，他の部署の人が見ると違和感があることもある．当たり前のことが当たり前にできることや，職場の中を客観的に観察するためには，定期的な安全パトロールが有効な手段である（**図3，4**）．安全パトロールを実施した後は，報告書を写真入りで作成すると状況を的確に把握できる．

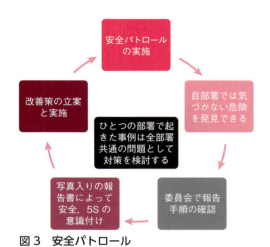

図3 安全パトロール

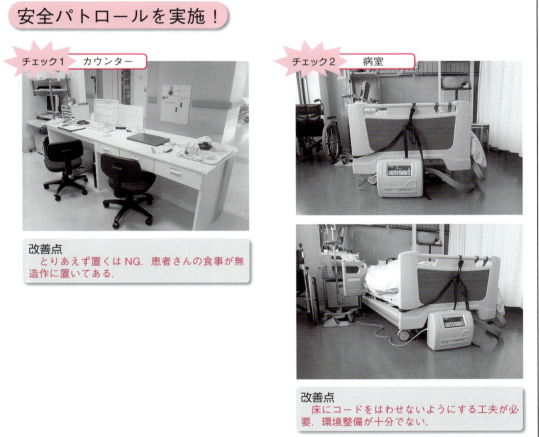

図4 安全パトロール（報告書の例）

3 5S活動 ● 17

表1　5S診断チェックリスト

実施日　　年　　月　　日

診断項目			評価
整理	不要なものはないか 不要なものは捨てる 置かない	1. 通路・棚周辺に不要なものはないか	
		2. 棚・キャビネット・作業台・テーブル等に不要品は置かれていないか	
		3. 物の量(物品ストックなど)は適切か,多すぎることはないか	
		4. 机の中や周辺に不要品は置かれていないか	
整頓	物を取り出せば,必ず元の位置に戻すことができる仕組みになっているということ	1. 物の置き場や置き方が決まっていて,その表示がなされているか	
		2. 取りやすさが考慮されているか	
		3. 表示しているテープに汚れ・剥がれはないか	
		4. 物は正しい位置に置かれ,はみ出したりしていないか	
清掃	目で見て,手で触れてホコリがないこと 共有スペースは誰がどう清掃しているか	1. 床,通路にゴミ・汚れはないか	
		2. 機械・コンテナ・棚・ゴミ箱などに汚れはないか	
		3. 配線などが床に垂れ下がっていないか	
		4. 窓・壁・ドア・休憩室などが汚れていないか	
清潔	汚れのないきれいな状態が維持できている	1. 掲示物は時期に見合っており,わかりやすく整然としているか	
		2. 物の配置など目で見てわかりやすいか	
		3. 表示はわかりやすく全体のバランスは良いか	
		4. 整理・整頓・清掃は総合的に維持されているか	
しつけ	まずは5Sに関連した職場のルールを確認する	1. 5Sに関する理解がなされているか	
		2. 院内ルールは守られているか	
		3. 使用したものは正しく整然と置かれているか	
		4. 消耗品の定数が決められ,守られているか	

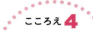

5S活動を推進する管理者のマネジメント

「5S診断チェックリスト」を表1に示す.

5S活動を推進,定着させるためには,職場における問題点を把握・分析し,改善策を検討・決定し,周知・実行することによって成果を得る.そして改善に対しての評価をするといったマネジメントプロセス,管理者のマネジメント能力が要求される.全員参加で進めていくと共にリーダーシップが重要である.

(笠井英美)

文献
1) 高原昭男,武田綜合病院,磐田市立総合病院著:ミス・事故をなくす医療現場の5S.JIPMソリューション,2011.
2) 松下由美子編:ナーシンググラフィカ　医療安全.第3版,メディカ出版,2016.

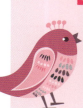

HAPPINESS 仕事術
4 感染対策
感染対策リンクナースを育てる

リンクナースの力が現場の対策実行のカギ

医療関連感染はリスクマネジメントの重要な一部である．医療は実践であり，感染対策も「実践」しなければならない．感染管理の専門家のみならず，やはり現場の力が大切である．標準予防策や感染経路別対策の知識があっても実践されなければ感染予防策は役立たない．

筆者の病院では，感染対策の専従者が配置される以前より，ICT（Infection Control Team）での院内研修の開催や院内ラウンドにより，職種の壁を越えて教育・指導を行ってきた．現場スタッフが感染対策を実践できるようになるためには，現場での教育・指導が重要である．そのために，職場でモデルとなり指導・教育できるリンクナースを育ててきた．現在は，学生時代に感染対策の教育を受けた職員が増え，また事務職を含め多職種で協力して感染対策を実践する組織へ変化している．しかし，チーム（部署）での役割の中心はリンクナースであることに変わりはない．

筆者は感染対策室の専従看護師である．筆者の病院における取り組み例として，現場のリンクナースの活動を通しての教育や実践状況を述べる．

こころえ 1
感染対策リンクナースを組織として支援する

2003年よりリンクナース制度を立ち上げ，現場の感染対策を実践してきた．2012年の診療報酬改定に伴い，院内の組織編成が行われ，現在は，リンクナースは，リンクスタッフの一員として医師やコメディカルとともに活動をしている．リンクスタッフの役割は，①所属部署の感染管理に関する問題を抽出し，解決に向けて行動すること，②現場の感染対策の実践モデルとして効果的な感染対策を推進すること，③感染管理委員会およびICTと現場のつなぎ役となることである．院内感染管理の組織の位置付けを示す（**図1**）．

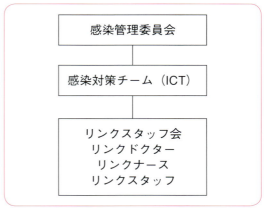

図1 院内における感染管理委員会の組織図

こころえ 2
リンクスタッフ会議での教育

リンクスタッフ会議を毎月実施し，耐性菌の有病率や感染率および部署別の検出数を共有することで，感染対策の実践状況を評価し，実践を強化する役割を依頼している．また，ICT メンバーからのミニレクチャー（**表 1**）を企画し，感染対策に必要な最新情報や統一事項などの知識を得られるようにしている．

こころえ 3
リンクスタッフの専門性を高める実践

リンクナースは自部署の感染対策を評価し，問題点を抽出し，改善計画を立て，実践することが求められている．そのため，以下の役割を担い，感染対策を実践することで，現場の改善に結びつけていくことが大切になる．

環境チェック

環境チェックリストは，『インフェクション・コントロールチーム（ICT）ラウンド時介入項目リスト「infection item list」2010 年度版（第 3 案）』[1] から自施設に必要な項目を選択して活用をはじめ，毎年内容を検討している．評価方法は当初は 5 段階評価であったが，現在は○と×の 2 段階評価で行い，常にできている状況を目標に 1 年間取り組んでいる．このチェックリストを，ICT ラウンドでも使用して，リンクナースが行う自己評価と ICT が行う他者評価を合わせて評価し，課題を共有し，改善点を確認している．

表 1　2018 年　ミニレクチャー内容

月	内容
4 月	GW　感染症注意情報
5 月	手指衛生の 5 つのタイミング PPE の正しい着脱（演習）
6 月	血管内留置カテーテル関連感染防止対策②末梢ラインの管理
7 月	正しい検体の取り方
8 月	MRSA とは
9 月	CRE・MDRP とは
10 月	感染性胃腸炎：吐物・排泄物の片付け方
11 月	正しい手指衛生 PPE の着脱
12 月	アンチバイオグラム
1 月	消毒薬について
2 月	クロストリディオイデス（CDI）
3 月	ヨード禁とポピドンヨード

手指衛生の直接観察（図 2 〜 4）

毎年，自部署の課題として取り上げられるのは，手指衛生の遵守率の改善である．自部署での課題の認識と教育につなげるために，年 2 回手指衛生の直接観察を実施している．テルモ社の「手指衛生観察アプリ　F-momentsTM」を iPad にダウンロードし，各部署 1 週間ずつ貸出し，WHO が提唱する「手指衛生が必要な 5 つのタイミング」での手指衛生の実施状況を観察している．

観察することで，部署の傾向を具体的に把握することが可能である．スタッフへのフィードバックのためには，データ分析し，課題を共有し，改善に取り組み，2 回目の観察を行って取り組みの評価をしている．

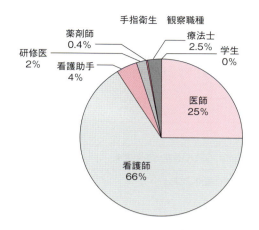

図2 2018年2回目観察（全体集計）
観察対象割合

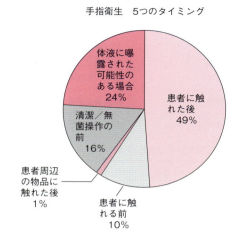

図3 2018年2回目観察（全体集計）
5つのタイミング観察割合

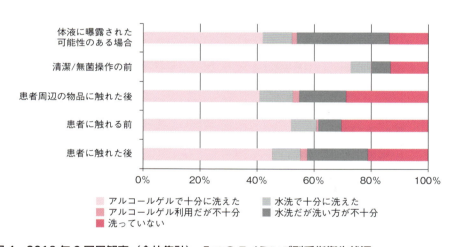

図4 2018年2回目観察（全体集計） 5つのタイミング別手指衛生状況

感染対策体験研修会（表2）

　座学の研修会だけでなく，正しい方法を実際に行い，習得する「体験研修会」を2017年より行っている．開催初年度はICTが主体となったが，翌年度はリンクスタッフも教育側の協力者として参加してもらい，主体的に研修参加者に説明・教育を行う機会を設け，自部署でも自信を持ってリンクスタッフの役割を果たすことにつながる取り組みをしている．この研修は，楽しく感染対策を学ぶ機会として位置付け，他の職種と協力して行うことは，チーム医療を進めていくうえで，コミュニケーションを取るよい機会にもなっている．

取り組み発表会（表3）

　2015年より医療安全管理室と合同で「取り組み発表会」を始めた．前年度の活動・課題への取り組み成果，アウトブレイクへの対応などをまとめ，学びや成果発表を行っている．他の

表2 感染対策体験研修会（6つのブースを回る）

体験研修内容	主な内容
PPE 着脱 環境整備 手指衛生	広い会場で一連の流れの中で学ぶ PPE を正しく着用し，高度接触面を意識し環境整備を行う．PPE の汚染度を確認し正しく PPE を脱ぐ．その後手洗いの確認（蛍光専用ローション使用）
細菌体験	顕微鏡で細菌を確認・臭気の確認
注射調剤配合変化	薬剤の混濁を目で確認
安全機能付き製材の演習	院内に導入されている製品を業者に説明いただき，正しい使用方法で演習
1種感染症 PPE 着脱 N95 マスクリークテスト	日頃使用しない感染防護具を正しい方法で実際に着用してみる
口腔ケア	歯科衛生士の協力を得て口腔内の観察・ケアを学ぶ

表3 取り組み発表会テーマ（主なもの）

部署	テーマ
中央滅菌室	安全な機材の提供のために
救命救急センター	カルバペネム耐性腸内細菌科細菌（CRE）の検出による接触感染対策の強化
内視鏡センター	内視鏡センターの感染管理
血液浄化センター	環境に関する感染対策
リハビリセンター	リハビリにおける環境整備
内科病棟	インフルエンザアウトブレイクの取り組み
小児科病棟	ノロウイルスアウトブレイクの取り組み

職種や他の部署が考えていることや取り組んでいることを聞いて参考にしたり，協力を求めたり，またリンクナース自身が主体となって課題に取り組むことは，成人学習として効果的であると評価している．

まとめ

感染対策室や ICT が組織されていても，実際に患者ケアに携わるスタッフが感染対策の基本を理解し，実践しなければ，患者および医療者自身の安全を守ることはできない．特に，リンクナースは現場における感染対策のモデルとなり，看護師だけではなく医師や，コメディカルスタッフにも，適切な感染対策について教育していく中心的立場にある．感染対策の基本を理解し，実践の場で応用する能力と他者へ伝える能力が必要である．感染管理に関するキャリアラダーの課題を習得していく過程において，リンクナースとしての役割を担い，その後，看護管理者としてリンクナースを教育し活動を支援していくことは，管理者としての成長にもつながる．

（中島真寿美）

文 献

1) 小林寛伊・他：インフェクション・コントロールチーム（ICT）ラウンド時介入項目リスト（intervention item list）2010 年版（第3案）2010年3月26日について．
Journal of Healthcare-associated Infection,1:22-26.2010.

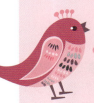

HAPPINESS 仕事術

5 暴言・暴力への対応

暴言・暴力から職員の安全を守る

　医療現場において看護師は，患者や家族のニーズの多様化や職員間の価値観の相違などからさまざまな問題が生じ，暴言や暴力・あらゆるハラスメントを受けるリスクを伴っている．

　日本看護協会が 2003 年に行った調査では，保健医療福祉施設に勤務する 3 割の看護師が，身体的及び言葉の暴力を受けており，暴力は「職場ではよくあること」と認識し，暴力の加害者は「患者・ケア対象者」が最も多く[1]，その後 2017 年に行われた調査においても，暴力・ハラスメントを受けた経験がある者が 5 割に増加していた[2]．

　このように，看護職は暴力被害に遭遇しやすい状況で仕事を行っている．暴力・ハラスメントを受けることは，身体的にも精神的にも傷つけられ，食欲低下や不眠，自信喪失，仕事への意欲低下につながる．さらに辛い記憶の再生等，看護師の心身に影響を与え離職にもつながり，安全で質の高い看護の提供を阻害する．安心で，安全な職場環境作りをするためには，看護職員を暴力被害やハラスメントから守るための包括的な体制づくりが重要であり，そのための看護管理者の役割は大きいといえる．本稿では看護職員が受ける暴言・暴力等について当院の取り組みを看護管理者の視点で紹介する．

■ 暴力のパターンと暴力の種類

　医療現場で起こる看護師への暴力行為は主に患者，およびその家族や関係者，職場の同僚（看護師同士，または，医師をはじめとする多職種の同僚）などにより引き起こされる．三木らは[3] 暴力のパターンを被害者と加害者の組み合わせにより，①職員から職員に対して，②患者から職員に対して，③患者から患者に対して，④職員から患者に対しての 4 つあるとしており，院内で多く発生するあるいは報告があるのは②であるが，①についても報告は少ないが多くの発生があるとしている（**図1**）．

　暴力やハラスメントは，論文やガイドライン・指針により表現の違いがあるが，三木は[4] 患者・家族から受けるものは「暴力」と表現し，暴力の種類には，①身体的暴力，②精神的暴力（暴言・嫌がらせ（ハラスメント）），③性的暴力（セクシャルハラスメント）があるとしている．これらは本人の責任によらない病因性のこともあるが，刑法（暴行罪，傷害罪，脅迫

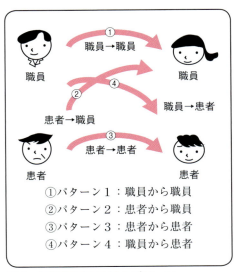

図1　医療現場での暴力パターン

罪, 名誉毀損罪) やストーカー規制法などに抵触する場合もある.

また, ハラスメントは「それぞれの理由で, 他者に対して行われる言動が, その意図にもかかわらず相手を不快にさせる, 不利益を与える, 尊厳を傷つける, 不安や脅威に触れるようなこと」と定義されており, パワーハラスメント, セクシャルハラスメント, マタニティハラスメント, モラルハラスメントなどある. 共通することは, 言葉や行動による嫌がらせ行為である[5].

「暴力」「ハラスメント」どちらも, 組織としての対処の必要性や重要性は変わりがないが, 当院では, 患者から受ける暴力は, 暴力・暴言・セクシャルハラスメントとしており, 職員間のものは暴力・暴言・セクシャルハラスメントを含めハラスメントと表現をしている.

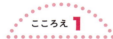

暴力対策への取り組み 1 —実態調査

暴力やハラスメントに対して日頃から, 予防・発生・発生後の収集の段階に分けて, 組織としての対策を定めておくなど, 安全な労働環境づくりが重要である.

表1は, 平成29年日本看護協会看護労働委員会[6]が作成した「暴力対策のタイムライン」である. 対策としてはどの段階も重要であるが, 特に平常時の対応は注力が必要で一つ行えばよいということではなく, さまざまな対策を行っていかなければならない. また, 看護管理者はすべて段階での対応ができなければならない. 以下, 当院の取り組みを紹介する.

暴力・ハラスメントの報告と実態調査の必要性

当院では, 院内暴力対策について, 医療安全管理室により「院内暴力対策マニュアル」が作成され, その中で暴力・暴言・セクシャルハラスメントの発生時の対応を明文化し, 周知がはかられている. 暴力等の被害が発生した際は, 医療安全システムより「暴力等報告書」が安全管理室に提出され, 報告後は, 看護師長が統括リスクマネージャーとともに, まずスタッフの心身の被害の程度の把握や受診・公務災害の申請等の対応を行い, その後, 医療安全対策委員会に報告され, 新たな対策の立案や職員への周知が検討される.

報告は本人の意思または, 上司の勧めにより報告が提出されるが, 2014年から2016年の3年間に, 看護師より暴力等の被害が報告されたのは10件 (加害者:患者7件, 家族2件, 職員1件) であった. 現場で解決されたため, 報告に上がらないことも考えられるが, 潜在的な暴力やハラスメント件数はさらに多いことが予測され, 現場の実態を把握し対策の強化につなげるために実態調査を行った.

実態調査の結果

過去1年間に受けた看護師が患者・家族から受ける暴言・暴力・セクシャルハラスメントについて, 2017年に看護師対象に323名に調査を実施. 225名 (69.7%) から回答が得られ, このうち204名 (63.2%) を有効回答とした. 過去1年間で患者・家族から暴言・暴力・セクシャルハラスメントを受けた経験および不快に感じた経験があると回答したのは, 137名 (67.1%) であった (図2).

暴力等の件数は, 表2に示すが, 暴言, 暴力, セクシャルハラスメントの順で多かった. 具体的には, 暴力は, 主に患者からの「暴力を振るうしぐさをされた」や「引っ掻かれた」「叩かれた」が多く, 家族からの暴力は,「側にあった物品・器物を破壊した」であった. その他では,「動画をとられた」「杖を振り回した」

表1　暴力対策のタイムライン

平常時の対応

組織	看護管理者	看護師	他職種	患者
意識改革　組織の管理と職員の参画　職場の分析（実態調査） 危険予防とコントロール（警備員の配置・ポスター掲示）教育・研修　記録の管理				

発生時の対応

組織	看護管理者	看護師 （被害者）	同僚 （目撃者）	患者 （加害者）
・事実確認 ・役割分担指示 ・施設責任者への報告 ・警備員への応援 ・警察通報 ・被害者対応 ・被害者家族対応 ・施設責任者への報告	・事実確認 ・役割分担指示 ・施設責任者への報告 ・警備員への応援 ・警察通報 ・被害者対応 ・被害者家族対応 ・施設責任者への報告 ・記録	・避難 ・緊急通報 ・応援要請 ・報告 ・記録	・被害者対応 ・加害者対応 ・連絡調整 （責任者への報告） ・記録	・安全確保 ・沈静

発生後の対応

組織	看護管理者	看護師 （被害者）	同僚 （目撃者）	患者 （加害者）
・影響把握と支援 ・暴力リスク要因の検討 ・対応の評価 ・リスクの再評価 ・マニュアルの改訂 ・情報共有 ・データ分析（監査）	・影響把握と被害者の支援 ・暴力リスク要因の検討 ・対応の評価 ・リスクの再評価 ・マニュアルの改訂 ・情報共有 ・データ分析（監査）	・暴力の影響把握 ・状況(事情)の確認，傾聴 ・十分な休養と刺激，ストレスの要因からの保護 ・カウンセリング ・被害届の提出 ・告訴	・暴力リスク要因の検討 ・対応の評価 ・リスクの再評価， ・マニュアルの改訂 ・情報共有	・状況の確認 ・暴力の原因が症状，病状であった場合の治療看護の開始 ・警告 ・ケアの中断

（日本看護協会，「暴力対策のタイムライン」労働安全衛生ガイドライン2018[6] より）

表2　暴力の件数

実態件数　（複数回答）	患者	家族	合計
暴力	296件	4件	300件
暴言	286件	141件	427件
セクシャルハラスメント	67件	3件	70件

（出典：市立甲府病院看護部　実態調査結果2017年，一部抜粋）

等の暴力も受けていた．

　暴言は患者からも家族からも「怒鳴られた」「今すぐ何とかしろと要求された」などが多くセクシャルハラスメントは，患者から「体を触られた」「『大きな胸』など体の特徴を言われた」であった．

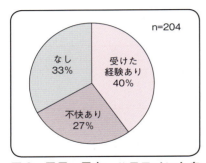

図2 暴言・暴力・ハラスメントを受けた経験

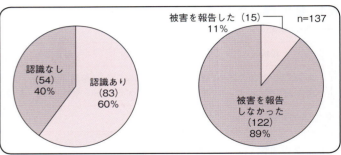

図3-a 暴言・暴力・ハラスメントの認識

図3-b 「暴力報告書」での報告の有無

(図2, 3出典：市立甲府病院看護部 実態調査結果 2017年, 一部抜粋)

表3 組織や上司に期待すること

組織への期待
- 組織としての方針の明確
- 委員会の立ち上げと対応
- 教育の整備
- 多職種の理解と関心の向上
- 調査の継続

上司への期待
- 対応に関するに情報共有
- 被害の傾聴と精神的フォロー
- 管理職としての対応

さらに暴言・暴力・セクシャルハラスメントを受けた経験及び不快に感じた経験があるものの4割は、受けた被害を暴言・暴力・セクシャルハラスメントと認識していなかった。また9割は、「暴力等報告書」を提出していなかった（図3・a, b）。

自由記載による組織や上司に期待することとして、組織に対しては、「組織の基本方針の明確化」や「ハラスメント委員会の設置」、「暴言・暴力・ハラスメントに関する教育の整備」、上司に対しては、「暴言・暴力・ハラスメントに関する情報共有」や「被害の傾聴と精神的支え」などの期待内容があげられた（**表3**）。

こころえ 2

実態調査後の取り組み

調査結果から対応策を考える

当院の看護師が受ける暴言・暴力やセクシャルハラスメントの実態について、院内の集談会（多職種も含めた職員研修）において、報告を行い共有をした。多職種も暴力やハラスメントに対し、正しい認識を持ち報告することの必要性や、組織全体で取り組む姿勢の必要性について理解することで、暴力に対して同じ気持ちで立ち向かい安心して働ける環境につながる。そのために看護管理者は多職種との調整役を担い、患者の情報を共有し、被害を回避するための方策を一緒に検討することや、双方の考えを理解するため、日頃から関係性を構築していく必要がある。

【正しい認識と報告する職場風土を作る】

調査では、「引っかかれた」「叩かれた」「足でけられた」などの身体的暴力、「叱責を受けた」などの暴言、「体に触られた」などのセクシャルハラスメントを受けても、これらが暴力と認識していなかった。「自分が十分に注意を

しなかったため暴力に遭遇した」など職業上「仕方がないもの」としており，むしろ提供したケアに原因を求め，受けた行為を「暴言・暴力・ハラスメント」として認知せず，胸にしまう感情規制が働いていた．ある言動が暴言であるか否かを判断する指標として，「受け手がその言動をどう感じるか」が重要である．悪意がなく，意図して行った言動でなくとも，その言動を受けた相手にとって理不尽であると感じられれば，暴言となる．看護職は，ケアを通し患者のベットサイドに長く滞在し，傾聴，共感を大切にする感情労働を伴う．看護管理者も看護師も，患者に対して「病気だから」「認知症だから」「自分が悪いから」「昔からあったこと」ではなく，暴言・暴力・セクシャルハラスメントに対し正しい認識を持ち，表出できるようにすることが重要である．それによって初めて，被害を回避また，最小限にするための支援やサポート体制強化の具体的検討が可能となる．

看護管理者は，職場内においてあらゆる暴力行為は許されないことを発信し，看護職が「暴力」と認識できるように導くことや，報告したことを承認することを怠らないようにしたい．

【暴力の影響と二次被害を招かない対応】

暴力行為者から被害者が傷つけられることを一次被害，暴力被害後に上司や同僚から不適切な対応をされ，被害者がさらに傷つくことが二次被害である．

実態調査における，上司への期待では，「スタッフの気持ちに寄り添ってほしい」「何でもすぐに謝らないでほしい」などの記載がみられた．また，「患者・家族に接することが怖くなった」「仕事が嫌になった」「眠れなくなった」「食欲がなくなった」など精神的・身体的な影響がみられた職員もいた．暴力を受けた者にとって被害の大小にかかわらずつらい体験であるため，看護管理者は，被害を受けた看護師の支えとなれるように行動することが必要である．しかし，被害者のことを思って行う振る舞

表4　二次被害にならないための暴力を受けた人への対応

1. 「あなたは何も悪くない」と伝える
2. 「あなたの対応は何も間違っていない」と伝える
3. 「あなたのことが心配です」と伝える
4. 「何があったか、教えてください」と（暴力被害の）事実を確認する
5. 「話せる（思い出した）ことから、話してください」と伝える
6. あなたの話を聞いて，わたしは〇〇をしようと思います」と暴力の再発防止のための対応方法を伝える
7. 「あなたの希望を教えてください」と就業上の配慮（職場調整）について確認する

（三木明子・他：ガマンしない、させない！ 院内暴力対策「これだけは」. p 91, メディカ出版, 2017）

いが，意図に反して被害看護師を傷つけることもある．

二次被害を助長する管理者の発言は，「原因追求型（なぜ患者は暴力を振るったと思うか，なぜ患者を怒らせたのか，など）」「責任転嫁型（あなたにも問題がある，なぜすぐに相談しなかったのか，など）」「対応批判型（もっとうまく回避する方法があったのではないか，こういうことに気を付けていれば防げた，など）」「現実逃避型（誰もが経験していること，だんだんうまく関われるようになる，気晴らしをしたほうがよい，など）」の4つのタイプがある[7]．ただ，気晴らしで飲み会の提案をすることは，本来組織として取り組まなければならない暴力対策を先延ばしするだけである．そこで，三木ら[8]が提案する二次被害にならないための暴力を受けた人への対応を**表4**に示す．

スタッフへの支援は多様であり，その状況により異なるが，被害者の傷がさらに深くならないよう，日頃から良好な人間関係とコミュニケーション，看護師の性格や思考パターンを知っておくことも二次被害の防止につながる．そのうえで，部署の管理者は，さらなる被害を

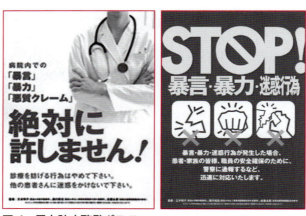

図4　暴力防止啓発ポスター

未然に防ぐための情報提供やカンファレンスにおいて,「なぜ暴力や暴言に至ったか」,事例のアセスメントや話し合う機会を持ち,部署全体で暴力・暴言・セクシャルハラスメント対策を考える職場風土づくりが必要である.

【組織での取り組みの強化】

職員の立場から,暴力を受けた時,暴力を受けそうなときに病院が守ってくれるという安心感は,職務を継続していく大きな要因である.病院として,「いかなる暴力も許さない」「組織として職員を暴力から守る」といった基本姿勢や,組織として体制を整えることは重要である.実態調査後は,当院でも医療安全管理室が主導となり,救急外来や廊下に暴力防止ポスターを掲示し「組織として病院全体が対応している」といった方針を,当院を利用する方に示す目的で「暴力行為・迷惑行為は許さない」といったポスターを掲示するようになった(図4).また,総合相談室と医療安全管理室との連携により警察OBが院内に常駐するようになり,外来窓口(ロビー)や院内パトロールを行っている.暴力の危険性がある患者や暴言・暴力を起こした患者がいるときは,警察OBのPHSへ直接連絡を行い応援の依頼ができる.また,二次救急日には救急外来に来院する患者の対応も行い,抑止力や暴力被害にも迅速な対応ができるようになった.徐々に働く職員が安心できる環境が整えられてきているが,看護管理者は,日頃から看護職員に暴力発生時の対応として緊急コールや警察OBへの連絡方法などをしっかり周知をしておく必要がある.

【効果的な職員教育への取り組み】

実態調査でも職員は知識や対処方法・事例検討など教育の整備を期待していた.

職員研修は誰に向けて,どのような研修を行うのか,何を優先すべきなのかを考え研修の組み立てを行う必要がある.当院では,暴力に関する研修を医療安全管理室が主催で毎年全職員に行い,接遇研修は新採用職員に行っている.また,新任の看護管理者へは医療安全・クレーム対応などに含め暴言・暴力への対応についての研修を行っている.

日々の看護ケアを行う中で,認知症やせん妄の患者から,ケア中に叩かれる,引っ搔かれる等の暴力を受けることがある.これらの暴力も回避できるような知識や対処方法を身につけられるよう体験による研修も含め,さまざまな場面を想定したロールプレイによる研修は効果的な研修とされている.このような研修を継続的に行うことで,暴言・暴力・ハラスメントに対する知識や具体的な対処方法を習得でき,被害の回避や被害の最小化につながると考える.

図5は当院で行われた暴言・暴力の研修で,所轄の警察の協力を得て,夜間病棟で暴言・暴

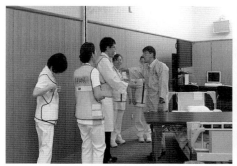 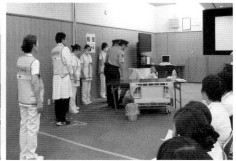

図5　市立甲府病院　医療安全研修会　2017より

力を振るう患者に対し，通報を行い警察官が病院に来るという想定でのロールプレイ研修の様子である．暴力に遭遇したとき，適切なタイミングで緊急コールや通報を行うためには職員自身の意識が重要である．当院の「職員への暴力・暴言対応マニュアル」には，「暴力の危険を感じた場合の対応（**図6**）」がフローシート化され掲載している．夜間や休日など管理者が不在時でも職員の安全が守れるよう教育の充実を図ることが必要である．

ハラスメント委員会の立ち上げ

実態調査の組織への期待に関する自由記載には，「患者だけでなく職員からのハラスメントについて相談できる場が欲しい」「あらゆるハラスメントを防ぐためにもハラスメント委員会を立ち上げてほしい」などの記載があった．このことからもハラスメント対策に対する職員の関心は高い．2018年3月に職員からのハラスメントに対して「市立甲府病院におけるハラスメントの防止等に関する要綱」が作成された．申し出のある事案に対しハラスメント対策委員会が解決に向けての必要な措置等を行えるようになり，組織としての安全システムが整った．

具体的には，病院長をハラスメント対策の統括責任者として病院組織全体で取り組んでいる．

ハラスメント発生後の流れとしては，上司へ報告する（通常の「暴力等報告書」も記載）．上司は事例に対しハラスメント委員会に相談をするか当事者と検討し，相談の意思があれば，相談員に相談を行う．看護部では，看護部長・副看護部長が相談員になっており，相談後は「ハラスメント相談報告書兼対応依頼書」を記載し看護部長が院長に報告を行い，審議を行う流れとなっている（**図7**）．

職員からのハラスメントに対しても相談のシステムが整ったが，ハラスメントを起こさない職場環境作りが何より重要である．そのためには組織の一人ひとりが，組織から尊重される組織文化が基盤となる．役職や職種に関係なく職員間で，ねぎらいの言葉や感謝の言葉を発信することで，働く職員のやりがいが高められ，職務満足も向上する．看護管理者は看護職員自身が組織の一員と実感でき，互いが尊重される組織文化へつなげられるよう職場環境を整えていかなければならない．

まとめ

看護管理者は，看護師が看護専門職として力が発揮できるように導く役割がある．暴力行為は被害者の人権を傷つけ，医療・看護の質の低下を招く．暴力やハラスメントの相手が患者であっても職員であっても，看護職が「これは暴力だ」「ハラスメントだ」と認識し，我慢することなく発信できるよう，看護管理者自身も正

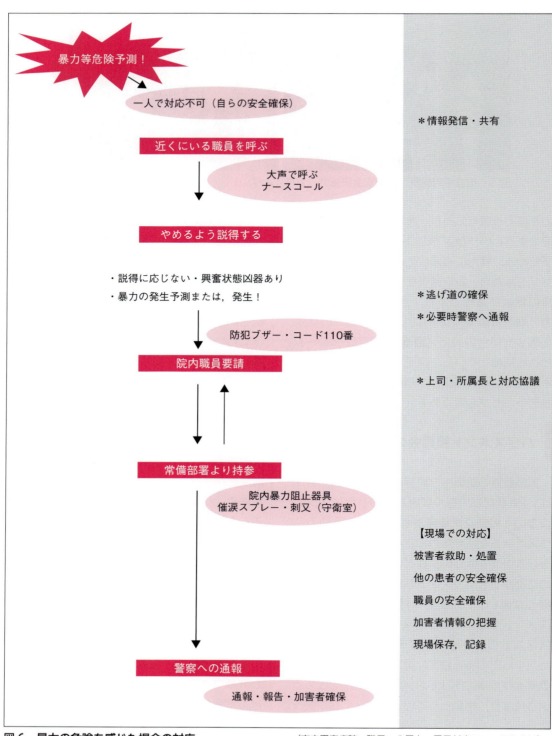

図6 暴力の危険を感じた場合の対応　　　（市立甲府病院　職員への暴力・暴言対応マニュアルより）

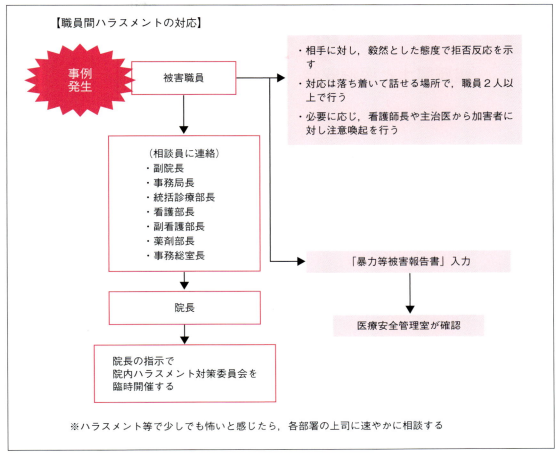

図7 職員間ハラスメントの対応フロー　　　　(市立甲府病院　職員への暴力・暴言対応マニュアルより)

しい認識を持ち平常時の対応から，発生時，暴力を受けた後の適切な対応に至るまでの包括的な対策について理解し取り組めるようにしたい．

(市川まゆみ)

文献
1) 日本看護協会：保健医療分野における職場の暴力に対する実態調査．pp 7-46，2003．
2) 日本看護協会：2017年看護職員実態調査．
3) 三木明子・他：ガマンしない、させない！院内暴力対策「これだけは」．メディカ出版，p 10，2017．
4) 三木明子：ハラスメントを生まない組織づくり」のためにできること．看護，71 (2)：34，2019．
5) 日本看護協会：看護職の働き方改革の推進　https://www.nurse.or.jp
6) 日本看護協会：看護職の健康と安全に配慮した労働安全衛生ガイドライン．pp72-73，2018．
7) 石橋憲子・他：暴力被害者の支援に関する安全衛生委員の認識．第40回日本看護学会論文集．pp39-41，2009．
8) 前掲書3)，p91．

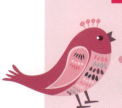

HAPPINESS 仕事術

6 医療安全

組織風土と医療安全

　近年，医学の進歩とともに，さまざまな医療機器が臨床で取り扱われるようになり，高度で複雑な医療処置を必要とする患者も増え，医療従事者を取り巻く環境は大きく変化している．

　このような変化に伴い，インシデントやアクシデントを事例として収集して分析，結果を共有することで，より安全な医療環境の実現をめざす「医療事故情報等収集事業」の取り組みがされている．

　インシデントやアクシデントの発生は医療従事者自身に起因する場合もあるが，その背景に，システムの問題や多重のエラーが関与している場合も多々ある．安全な医療を提供するためには，職員の安全に対する意識を高めるとともに，医療が安全に提供できるシステムの構築が重要である．

　職員1人ひとり，部署それぞれが，個人として，組織として，医療安全の確保に積極的に参画し，組織全体で安全管理の体制確保に取り組むことが求められている．

医療安全に対する考え方

　1990年代には，「医療事故はあってはならない，事故は個人の不注意であり個人の注意で防げる」というように考えられていた．しかし，2000年代になって，「医療事故は誰でも起こしうる，個人ではなくチームや組織全体のあり方を改善しなければ防げない」という考え方に変化した（**図1**）．

　安全な医療の提供のために，医療安全管理体制の整備に組織で取り組む風土が必要であるが，松尾[1]は，職場風土と安全文化の醸成について「安全は，個々の人の努力だけでは実現できないが，個人の行動は，組織や職場の風土に影響されるため，組織や職場が安全を優先させる風土があれば，個人も安全のための行動を実行できる」と述べている．

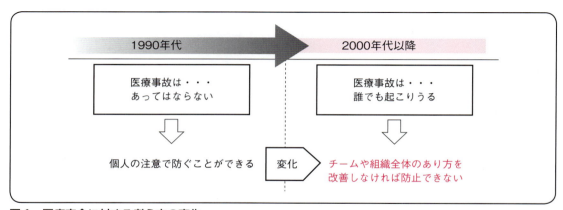

図1　医療安全に対する考え方の変化

表1　各チームにおける活動内容

部署	テーマ
A病棟	転倒転落予防
B病棟	内服管理
C病棟	退院時忘れ物"0"への取り組み
D病棟	医療安全への意識づけ～レベル0のレポート～
E病棟	チューブ類固定方法の見直し
F病棟	酸素投与に関する事故防止
手術室	用手洗浄方法の見直し
外来	外来患者の待ち時間について
放射線科	画像診断報告書確認不足に対する対策
転倒転落予防　チーム	過去2年間のレポートから見る傾向
救急カート　整備チーム	薬剤の統一と点検
患者誤認防止　チーム	患者参画への啓蒙活動～ポスター掲示を通して～

　風土の形成には時間がかかるため可視化しにくいが，日々の積み重ねによって醸成されていくものであるといえる

　筆者は，ゼネラル・リスクマネージャーであるが，所属する病院における，組織全体での取り組み事例を紹介する．

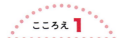

QC（Quality Control）手法を活用した改善活動

　安全のために，システム上のエラーや引き起こしている問題を的確に把握して，これを組織的に改善する仕組みをつくり，能力を向上させ，文化をつくることが改善活動である．QC；quality controlとはすなわち品質管理であり，QCによる改善活動は製造業を中心に多くの企業が行っている．医療においても，改善の考え方の重要性が認識されるようになり，改善活動（QC活動とも呼ばれる）が医療機関で行われるようになった．

　当院では，医療安全体制の確保のために，各部門や部署およびリスクマネジャー委員が，小集団（チーム）を形成し，改善活動に取り組むことにした．

（1）改善活動計画
　①改善活動についての研修会の開催
　②各チームのテーマ（表1）と改善活動計画書の提出
　③改善活動の中間報告
　④改善活動報告会の開催

（2）改善活動の実際
　まずは，職員が改善活動について理解することが重要だと考え，活動の目的を伝えるとともに具体的な進め方については，DVD「医療が安全であるために―NDPが進める医療安全の取り組み―病院における改善活動　これから始める病院のために」を利用して，視聴会を2回開催した．

表2 改善活動プロセス

① 問題点の把握とテーマの選定
② 現状把握と目標の設定
③ 活動計画の作成
④ 要因の解析
⑤ 対策の検討
⑥ 対策の実施
⑦ 効果の確認
⑧ 標準化と管理の定着

(出典：NDP が進める医療安全の取り組み―病院における改善活動　これから始める病院のために)

NDP（National Demonstration Project on TQM for Health「医療のTQM実証プロジェクト」）は，病院と品質管理専門家の親密な緊密な協力により，病院において患者本位の質を確立し継続的に向上させるための質保証システムと組織管理のありかたのモデルも構築することをめざすボランティアプロジェクトであり，現在は「医療安全全国共同行動～いのちをまもるパートナーズ～」に帰属されている．NDPによって，2006年に製作されたDVDは，産業界の品質管理の技法である改善活動が，病院でも広く行われるようになり，医療の質と安全の向上に貢献していることを踏まえて，これから改善活動を始める病院のために，その導入の仕方と進め方を具体的に紹介している．

　DVDの中で紹介されている**表2**のようなプロセスでの活動を推奨した．

導入時の工夫として，看護部における各部署（病棟・外来）のリーダーを看護部安全推進委員とし，他部門におけるリーダーは各部署のリスクマネジャー委員とした．また，リスクマネジャー委員がチーム活動する際に，医師の参加は不可欠と考え，リーダーには医師のリスクマネジャーを推薦した．

（3）効果と課題

　研修後より，職員から「改善活動」「QC活動」「PDCA」などの言葉が聞かれ，進め方についてなど質問や相談の電話が来た．DVDによる研修会を2回開催したことにより，職員が改善活動について知ったり取り組む機会となったと考える．また，部署及びリスクマネジャーによるチーム活動を進め，医師をリーダとした3チームと看護部8チーム及び放射線科チームの12チームが活動報告をした．報告会を開催したことで，他チームでの進め方や取り組みを知る機会となった．チーム活動の成果の1つとして，F病棟の酸素投与に関連する事故防止活動によって，酸素投与の看護手順の修正に繋がった．このように手順が変わるといった目に見える効果は，モチベーションアップにつながっていくと考える．この改善活動を通して職員一人ひとりがモチベーションアップし行動変化につながる継続したしくみと意識づけが今後の課題である．

　改善活動を通して得られた対策やプロセスにおける知識や技術などの成果を継続的に活用することは，組織風土の形成にとって重要な要素となる．

　リトウィン＆ストリンジャー[2]は，組織風土を「仕事環境で生活し活動する人が直接的に，あるいは間接的に知覚し，彼らのモチベーション及び行動に影響を及ぼすと考えられる一連の仕事環境の測定可能な特性」と述べている．継続することにより，成果が確認できれば，メンバーは喜びや達成感を感じ，モチベーションや行動に影響を及ぼすようになる．改善

管理者としては，継続的に改善活動が進められるようにマネジメントしていくことが必要である．

こころえ 2
医療安全推進週間キャンペーン

国では，平成 13 年に開始された「患者の安全を守るための共同行動（PSA）」の一環として，医療機関や医療関係団体等における取り組みの推進を図り，またこれらの取り組みについて国民の理解や認識を深めてもらうことを目的に，11 月 25 日（いい医療に向かって GO）を含む 1 週間を「医療安全推進週間」と定めた．医療機関や医療関係団体等ではこの期間にさまざまな取り組みを進めている．

当院では平成 25 年より，ポスターコンテストをはじめた．テーマに沿ったポスターを各部署や部門で作成し，病院ホールに掲示して職員をはじめ患者，家族など来訪者の投票を実施している（**図 2**）．このとき，ポスターを院内のさまざまな場所に掲示することで医療安全における啓発活動の一助にもなっている．

2018 年度は，ポスターを活用した「医療安全カレンダー（**図 3**）」を作成して，各部署や部門に配布した．これも安全な組織風土をつくりだすための啓発活動のひとつになっている．

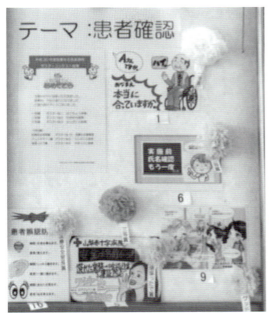

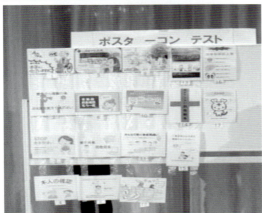

図 2　ポスターコンテスト

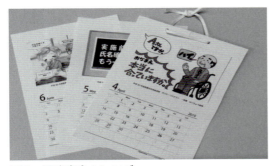

図 3　医療安全カレンダー

活動を継続的に行うことで得られた成果を通して安全な組織風土を醸成していくようになる．

こころえ 3
安全に関連した風土の測定について

医療安全の推進には安全文化の醸成が不可欠であり，医療安全活動の評価方法の尺度も開発されている．

松原ら[3]は，米国の医学研究の提言と Reason の「組織事故論」を概念的・理論的枠組として，看護職員を対象とした安全風土尺度を開発している．この研究では，作成した尺度得点と看護職員の属性との関係を検討し，安全風土と看護職員の勤続年数，医療安全に関する担当者や委員経験の有無で有意差を認めたと報告している．

筆者も松原の安全風土尺度を用いて，「看護職である医療安全管理者のバーンアウトと職場の安全風土との関連」の研究を行った[4]．その結果，安全風土尺度の「患者と家族の参画」が関連していた．看護職である医療安全管理者は医療プロセスに参画する患者・家族の反応や手応えから実感を得ており，個人的達成感に繋がっていたと考えられた．

このような尺度を用いることで，施設における安全風土を可視化することが，医療安全活動の1つの評価にもなると考える．

（渡辺　久子）

文献

1) 松尾太加志：職場風土と安全文化の醸成，香川県看護協会　医療安全管理者養成研修配布資料，2015.
2) Litwin,G.H & Stringer.Jr.R.A. : Motivation and Organizational Glimate. Harvard Business school Press ／占部都美（監訳），井尻昭夫（訳）：経営風土．白桃書房，1975.
3) 松原紳一，鮎澤純子，萩原明人：医療安全に関する組織風土尺度の開発―看護職を対象とした医療機関の安全風土に関する実証研究―，安全医学，1（2），78-88,2004.
4) 渡辺久子，田中彰子，松下由美子：看護職である医療安全管理者のバーンアウトと職場の安全風土との関連，第46回（平成27年度）日本看護学会論文集，pp255-258，2016.

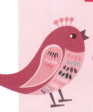

HAPPINESS 仕事術

7 災害訓練

災害訓練の推進

近年,各地で深刻な自然災害が発生しており,今後も,いつ,どこで,大きな災害が起こってもおかしくない状況にある.

医療機関の災害対策で重要なのは,災害発生時の初動対応である.災害発生時の緊急時対応力は全ての医療従事者が習得しておくべき事項であり,また,その責務遂行が求められる.

筆者の勤める病院の災害訓練,災害に対する取り組みについて紹介する.

■災害の定義
災害とは「暴風,豪雨,豪雪,洪水,高潮,地震,津波,噴火その他の異常な自然現象又は大規模な火事若しくは爆発その他その及ぼす被害の程度においてこれらに類する政令で定める原因により生ずる被害をいう」(災害対策基本法 第一章総則第二条).また,災害医療は,医療法の医療計画の5疾病5事業の一つとして,平時から取り組むべき重要かつ本質的な医療課題として規定されている[1].

こころえ 1

病院全体での災害への備え

災害時に迅速に対応するには,病院内での災害教育・訓練が必要である.平時から,教育や訓練で日常の中に災害医療を意識付け,災害に対する危機感や防災意識を高めていくことが重要である.

地域防災計画

病院および周辺地域の災害リスクの評価を行い,想定される被災状況に対して地域防災計画に則った現実的な備えをしておく.

筆者の勤める病院は,富士山の北麓に位置し,地域の中核病院として救急医療(二次医療)・地域医療の機能的役割を持ち,災害拠点病院に指定されている.災害拠点病院とは,平時は入院や外来患者の診療などのサービスを提供する一方,近隣で災害等が発生した時に災害医療を実施する病院である.被災を予想した防災教育や災害訓練で,地域として災害への対応能力を高めていくことが必要である.

BCPと災害対策マニュアル

災害時の病院における業務の中心は,病院機能を維持したうえで,被災患者を含めた患者すべての診療を行うことである.BCP(business continuity plan＝事業継続計画)は,緊急時に低下する業務遂行能力を補う非常時優先業務を開始するための計画である.

災害への備えとして,被害を想定した施設の現況把握が必要である.地域の特徴や防災計画,施設の現況から,耐震設備,ライフライン,備蓄状況などにおける脆弱な部分,強靭な部分を明確にし,BCPに明記しておく.

看護業務継続のための備え

災害発生時には，水やお湯が使用できなくなるなどライフラインの途絶による生活環境の悪化が起こり，トイレの使用や清潔ケアの提供等にも困難が生じると予測される．また，感染症予防対策が必須となる．適切な治療，ケアが十分に行えているか情報収集を行い，患者の病状悪化防止に努める．ライフライン途絶時，物品不足時に療養環境の整備やケアの質保証をどのようにしていくのか，看護のニーズと資源のバランスを考えながら，緊急度・優先度を考慮し資源投入することが求められる．そのため，BCP策定に参加し，平時から看護業務継続のため備蓄用品を準備しておく必要がある．

手術室，透析室などの職員が勤務できなくなる場合の人材も確保しておくことが大切である．今いる職員が対応できるよう，看護部として，リリーフや定期的な配置転換を行い，手術室や透析などの業務の経験者を増やしておくこと，一人ひとりの職員のキャリア・経験（経歴・強み・弱み）を把握しておく必要もある．

災害対策マニュアル

医療従事者は，事前に災害時の病院の責務及び個人の対応とBCPを把握し，災害発生時には，「災害対策マニュアル」に基づき円滑に行動できるよう準備しておく．マニュアルには，迅速な初動対応が取れるよう，担当責任者名や個々の役割，資機材の調達場所などについて具体的に明記する．

【災害レベルと体制・参集基準】（表1）

初動対応を円滑に行うために，あらかじめ災害対応レベルと体制を決め，その対応・対策を全職員が周知していることが肝要である．緊急連絡については，職員の安否確認・緊急参集システムを導入し，平時より緊急連絡訓練を実施

し，院外からの職員参集や連絡方法の確認を行っている．

【トリアージ】

トリアージとは，患者の重症度に基づいて，治療の優先度を決定して選別を行うことである．その目的は，現存する限られた医療資源を最大限に活用し，救助可能な傷病者を確実に救い，多数の傷病者の治療を行うための治療順位（医療資源の分配順位）に患者を分類することである．災害現場におけるトリアージは，多数傷病者を大まかにふるい分ける一次トリアージを行い，さらに精度を向上させるため二次トリアージを実施する．

①一次トリアージ

主に災害現場で行われ，多数の傷病者の中から重症の患者を迅速に大別する．START法＝（simple triage and rapid treatment）で，呼吸，循環，意識の3つの簡便な生理学的評価を用い，30秒程度で迅速に評価する（**図1**）．

②二次トリアージ

トリアージの精度を向上させるため，主に現場救護所や病院で行う．PAT法＝（physiological and anatomical triage）で，生理学的・解剖学的に評価し優先順位を確定させる．この際，受傷機転や要配慮者（災害弱者）を考慮する．

③トリアージタッグ・トリアージ区分

災害発生時には多数の医療従事者や救護班が被災地に参集し，共同作業を行う．トリアージタッグは，災害時の患者情報を集約したものであり，医療救護活動の各場面（トリアージ，応急措置，搬送および治療，傷病者の収容先等安否情報）におけるトリアージ結果を共有し，直ちに次の行動ができるよう活用する．

トリアージタッグは，重症度に応じて4色（赤＝重症群，黄＝中等症群，緑＝軽症群，黒＝無呼吸群）の色分けがされており，治療の優先順位を示している（**表2**）．該当する色を残

表1　災害レベルと体制・参集基準

レベル	配備種別	状況	推定災害	災害対策本部	参集職員	診療体制	手術	外来	各診療エリアのオーダリング
レベル4：病院避難	第3配備	大規模火災　深刻な建造物被害	病院火災　東海地震	立ち上げ	全職員	避難	中止	中止	仮の紙カルテ作成
レベル3：診療中止　傷病者受入体制	第3配備	全職員の継続的対応を要する　通常診療機能の維持が困難　中等症以上の傷病者が10名以上見込まれる場合	震度6以上地震　富士山噴火　列車事故　工場災害　大型観光バス事故　大規模感染	立ち上げ	全職員	本部判断による病床運用　必要に応じ緊急時診療	中止	中止	各種伝票対応
レベル2：診療制限	第2配備	交通状況の麻痺で職員参集・物資調達が困難　中等症以上の傷病者が5～9名見込まれる場合	大型観光バス事故　雪害　風水害	立ち上げ	医師医長以上　各部署主任以上	レベル3と同じ	本部判断による予定手術の延期	診療制限	オーダリングシステム
レベル1：通常診療		中等症以上の傷病者が4名以下見込まれる場合	多重追突事故	必要に応じ立ち上げ	本部構成員	レベル3と同じ	レベル2と同じ	通常診療	オーダリングシステム

（富士吉田市立病院災害対策マニュアルより抜粋）

す（ミシン目で切り離す）ことで傷病者の大まかな状況が視認でき，判断可能となる（**図2**）．
一次トリアージでは時間内ですべての項目を記載することは困難であるので，重要項目（患者氏名：カタカナ・傷病名・トリアージ区分）を優先的に記載する．

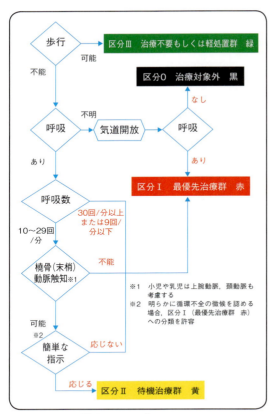

図1　START法トリアージ（富士吉田市立病院災害対策マニュアルより抜粋）

こころえ 2

災害訓練

突然発生する災害に対して，知識や理論の学習だけでなくシミュレーション訓練が実践能力向上に有効であり，訓練は定期的に繰り返し実践することに意味がある．より実践的なマニュアル整備のため，災害訓練で災害対策マニュアルの検証を行う．

災害訓練の種類・目的

病院における災害訓練は，近隣での大事故や震災時の多数傷病者受け入れ訓練，NBC（Nuclear, Biological, Chemical）災害等の特殊災害時対応訓練，遠隔地からの患者受け入れ訓練，医療班派遣訓練，病院避難訓練がある．また，災害訓練の目的は，職員の緊急時対応能力の養成，職員の防災意識の向上，災害マニュアルの検証・改訂，災害用機器使用の習熟および点検などである．

表2　トリアージ区分

識別色／分類	傷病状態および病態	搬送
最優先治療群（Ⅰ）：重症群　■赤	・生命を救うために，ただちに処置を必要とするもの ・窒息，多量の出血，ショックの危険のあるもの 例）意識障害，気道閉塞・呼吸困難，ショック，大量外出血，胸部開放創，血気胸，腹腔内出血，多発骨折，クラッシュ症候群，多発外傷，広範囲熱傷，気道熱傷	搬送班により赤ゾーンへ （※最初に搬出）
待機的治療群（Ⅱ）：中等症群　■黄	・多少治療の時間が遅れても，生命に危険がないもの ・入院治療を要するが，基本的にバイタルサインが安定 ・6〜12時間以内に手術をすればよいもの 例）四肢骨折，脊髄損傷（頸髄以下），気道熱傷を伴わない全身熱傷	搬送班により黄ゾーンへ （※赤の搬出終了後搬出）
保留群（Ⅲ）：軽症群　■緑	・処置不要 ・歩行可能 ・処置後外来通院可能 ・専門医の治療を必要としないもの 例）外来処置が可能な，四肢骨折，脱臼，打撲，捻挫，擦過傷，切創，挫傷，軽度熱傷，過喚起症候群など 注意）軽症群とされても，そのまま帰宅させるのではなく，一カ所に集めてアンダートリアージされたり，容態変化した傷病者がいないか再確認	搬送班または自身で歩いて緑ゾーンに向かわせる
無呼吸（0）　■黒	・すでに死亡しているもの，または明らかに即死状態であり，心肺蘇生を施しても蘇生の可能性はないもの． 注意）平時の救急医療では心肺停止状態の傷病者は心肺蘇生の対象となるが，災害時において蘇生に携わる人員がいない場合は死亡群とする．	搬送班により黒ゾーンへ （※黒ゾーンにて病院職員が，死亡状況聞き取りの為，救急隊員を伴う事）

（富士吉田市立病院災害対策マニュアルより抜粋）

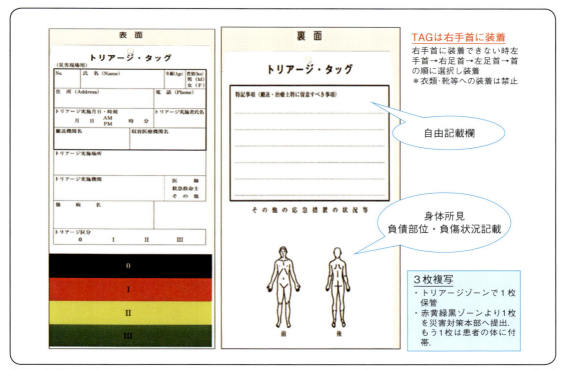

図2 トリアージタッグ
(富士吉田市立病院災害対策マニュアルより抜粋)

初動のポイント

災害発生時の組織体制構築のため，まずは指揮命令系統を確立する．

【CSCATTT】

CSCATTTは災害発生時の人命救助と初動体制確立の基本コンセプトである．7つの原則の頭文字を示しており，災害急性期対応時に多職種間で共通認識が可能である．CSCAで初動体制を確立し，その後医療の実践TTT（災害医療の3T）で救出・搬出を行うことを示す．

> C command and control 指揮命令，統制
> S safety 安全
> C communication 情報伝達
> A assessment 評価
> T triage トリアージ
> T treatment 治療
> T transport 搬送

【安全の3S】

全ての活動において最も優先される安全の3S（self: 自身 scene: 活動現場 survivor: 生存者）を確保し，活動を行う．まずは，自分自身の身の安全を第一とし，患者等の安否確認と安全確保，医療機器の作動状況や建物等の損壊状況，避難経路など設備点検を行う．

【情報収集と報告】

被災情報を報告書に記載し災害対策本部へ報告する．本部では各部署からの情報を集約し災害レベルに応じた体制・職員参集を行う．

【アクションカード】

災害発生時の現場の混乱の軽減のため，役割分担や連絡方法などを簡潔に図示したアクションカードを作成しておく．アクションカードとは，緊急時に個々のスタッフに配布するカードで，行動指標や連絡先が役割ごとに1枚にまとめられており，自分の役割が確認できる（**図3**）．

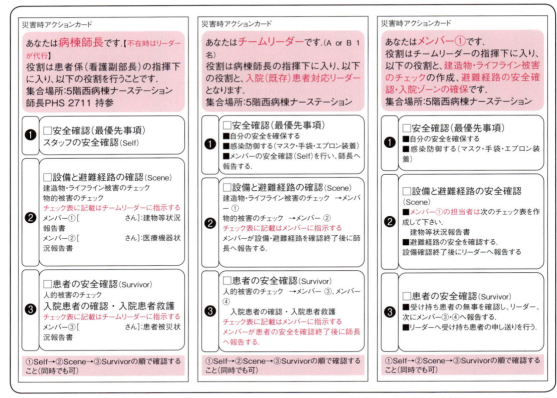

図3　アクションカード　　　　　　　　　　　　　　　　　　（富士吉田市立病院災害対策マニュアルより抜粋）

災害訓練の実際

　毎年行う災害訓練は，二部形式になっており，一部は災害発生時の災害対策本部設置と病院被害の確認・報告訓練，二部は多数傷病者受け入れ訓練を実施している．被害確認の結果，病院機能継続が可能な状態で，近隣より多数傷病者が見込まれると判断された場合，災害対策本部からの通知（放送）により緊急時診療エリアを設営する．

　緊急時診療エリア設営は災害対策マニュアルのエリアレイアウトと人員編成に準じ行う．エリアではスタンダードプリコーションを遵守し，災害種別によりN95マスクやゴーグルを追加する．また，職種別にカラーガウン（医師：青，看護師：ピンク，事務・コメディカル：黄）を着用し，エリアリーダーは識別のためガウンの上にビブスを着用する．それぞれガムテープに氏名を記入後ガウンに貼付しエリア活動を開始する．

　訓練シナリオに沿った災害対策本部活動，多数傷病者のトリアージ，緊急時診療エリア活動，広域災害救急医療情報システム（EMIS＝Emergency Medical Information System）を使用した情報伝達訓練を実施する．その後，アンケート記入，備蓄食品の試食（栄養科炊き出し訓練），意見交換会に参加し終了となる．職員は病院被害の報告訓練や，緊急診療エリアでの活動を通して，初動体制や部署，診療エリアで自己の役割を確認する良い機会となっている（図4）．

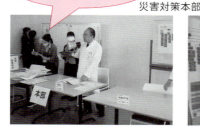
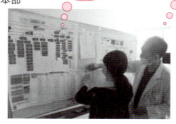
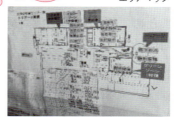
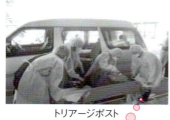
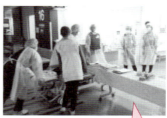

図4 災害訓練の様子

こころえ3
災害看護教育

2008年看護基礎教育カリキュラム改正で，災害看護学の内容を含むことが明示された[2]．

災害拠点病院の看護職の役割として，院内の日ごろの備えに参画し，災害時に医療提供機能を維持し，多数傷病者に対して災害看護を実践することが求められている．そのためには，災害時のイメージを持ち，専門的な能力を用いて活動できる人材育成が必要である．

看護部では，ジェネラリストの育成にキャリア開発ラダー（臨床実践能力評価）を活用している．各段階で災害についての評価項目がある（**表3**）が，行動レベルでの実践ができておらず，ラダー評価では努力を要するという現状である．また，夜間・休日は，それぞれの部署でリーダーが災害時リーダー役割を果たさなければならない．いつ起こるか分からない災害に対応できるようにリーダーを育てる，人材育成することが必要である．一朝一夕でリーダー育成はできないが，今後は，ラダーⅢ段階（中堅後期）の職員については，災害時にリーダーの役割を発揮できるよう，災害看護研修の導入を計

表3 キャリア開発ラダーに応じた災害に関する行動指標

段階	時期	求められる行動
ラダー0	初心者 新任期	緊急・災害発生時，指示に従い行動できる
ラダーⅠ	一人前	緊急・災害発生時，指示を受けながら行動できる
ラダーⅡ	中堅前期	緊急・災害発生時，マニュアルにそって対応できる
ラダーⅢ	中堅後期	緊急・災害発生時に，メンバーに的確な指示ができる
ラダーⅣ	達人	緊急・災害発生時に，リーダーとしてメンバーへ指示・支援ができ，教育・指導できる

（富士吉田市立病院キャリア開発ラダーより抜粋）

画している.

まとめ　災害に強い病院組織・看護部組織を目指して

　首都直下型地震や南海トラフ地震などの大規模な地震，集中豪雨や噴火などの局地的災害発生が今後，発生の可能性が高いと予想されている.

　組織として備えておくべきことは，BCP に基づいた災害対策マニュアルの策定と災害訓練，多職種連携，良好な関係作り，また，地域として災害への対応能力を高めることである.

　看護部組織では，災害拠点病院の看護職の役割を果たすべく，トップとして，平時からの人材育成，リーダーとしては，平時からの業務・環境調整，メンバーとしては，平時から看護実践を積み重ねることが必要である. そして，なによりも，組織を支える各個人が心身ともに健康であることが重要であると考えている.

(須山　千恵)

文献
1) 厚生労働省ホームページ　医療法　第三十条四の二第五　医療計画　5 疾病 5 事業「災害における医療」
https://www.mhlw.go.jp/web/t_doc?-dataId=80090000&dataType=0&pageNo=2 (2019 年 3 月 18 日アクセス)
2) 文部科学省・厚生労働省（2008）. 保健師助産師看護師　学校養成所指定規則等の一部を改正する省令の公布
http://www.hospital.or.jp/pdf/15_20080108_01.pdf (2019 年 3 月 16 日アクセス)
3) 小井土雄一，石井美恵子編：多職種連携で支える災害医療－身につけるべき知識・スキル・対応力. 医学書院，2018.
4) 菊池志津子・他：看護学テキスト NiCE「災害看護」看護の専門知識を統合して実践につなげる. 酒井明子，菊池志津子編，改訂第 3 版，pp.173 ～ 189，南江堂，2018.
5) 酒井明子・他編：ナーシング・グラフィカ看護の統合と実践③災害看護. メディカ出版，2018.
6) 富士吉田市立病院　事業継続計画　2019 年 3 月改訂.
7) 富士吉田市立病院　災害対策マニュアル　2019 年 3 月 13 日改訂.
8) 富士吉田市立病院　看護部キャリア開発ラダー 2019 年 3 月改訂.

あなたらしい看護管理者をめざして

アウトブレイク時の対応

　食中毒，ノロウイルス，結核，新型インフルエンザなど，集団感染症が発生した場合は，ただちに保健所への報告が必要となります. 危機管理の 1 つとして，院内感染防止委員会で検討し，病院内での報告ルートを築いておくことが重要です. 病院の責任者であり全体指揮に当たる院長への報告が，日中・夜間・休日でも，滞りなくきちんと届くようにしましょう. そのためには，院内での周知と訓練が必要です. これは，パニックの防止につながります. 特に休日の事務当直者のデスクなど目に付くところに「緊急時報告網」として明示し，事務との連携を密にしておくことが重要です. 場合によっては，マスコミ対策，記者会見なども想定され，社会問題として取り上げられます. このようなことも視野に入れて，緊急院内感染対策会議が開かれます.

　看護部長の仕事は，病院の方針決定に参加し，感染した患者・家族の立場，他の入院患者・家族の立場から，また，看護師や職員の視点，社会的な視点から意見を言います. 感染管理看護師や ICT の意見が十分に反映されているかに関心を向けながら，必要時にサポートします. 方針が決まったら，看護部長は病院長の指揮に従い，病院全体の管理者として，一刻も早い感染症の終息に向け行動します. 何よりも，現場で働く職員が，患者・家族を中心とした医療に冷静に集中することができるように，情報管理と人的調整・労務管理，コミュニケーションの側面からサポートします.

Part 2

みんなが元気になる
ワークマネジメント術

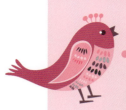

HAPPINESS 仕事術

8 勤務表作成

ワーク・ライフバランスと夜勤をクリアする勤務表管理術

　勤務計画表の作成は，筆者の勤務する病院では看護師長の業務となっている．3交代である当院では正循環の交代周期をとることが難しく，全職場で勤務時間の間隔を11時間空けられていない職場もあるという問題を抱えている．ガイドライン遵守は重要であり，課題は大きい．看護師長が患者の安全を確保する体制と最大限メンバーのワークライフバランス（以下，WLB）を尊重した勤務表作成に勤めている現状で，当院の現状と課題も含めて，WLBと夜勤時間を加味しながら勤務表をどのように作成しているのかを述べる．

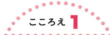

勤務表作成の基本

　勤務表作成までの大まかなスケジュールを（表1）に示した．職場や個人によって勤務に関する認識の相違が生じないよう勤務表作成の基準に基づき，作成している（表2）．看護師長は個人の勤務希望を基本的には変更することなく，勤務表作成に反映させている．

公平でWLBに配慮した勤務表の作成

個人を尊重したかかわり

【個人の状況の把握】

　まず，個人が望んでいる働き方を知るために，当院では目標管理シートを使ってメンバー全員に6月～7月に目標管理面接を行っている．9月～10月にはメンバー全員から個人調査票の提出を受け，次年度希望する職場・働き方・勤務時間・資格の取得について面接を行っている．このような方法で看護師長は働き方の確認，就労に影響する家族状況や個人の身体状況を把握している．

【休暇の希望の把握と保障】

　たとえば子育て中であれば時間短縮勤務の希望や状況に合わせて夜勤回数の考慮を行っている．また個人の生活状況などにより，準夜勤か，深夜勤のどちらかしかできない，日曜日なら夜勤ができるなどの夜勤パターンの配慮を行

表1　勤務表作成までの大まかなスケジュール

10日まで	10～12日	15日まで	20～24日	24～25日	26日
翌月の行事予定を担当副総看護師長が各看護師長に提示する	看護師長が翌月の行事予定を見ながら勤務希望入力表を作成し提示する	各メンバーは勤務希望を記入する	看護師長は翌月の勤務予定表を作成する	勤務予定表（案）の点検を主任に受ける	看護師長は翌月の勤務予定表を各メンバーに提示する

表2 自院の勤務予定表作成の基準（基準の一部を抜粋）2018年6月改定

Ⅰ．勤務予定表作成の基本
1. 安全な業務が推進できる体制の確保
2. 公的および院内で規定されている会議・研修等への出席の確保
3. 師長・主任等の管理業務時間の確保
4. 職員のワークライフバランスの配慮
5. 公平かつ合理的な勤務計画

Ⅱ．勤務表作成時の留意点
1. 夜勤：・月8回以内を基本に10回までとする（手術室　拘束8回）．
　　　　　・主任はメンバーの1/2程度にする．
　　　　　・夜勤連続勤務を2日までとする．やむをえない場合最大3日までとする．
2. 勤務間隔：基本は12時間以上あける．16時間連続勤務の禁止　・日勤/深夜　準夜/日勤の回避
3. 診療報酬算定要件の確保
　　　　　・准看護師同士の夜勤の回避
　　　　　・平均夜勤時間を72時間以内にする．月に16時間以上夜勤が出来る看護師の数を増やし，7対1看護基準の
　　　　　　遵守を基本とする．
6) 安全性の確保
　　　　　・新人，異動者の夜勤導入は臨床実践能力評価を踏まえる．
　　　　　・メンバーの力量に応じた組み合わせを考慮し，教育的関わりができるよう配慮する．
10) 休日の保障
　　　　　・公休は計画的に設定(6〜7日／月)する．
　　　　　・連続勤務は6日を越えてはならない．
　　　　　・生休・有休は本人の希望を踏まえる．
　　　　　・週末にかかる2日以上の連休を月1回は入れる．
11) 勤務予定表の提示は，原則として翌月の5日前までとする．
12) 勤務予定表の立案管理者は職場責任者（師長）であり，管理当直勤務は総師長である．
13) 勤務を修正した場合は，実施欄に赤字で修正する．勤務修正以外に赤字を用いない．
14) 勤務予定表は，職場責任者と看護部門責任者が決裁確認する．
2. 職員への協力要請
　職場の人的な体制を確保するために職員の協力を得る．
1) 1週間程の長期休暇の希望：事前に看護師長に申し出てもらい相談する．
2) 突発的な休み：発生することが判明した時点で看護師長に報告
3) 病休，産休：看護師長は当事者に速やかに所定の書類の提出を求め，総看護師長へ提出する．
　　（病欠の届出は，傷病休暇の待期期間を含む）
4) 勤務の希望は3日まで．それ以上の希望日数は看護師長に相談する．
3. 業務制限
体調等の理由により通常の業務に対応できない場合，医師の指示に基づく．

う．介護休暇や男性職員の育児休暇取得の希望も出てきており，制度を活用できるような配慮をしている．当院では6月から12月までの間に5.5日のリフレッシュ休暇が保障されている．連続でも分割でもよいため，看護師長はメンバーにリフレッシュ休暇の取得希望表の記載を求めて公平に休みを取得できるよう工夫をしている．

【WLBの尊重】

　2007年に内閣府から「仕事と生活の調和WLB憲章」が示され，日本看護協会は「看護職の健康と安全が患者の健康と安全を守る」という考えに立ち，WLBを支援・推進している．当院でも看護協会のWLBワークショップに5年間参加し，2018年度からは多職種参加による活動に広げ，「医療従事者のWLBインデッ

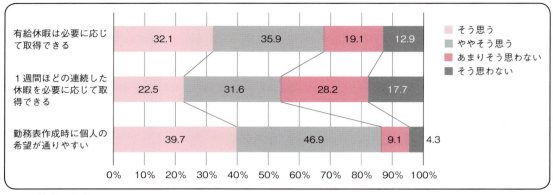

図1 休暇の取得について

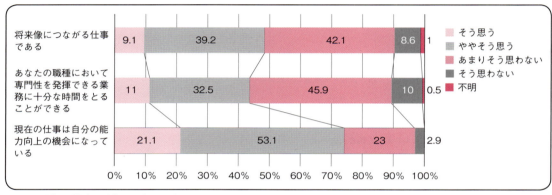

図2 現在の仕事に対する自己評価

クス調査」（以下インデックス調査）を実施した．インデックス調査項目の中から休暇の取得についての回答を**図1**に示した．看護職員209名は「有休休暇は必要に応じて取得できる」「1週間ほどの連続した休暇を必要に応じて取得できる」「勤務表作成時に個人の希望が通りやすい」の3つの項目に対する回答でいずれも「そう思う」「ややそう思う」に半数以上が回答していた．この結果から，勤務希望が通りやすく，休暇も取りやすい職場であることがわかる．

部署全体を見据えたかかわり

【専門職としてのやりがいを確保する】

看護師の専門性を発揮する時間が十分とれていないと感じていることが，インデックス調査

からわかった．209名の回答のうち，「現在の仕事は自分の能力向上の機会になっている」の問いに「ややそう思う」が半数以上を占める一方で，「あなたの職種において専門性を発揮できる業務に十分な時間をとることができる」の問いに対して，「あまりそう思わない」の割合が高かった．「現在の仕事は，自分の描く将来像につながる仕事である」に対しても「あまりそう思わない」の割合が一番高かった（**図2**）．

【コミュニケーションの時間を確保する】

やりがいを感じられる仕事をするためには，メンバーが「職場の方針とアクション」を理解し，個々のメンバーがそれに向かっていること，看護実践に対して，看護師長からポジティブな承認を得られることが必要だと考える．24時間交代制勤務の看護の現場では，コミュニケーションをとる時間の確保が難しい．看護

表3 看護勤務予定表作成例
(**オレンジのセル**は希望の勤務　**青セル**は急な勤務変更　括弧内は元の勤務)

氏名	7月1日（月）	7月2日（火）	7月3日（水）	7月4日（木）	7月5日（金）
主任 A	S	研	J（○）	○	・・
リーダーナース A	・・	・・（／○）	○	J（・・）	○／（・・）
リーダーナース B	○	J	オ	・・	S
中堅ナース A	・・	S（・・）	／○	S	○
中堅ナース B	○	・・	・・	J	オ
中堅ナース C	○	○	病（J）	病（J）	○
中堅ナース D	○	・・	S	・・	J
中堅ナース E	J	○	・・	・・	・・
中堅ナース F	・・	・・	J	○	オ
3年目ナース A	オ	J	○	・・	・・
3年目ナース B	S	○（S）	／○	S	・・
2年目ナース A	J	○	・・	・・	S
2年目ナース B	○	S	・・	J	○／
1年目ナース A	・・	／○	S	オ	・・
1年目ナース B	・・	オ	・・	○	J

・・（日勤）　○（休み）　J（準夜勤）　S（深夜勤）　オ（遅番）

師長は意識して職場会議を確保すること，夜勤や休暇で参加できない職員に会議内容を伝達することも大切である．また，ネガティブになっている職員には意識的に面談を持つなど，具体的なアクションを起こすことが風通しのよい職場運営につながる．

【個人の WLB を尊重できる職場風土づくり】

勤務予定表は個人の生活を規定するため，平等性が不可欠であり，働き続けられる職場環境を作るためには，個々のメンバーは WLB の実現を求めている．しかし，希望をすべてかなえることは難しい．したがって，そこにはメンバー側にも他者への配慮が必須となる．

急な体調不良，長期病気休暇，病児の看護などが発生した時，24時間患者のケアを実践する看護現場では，昼夜を問わず勤務交代が必要になる．また，個々のメンバーの研修時間や休暇を保障するなどは，互いに支え合う職場風土がなければ成り立たない．職場風土をつくっていくことは，看護師長の重要な役割である．リーダーである看護師長の姿勢が平等で個々のメンバーの WLB を尊重しようとしており，安心を与える存在であることが求められる．

実際の勤務予定表の例

看護師長は勤務希望をできる限り尊重して，勤務予定表を作成しているが，急な病気による欠勤，学校行事などの際には希望が重なり，どうしても勤務が組めないこともある．そのようなとき，看護師長は，希望を出しているメンバーも含め，可能な勤務者を確認して調整する．**表3**に作成例を示した．3年目ナース B が7月2日（火）に急な休みの発生のため，中堅ナース A，リーダーナース A の勤務変更を行い，中堅ナース C の7月3日と4日の病気休暇の保障のため主任 A とリーダーナース A の勤務変更を行った．

8 勤務表作成 ● **49**

夜勤を組む場合はペアにも注意する．経験の浅いメンバーはベテランのメンバーとの組み合わせが望ましい．師長は個々のメンバーの能力を考慮して，看護の質を担保できるように配慮する．

まとめ

勤務計画表の作成は，メンバーの生活を規定するものである．看護師長は患者の安全を守り，看護の質を担保するとともに，メンバーのキャリア支援とWLBの尊重を考慮した公平な勤務計画表を作成しなければならない．そのためには個々のメンバーの状況を配慮できるようにコミュニケーションをとること，そこから得た状況を考慮すること，個々のキャリア支援につなげることを意識することが大切である．また，メンバー個々の希望や病気休暇などのアクシデントに対しても，「お互い様」で支え合える病棟文化の醸成とそれを実践するための部署のマネジメントが看護師長には求められている．

(根津あき子)

文献

1) （社）日本看護協会：看護職の夜勤・交代制勤務に関するガイドライン．2013．
2) 鈴木小百合・村中陽子：看護のワーク・ライフ・バランスに向けた看護管理者の認識と実践．順天堂大学医学部看護学部 医療看護研究 19：22-32，2017．
3) 渡邉奈穂：看護師の「勤務表文化」の実態，日看管会誌，21（11），2017．

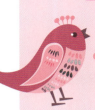

HAPPINESS 仕事術

9 快適職場調査

快適職場調査（ソフト）の活用

看護職者の職務満足度を向上させる職場づくり

医療はサービス業であるといわれ，サービスに関する患者の期待度が増している中で，多くの病院が患者を顧客と捉え，その満足度向上のためにさまざまな取り組みを行っている．

一方，医療を取り巻く環境は変化が著しく，医療技術の高度化・複雑化，在院日数短縮などに伴う業務の拡大，患者の権利や医療安全に対する意識が高まっている．このようななか看護スタッフは，チーム医療を行う多職種との調整における人間関係の問題，夜勤，交替制勤務などの就業に伴う疲労やストレスなど，メンタルヘルスを損なう要因を抱えている．

看護職の職務満足度を上げることは，モチベーションを向上させ，帰属意識が高まり生産性の向上につながると考える．看護職の職務満足は，患者の満足度を高め，ひいては病院全体に好影響をもたらす．

質の高い看護を持続的に提供するには，看護職者の満足度の客観的評価と現場の職場風土を確認する主観的評価を把握することが重要である．看護職が，健康的に働き続けることのできる職場環境づくりが，管理上重要な課題の1つである．

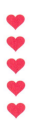

こころえ 1
快適職場づくり（ソフト面）の意義

1992年に労働安全衛生法が改正され，「事業者は快適な職場環境を形成するよう努めなければならない」こととされた．この改正により多くの事業所において，作業環境や作業方法の改善など，ハード面の職場環境の快適化が推進されてきた．

しかし，これらの職場のハード面がいかに快適であっても，職場の人間関係，処遇や労働負荷などの心理的，組織的，社会的側面，いわば職場環境のソフト面がそこに働く労働者にとって不適切かつ不快であれば快適な職場とはいえない．快適な職場環境の形成のためには，ハード面の快適化とともに，ソフト面の快適化も求められる．

厚生労働省／中央労働災害防止協会の「快適職場システム調査委員会」では，新しい労働衛生の内容として「企業風土，リスク管理，組織的側面，いわば職場環境のソフト面がその労働者にとって職場の快適さに大きく影響する」[1]と述べている．

このようにソフト面の快適職場づくりを推進することにより，職場の意思疎通，コミュニケーションがよくなり，管理者とスタッフとの信頼関係が促進される．また，ストレスの軽減にもつながり，スタッフ個々の有する能力が有効に発揮され，職場の活性化になる．上司からの承認や達成感は動機づけ要因といわれてお

り，職務満足の向上につながる．

看護職員が職務を通して成長していることを実感でき，仕事の満足感や充実感が得られ，労働生活の質を向上させるものとなる．

快適職場づくりのソフト面の7領域（図1）

快適職場づくりのソフト面については，中央労働災害防止協会「快適職場システム調査委員会」において検討が行われ，心理的，組織的，社会的な人間の側面について，次の7領域が提示された．

領域1：キャリア形成・人材育成
教育・訓練，キャリア形成，キャリアコンサルティング，自己啓発，経営方針，組織風土など
領域2：人間関係
仕事上の支援，協調，職場の雰囲気など
領域3：仕事の裁量性
仕事上の自由度，責任・判断の裁量性など
領域4：処遇
賃金に代表される労働条件，雇用保障など
領域5：社会とのつながり
仕事の社会性，組織の社会性など
領域6：休暇・福利厚生
休暇・労働時間，仕事と家庭の分離，サポートシステムなど
領域7：労働負荷
過剰または不足の労働，仕事の量と質，身体的，心理的疲れなど

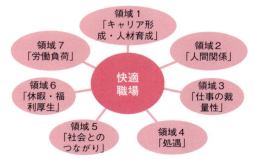

図1　ソフト面の7領域　　（中央労働災害防止協会）

こころえ 2

職務満足度調査を活用する —快適職場調査の実際と全件集計から見えるもの

筆者の勤務する病院の看護部では，毎年2010年度から中央労働災害防止協会の職場環境のソフト面を把握するための調査票である「快適職場調査（ソフト面）」を活用した職務満足度調査を実施している（図2（A））．

快適職場調査の実際と看護の質を左右する看護師長へのサポートを中心に述べる．

快適職場調査の実際

1．調査の目的

職場環境のソフト面（職場の人間関係・処遇や労働負荷などの心理的，組織的，社会的側面等）における職場の現状を把握し，そのうえで問題点を明らかにし，働きやすい職場づくりに向けて改革に取り組む資料とする．

2．調査対象

全看護職員（嘱託職員も含む）

3．調査方法

1）中央労働災害防止協会「快適職場調査（ソフト面）」を使用する（図2（A）参照）．
2）各セクションの職場環境は，スタッフも看護師長も一体のものと捉え，看護師長の職場環境の快適度を調査する
3）快適職場調査票は，スタッフ用と看護師長を使用し，看護師長は，管理者の立場（各セクション）とスタッフの立場（看護師長個人）の両方の調査票に回答する

〈スタッフ用調査票〉
・調査項目は，第1領域から第7領域まで35問，5段階で該当すると思うところにありのままに答える．
・各領域の合計点を出して7領域の総合計を

快適職場調査（ソフト面）					
下記の設問について，該当すると思う箇所に○を付けてください	全くあてはまる	どちらかと言えばあてはまる	どちらともいえない	どちらかと言えばあてはまらない	まったくあてはまらない

領域1 キャリア形成・人材育成

		全くあてはまる	どちらかと言えばあてはまる	どちらともいえない	どちらかと言えばあてはまらない	まったくあてはまらない
1	意欲を引き出したり，キャリア形成に役立つ教育が行われている	5	4	3	2	1
2	若いうちから将来の進路を考えて人事管理が行われている	5	4	3	2	1
3	グループや個人ごとに，教育・訓練の目標が明確にされている	5	4	3	2	1
4	この職場では，誰でも必要なときに必要な教育・訓練が受けられる	5	4	3	2	1
5	この職場では，従業員を育てることが大切だと考えられる	5	4	3	2	1
	○を付けた点数を合計し，合計点を5で割り小数点第1位まで記入してください	領域1　合計		点÷5＝		点

領域2 人間関係

6	上司は，仕事に困った時に頼りになる	5	4	3	2	1
7	上司は，部下の状況に理解を示してくれる	5	4	3	2	1
8	上司や同僚と気軽に話しができる	5	4	3	2	1
9	この職場では，上司と部下が気兼ねない関係にある	5	4	3	2	1
10	上司は，仕事がうまくいくように配慮や手助けをしてくれる	5	4	3	2	1
	○を付けた点数を合計し，合計点を5で割り小数点第1位まで記入してください	領域2　合計		点÷5＝		点

領域3 仕事の裁量性

11	自分の新しいアイデアで仕事を進めることができる	5	4	3	2	1
12	仕事の目標を自分で立て，自由裁量で進めることができる	5	4	3	2	1
13	自分のやり方と責任で仕事ができる	5	4	3	2	1
14	仕事の計画，決定，進め方を自分で決めることができる	5	4	3	2	1
15	自分の好きなペースで仕事ができる	5	4	3	2	1
	○を付けた点数を合計し，合計点を5で割り小数点第1位まで記入してください	領域3　合計		点÷5＝		点

領域4 処遇

16	世間的に見劣りしない給料がもらえる	5	4	3	2	1
17	働きに見合った給料がもらえる	5	4	3	2	1
18	地位に合った報酬を得ている	5	4	3	2	1
19	給料の決め方は，公平である	5	4	3	2	1
20	この会社の経営は，うまくいっている	5	4	3	2	1
	○を付けた点数を合計し，合計点を5で割り小数点第1位まで記入してください	領域4　合計		点÷5＝		点

領域5 社会とのつながり

21	自分の仕事は，よりよい社会を築くのに役立っている	5	4	3	2	1
22	自分の仕事が，社会と繋がっていることを実感できる	5	4	3	2	1
23	自分の仕事は，世間から高い評価を得ている	5	4	3	2	1
24	自分の仕事に関連することが，新聞やテレビによくでる	5	4	3	2	1
25	今の職場やこの仕事にかかわる一員であることに，誇りを持っている	5	4	3	2	1
	○を付けた点数を合計し，合計点を5で割り小数点第1位まで記入してください	領域5　合計		点÷5＝		点

領域6　休暇・福利厚生

26	この職場には，世間よりも長い夏季休暇や年次休暇がある	5	4	3	2	1
27	この職場では，産休，育児休暇，介護休暇がとりやすい	5	4	3	2	1
28	この職場では，年次有給休暇を取りやすい制度や雰囲気がある	5	4	3	2	1
29	この職場には，心や身体の健康相談にのってくれる専門のスタッフがいる	5	4	3	2	1
30	心や身体の健康相談のために，社外の医療機関などを気軽に利用できる	5	4	3	2	1
	○を付けた点数を合計し，合計点を5で割り小数点第1位まで記入してください	領域6　合計		点÷5＝		点

領域7 労働負荷

31	仕事はいつも時間内に処理できる	5	4	3	2	1
32	全体として，仕事の量と質は適当だと思う	5	4	3	2	1
33	残業，休日，休暇を含めていまの労働は適当だと思う	5	4	3	2	1
34	翌日までに仕事の疲れを残すことはない	5	4	3	2	1
35	家に仕事を持ち帰ったことはめったにない	5	4	3	2	1
	○を付けた点数を合計し，合計点を5で割り小数点第1位まで記入してください	領域7　合計		点÷5＝		点

領域1〜7の合計点を合計した数を35で割り小数点第1位まで記入してください	総合計	点÷35＝	点

中央労働災害防止協会

図2（A）　快適職場調査票

（厚生労働省／中央労働災害防止協会，2009年）

(B) 平均値の評価

	平均値の標準値	標準範囲
事業者用（管理者の立場）	3.3	2.8～3.8
従業員用（スタッフの立場）	3.0	2.5～3.5

（中央労働災害防止協会）

(C) 意識差の評価

	意識差の標準値
事業者用（管理者の立場）と従業員用（スタッフの立場）の平均値の差	0.3

（中央労働災害防止協会）

質問数35問で割った数が点数となる（最高点5点）

〈管理者用調査票〉
・調査項目は，第1領域から第7領域まで35問，部署のスタッフが自分の職場や仕事をどのように受け止めているのかを5段階で該当すると思うところにありのままに答える.
・各領域の合計点を出して7領域の総合計を質問数35問で割った数が点数となる（最高点5点）

4. 集計及び分析方法
1) ①-1 全体集計　①-2 年代別　①-3 年齢別・職種別・職位別　①-4 就業形態別　①-5 領域別　②部署集計　③看護師長集計　④看護部と看護師長の集計
2) 看護師長は，自部署の「管理者の立場として師長の領域別値」と「スタッフの領域別平均値」の集計結果を分析し，課題及び改善策をあげる（分析の視点は下記に示す）
3) 看護部は，「看護師長のスタッフの立場の領域別平均値」と「看護部（看護部長・副看護部長）の領域別平均値」の集計結果を分析し，課題及び改善策をあげる
4) 分析にあたり中央労働災害防止協会の快適職場調査の回答結果の標準値，標準範囲内および意識差の標準値を活用する（**図2（B）（C）**参照）

〈分析の視点〉
①領域ごとの経年的変化
②師長とスタッフ・看護部と師長の各領域の平均値の比較
③師長とスタッフ・看護部と師長の意識の差
領域6「休暇・福利厚生」領域7「労働負荷」は，年次休暇取得数，時間外労働時間，病床利用率，「重症度，医療・看護必要度」などのデータを活用する.

5. 倫理的配慮
　調査結果は，個人が特定されないよう配慮し，他の目的に使用しないことを紙面で説明し，記入済みのアンケート用紙は，プライバシーの保護を保証のうえで回収袋に一括回収する

集計結果および改善への取り組み

〈**全体集計結果　図3**〉
　7領域全体の平均は，3.3（1～5点/5点満点）であり，厚生労働省中央労働災害防止協会が示す平均値の標準値を0.3上回っている.領域別では，7領域中平均値の標準値3.0を上回る領域は「キャリア形成・人材育成」「人間関係」「仕事の裁量性」「社会とのつながり」の4領域であった.それ以外の3領域について

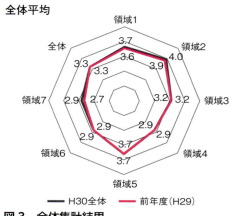

図3　全体集計結果

は平均値の標準値を 0.1～0.3 下回るが，標準範囲内（2.5～3.5）であった．

昨年度との比較においては，すべての領域で変化がない結果であった．平成 29 年度に 5 年間の調査結果の分析を実施している．年次推移から「領域 4「処遇」領域 6「休暇・福利厚生」領域 7「労働負荷」が低値を示しており，改善傾向がない．

〈各セクションの集計結果〉

各セクションで看護師長が分析を実施し，看護師長勉強会で分析，課題および改善策を報告した．他部署の状況を知り，意見交換を行い，改善策を参考にすることなど情報共有する機会伴っている．また，スタッフには部署会議でフィードバックを行っている．

各セクションで出た改善策として，
①スタッフの能力を引き出し，キャリアアップ支援を行う
②スタッフを尊重し，十分な対話を持ち風通しのよい職場環境を作る
③個々のアイデアを大切にし，権限委譲や承認などやりがいにつながるマネジメントを行う
④賃金体系等の情報のタイムリーな伝達や，正当な人事評価に結びつくためのスタッフのかかわり
⑤入退院支援を強化し，地域との連携を深める．地域から求められる役割を示し，病院のミッションが果たせる看護が提供できる環境，入退院支援を強化し地域との連携を深める
⑥年次休暇の平均化，勤務表作成基準に沿ったうえで，ライフスタイルに合った勤務計画表の作成
⑦業務改善を継続し，効率的な時間管理を行うの 7 点を主軸に，各部署で具体的取り組みを工夫し実践していくこととした．

こころえ 3
病棟運営の要である看護師長を支えるサポート体制

〈看護師長・副部長と看護師長との比較分析 図 4〉

看護師長全体平均値は 3.4，看護部（看護部長・副看護部長）全体平均値は 3.3 で意識差は 0.1 であり，標準値内の意識差であった．看護師長の 7 領域の平均値は，前年度を 0.2 上回った．7 領域中，最も領域 7「労働負荷」が看護師長（2.5），看護部（2.3）と看護部は標準範囲よりも低い結果であった．

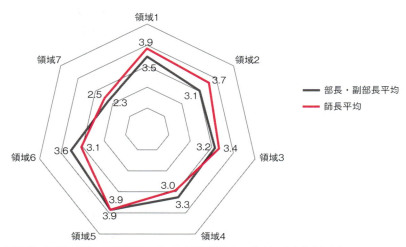

図 4　看護部（看護部長・副看護部長）と看護師長との比較（平成 30 年）

7領域中2領域で，看護部（看護部長・副看護部長と看護師長との意識差に大きな開きがあり（0.3〜0.5）），特に，領域6「休暇・福利厚生」は看護部（看護部長・副看護部長平均値3.6に対し，師長平均は3.1と標準範囲内ではあるが大きな開きがあった．

このほか，看護部（看護部・副看護部長）と師長との意識に大きな開きがあった領域は，領域4「処遇」であるが，標準範囲内の意識差であるため問題が少ないと考える．しかし，個々の領域に対する不満や葛藤が相互に影響しあい，心身両面に対する過重な負荷となりストレスなどを生じさせていることが考えられる．

一方，看護部（看護部・副看護部長）より師長評価が高い領域で意識差に開きがあった（0.4〜0.6）領域は，領域1「キャリア形成」領域2「人間関係」であった．

快適な職場環境に向けて，看護部の取り組み

副看護部長3名は，病棟（8単位），外来系（外来・手術室・血液浄化質・看護支援室・医療安全管理室・緩和ケア室等）それぞれ担当を決め，看護部管理組織図に明記している．現在の体制を始めた2011年度は，担当セクションの師長およびスタッフとの関係性は希薄なものであり，師長への十分な支援ができていなかった．看護師長は現場のマネジメント業務に加えて，患者への直接的な看護業務，ベッドコントロールやスタッフの人材育成，チーム医療における，多職種との調整や日当直勤務や各種委員会活動など多岐にわたる業務に追われている．また，患者の安全意識や権利意識も高まり安全面やクレームへの対応，職員指導，また，メンタルヘルスに問題を抱える職員への対応などさまざまな問題へ対応している．そのため，看護師長の労働環境は，多重課題，時間外勤務，日当直勤務により十分な休息が確保できていない現状であり，看護師長自身の抱えるストレスも増大傾向にある．このような労働負荷は看護師長のモチベーションの低下，ひいては職場の活性化にも大きな影響を与える．

【師長を支える副看護部長の視点】

これらを受けて，副看護部長の巡回基準を作成した（**図5**）．目的を，①患者の安全なケア提供および療養環境を改善する，②スタッフの勤務状況の把握と精神的支援をする，③師長のニーズ（思いなど）を聞き，その事実から看護管理者としての役割を指導サポートする，と明文化して実践している．

3名の副看護部長は，毎日担当セクションをラウンドし，師長と現場目線でコミュニケーションを図っている．また，タイムリーな情報提供ができ，問題発生時の速やかな対応にもつながっている．

副看護部長が，セクションの師長をサポートする視点は，次のとおりである．

1）師長に対して，権限委譲をただ拡充するだけではなく，師長が自律的に判断し行動できるように，能力開発への支援（研修等）や資源（情報，時間など）の提供をする．

2）現場における師長の裁量を拡大し責任感やモチベーションを高めることができるよう自主的な意思決定を促すともにその行動を支援・承認する．

3）タイムマネジメントを実践し，緊急度と重要度を考え優先順位を決めることで，師長自身のワーク・ライフ・バランスを保ち，充実したプライベートが過ごせるよう支援する．

4）労働負荷対策として，休日・祝日の非輪番日の日直および祝日・休日前日の当直勤務をした場合は，勤務に支障のない限り翌週に年休取得することを共通認識し，実施できるよう支援・推進していく必要がある．

以上を，日々のラウンドで副看護部長は確認し，実施する．

副看護部長のラウンド基準

目的
1．患者の安全なケアの提供および療養環境を改善する
2．看護師長の管理状況を把握し，その事実から看護管理者としての役割について助言，指導する
3．スタッフの勤務状況の把握と精神的サポートをする
4．看護師長のニーズ（思いや訴え，相談事）を聞き，精神的サポートをする

方法
1．患者の安全管理状況および療養環境の確認
　1）病棟管理ラウンドチェック表を元にラウンドする
　　・廊下やディルーム・ナースステーション内・病室等の整理・整頓状況の確認
　　・作業台（点滴）の清潔操作状況，医療廃棄物の状況
　2）リスクの高いインシデント報告の状況確認と助言
　3）患者接遇及び身だしなみ等の確認，指導を行う
2．師長の管理状況の把握と助言及び指導
　1）病床稼働状況・重症度，医療・看護必要度と患者状態及び繁忙状況の確認
　2）業務内容の確認
　3）時間外勤務状況の確認
3．スタッフの労働環境の確認
　1）各勤務におけるスタッフの繁忙度を把握し，労いの言葉をかける
　2）スタッフの健康状態（夜勤明け等）を確認し声かけを行う
4．師長のニーズの把握とサポート
　1）日常業務遂行上の課題や問題点等の相談を聞き，助言する
　2）師長の思いや訴え等，メンタルフォローアップをする
5．上記の1・2に対しての評価を行い指導する

図5　副看護部長のラウンド基準　　　　　　　　　　　　　　　　　　　　　　　（市立甲府病院）

看護部長・副部長の役割

　超高齢化社会に向け，地域包括ケアシステムの構築が推進される中，医療・介護を取り巻く環境も変化している．そのような中，病棟の管理者である看護師長には，多様なニーズを持つ患者や家族に対する質の高い看護サービス提供や，多様な価値観を持つ職種の対応が求められる．そのため，看護師長が抱える困難や悩みも複雑化・多様化してきている．看護部長・副看護部長は，病棟管理の要である看護師長自身が，みずからの成長を実感しながら活き活きと仕事に取り組み，職務満足度を向上させることが重要である．

　看護部長・副看護部長は，現場に間接的な介入はできるが，直接的介入は病棟管理を担う看護師長であり，現場の生命線である．看護部長・副看護部長の役割として，看護師長と信頼関係を築き，看護師長が役割遂行できる環境をサポートしていくことが重要である．

まとめ

　快適職場調査は，組織のメンバーが総合的に満足しているかという点だけではなく，仕事のどの側面にどの程度満足しているかなどを明らかにし，改善点を見いだす機会となる．

　ハーツバーグの動機づけ・衛生理論でも，満足を招いた原因として，「達成」「承認」「仕事そのもの」「責任」「昇進」「成長」とされてい

る．つまり，仕事への充実感が仕事の継続と成長につながる可能性があり，重要であるといわれている．そのためには，良好な人間関係を築き，互いの仕事に対しフィードバックしあい，相互に承認することが職務満足の向上につながると考える．

職務満足度は1つの要因で測定することは不可能であり，多くの複雑な要素の集合体によって相互に影響し合っている．働きやすい労働環境は，一律な職場環境を整備することではなく，柔軟に個人の働きやすさを尊重し個別的な対応が必要となる．さまざまな看護師が働き続けるためには，働きやすい職場環境を看護管理者が現場の看護師とともに，作り上げていくことが重要である．快適職場調査で明らかになった課題に継続的に取り組み看護職として自身の仕事に意義や価値を感じながら働き続けられる快適な職場環境を推進していくことが責務である．

(名取　三恵)

文献
1) 厚生労働省／中央労働災害防止協会　中央快適職場調査推進センター：職場のソフト面の快適化のすすめ.
2) 森岡清美・他編集代表：新社会学辞典. p761, 有斐閣, 1993.
3) 尾崎フサ子：看護における職務満足の要因. 看護 55 (13)：41-43, 2003.
4) 特集　看護師長を育てる, 支える. 看護, 63 (7), 2011.
5) 特集　職務満足をどう引き出すか. 看護, 55 (13), 2003
6) 特集　看護師長のためのタイムマネジメント. 看護 63, (12), 2011
7) 井部俊子／中西睦子監修：看護管理学習テキスト, 第3巻　看護マネジメント論, 第2版, p8, 2018.
8) 撫養真紀子・他：特集　「働きがい」のある組織. 看護管理, 28 (10), 2018.

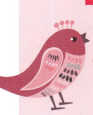

HAPPINESS 仕事術

10 成果につなげる
ICUにおける報告しやすい風土づくり

　患者の重症度が高いICUにおいては，刻々と変化する患者の病態を把握し，適切な看護を提供する必要がある．それには働くスタッフ間での連携，チームワークが何より重要となる．

　筆者の勤務するICU病棟において，ある年度始めに，ICUの未経験者と新卒者の比率が高まり，病棟運営と組織の学習システムを見直さざるを得なくなったことがあった．

　これからどのようにそれを再構築したらよいのかを悩んだが，看護師が積極的にコミュニケーションを図り，働きやすい環境整備をすることがまずは必要だと考えた．

　そして，0〜2レベルのインシデント報告数を増やしてアクシデントを予防することを目標に掲げて取り組んだ結果，「報告しやすい」病棟風土作りができたと実感できた．その経過を紹介する．

こころえ 1
報告しやすい病棟風土づくり

　2018年4月時点で，ICUのメンバー構成が，他部署からの異動と新卒者を合わせてICU未経験者が44%という危機的な状況になった．しかし，病棟業務は待ったなしである．ICUの未経験者が多くとも，患者が安全に医療を受けられるように，看護体制を整えて，看護を提供しなければならない．看護師長としてどのように病棟運営をし，組織の学習システムを構築したらよいのかと悩んでいた．

　そんな時，ある一人のスタッフがインシデントを起こしてしまった．そのときに「インシデントのふり返りが，責められているように感じた．自分に自信がない」と，肩を落としてポツリと語った．その姿が心に残った．

　ICUで働く看護師は，一目で患者を見渡せる環境のため，看護師自身がお互いを意識し合い，誰かに評価されていると感じ[1]，インシデント発生は，テクニカルスキルよりも，コミュニケーションなどのノンテクニカルスキルの問題に由来することが多く，メンバー間の連携不足があるということが指摘されている[2]．

　そこで，当病棟での前年度のインシデント報告に着目してみたところ，インシデント報告数は年間132件，月平均11件の報告数があった．その報告を分析すると，①体内挿入物の自己抜去（夜間に多い），②輸液ポンプ，シリンジポンプの操作間違え，③点滴・内服の過小，過大，無投与（規格間違え・単位見間違え・薬剤間違え）であり，同じインシデントが繰り返されていたことがわかった．

　同じインシデントを繰り返さないためには，インシデントを組織として振り返り，再発予防につなげる取り組みが必要であると感じた．

　そこで，0〜2レベルのインシデント報告数を増やし，アクシデントを予防することを目標に掲げて取り組むことにした．

表1 当院ICUの概要

病床数	10床
看護方式	固定チーム受け持ち制，PNS導入 毎日の体制：デイリーダー1名（看護師長とパートナー）2名の看護師がパートナーとなり患者2～3名担当している．
看護体制	2：1の看護体制
勤務体制	2交替制，2019.2より短縮夜勤を導入
看護師数	32名（看護師長1名，副看護師長3名，ラダーⅣ6名，ラダーⅢ10名，ラダーⅡ4名，ラダーⅠ8名），うち集中ケア認定看護師1名，重症・集中看護専門看護師／集中ケア認定看護師1名
平均在室日数	2.6日
定期入室：緊急入室	6：4（2019.2までの入室患者数946名）
診療科別新規入室患者	心臓血管外科28%，循環器内科18%，外科11%，呼吸器外科16% 脳外科11%

（山梨県立中央病院　2019年2月現在）

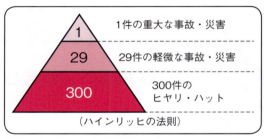

図1　ハインリッヒの法則

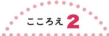

インシデントレポート共有の取り組み

「インシデントは宝」をスローガンに

ハインリッヒの法則（**図1**）は，ある1つの重大なインシデントには29の軽微なインシデントがあり，その背景には300もの異常が存在するというものである．これに基づき，見えない多くの軽微なインシデントがあると考え，0～2レベルのインシデント報告数を増やしてアクシデントを予防する，再発予防とともに看護の質向上に取り組むことを目標に掲げた．

「インシデントは宝」をスローガンとした．スローガンの意味するところは以下であり，ス

タッフ全員が納得し取り組みが開始された．
1. インシデント報告者への感謝と思いやりの気持ちを持つこと
2. 「患者さんにとって何ができたらよかったのか」と患者の苦痛を考えた視点を持つこと

知識が習得できる学習会

スタッフのニーズやインシデント内容を参考に，グローアップ係が中心となって学習会を開催し，正確な知識や根拠を知る機会とした．

新卒者やICUへの転入者を中心に，積極的な参加ができるよう，時間内に開催することにした．そのための勤務表の配慮や，その間の患者の安全を守るために，協力体制を強化するなどの工夫を行った．

多職種と協働した学習会の開催にも積極的に取り組んだ．ICUでは人命にかかわる医療機器や薬剤の使用頻度が高い．理解していなければ対応が遅れ，治療遅延や人命にまで大きな影響をきたしてしまう．そのため，医療機器においては，臨床工学技士（CE）の力を借りて，人工心肺装置や人工呼吸器，透析機器（HD・CHDF）についての学習を，本番の現場さながらに実施した．さらには，薬剤師からは，毒薬・劇薬・麻薬・向精神薬・降圧剤や昇圧剤，救命救急カート内の薬剤などについて，使用する目的や注意点などについての学習会を実施した．

これを契機に，CEや薬剤師とは常にインシ

デント発生を共有し，その要因や対策について検討し，話し合うことができるようになった。

技術チェックリストの作成と正しい技術習得・獲得状況の可視化

必要な技術と獲得状況を自己分析できるチェックリストを作成した。ICU で働く看護師として，必要な知識や技術を他者に評価されるのではなく，自己責任として，まず獲得状況を知るためにチェックリストを作成し活用した（**図 2**）。

必要物品のセット化で業務のスリム化を図る

暗黙になっていた ICU ルールを可視化して，必要物品の準備から看護の実際までがわかる ICU マニュアルとして改訂した。

そして，術式別の必要物品はセット化し（看護補助者に依頼）ワゴンに常備した。

その結果，最も複雑で難しいとされている心臓血管外科術後物品の準備時間も，1 時間から 10 分〜 20 分に短縮された。現在では，新卒者，転入者もサポートを受けながら，心臓血管外科周術期患者の看護も，自信を持って実践できるまでに成長を遂げている。

毎月スローガン作成と毎日の唱和

事故対策係は，前月のインシデント内容から，強化していく課題をスローガンに掲げ，それを毎日スタッフで唱和して再発予防に努めた。

笑顔で挨拶する姿勢を大切にしながら，スローガンの唱和で気持ちを 1 つにして，チームワークを強化した。

こころえ**3**

1 つの報告を組織の力に変える

まず，辛かった思いを受け止める

当初，「私が起こしたインシデントではないのに何故報告するのか」という声が聞かれ，「○○さんはわかっていない」など，当事者を責めるような発言が聞かれることがあった。

当事者においては，「責められているという気持ちに押し潰されそうになる」と悲痛な思いを語る者さえもいた。

事故対策係を中心に振り返り，インシデント報告を丁寧に聴き，辛かった思いを受け止めたうえで，要因と対策について当事者が納得のいく話し合いを重ねていった。

報告者の理解を深めるために，「自分のミスを平気な顔をして報告できる人はいない」「心のどこかでできれば隠したいと思う人間の性を理解する」「能力がないと思われたくないという気持ちを理解する」「過去の経験のトラウマとして叱られるかもしれないという気持ちがある」ということを視点にした振り返りも行った。

振り返りのキーワード

看護師長として，インシデント報告内容をしっかりと聴く姿勢を持ち，現実を理解し，報告してくれたことに感謝するとともに，大変な思いをしたことを労うことに努めた。そして，何より大切に伝えたことは，「インシデントが起こったために患者さんはどんな苦痛を強いられてしまったのか」という，患者の苦痛について考えてもらうような投げかけをし，看護者としての自律を支援できるように意識した。

キーワードは以下である。

10 成果につなげる ● 61

ＩＣＵ技術セルフチェックリスト

【マークの見方】　メ：ビジュアルナーシングメソッド【新人看護職員技術チェックコース】　メ＋：ビジュアルナーシングメソッド【新人看護職員技術チェックコースプラス＋】　メ児：ビジュアルナーシングメソッド【小児看護コース】　e基：eラーニング【基礎習得コース】　e中：ラーニング【中堅コース】

名前：　　　　　　　　　（経験年数：　　　年目　　ICU経験：　　　年）

項目	チェック	コメント
入室時オリエンテーション		
①定期		
②休日・夜間		
③緊急		
入室準備		
生体モニターの入力		
生体モニターの部屋移動の仕方		
入室患者の受け入れ		
転出準備		
転出申し送り		
転院時の対応		
死亡退院の対応	メ／e基	
検死の対応		
解剖時の対応		
霊安室の対応		
臥床患者の体位変換	メ	
挿管患者体位変換		
挿管中患者の移送		
臥床患者の体重測定		
循環動態不安定な患者の体位変換		
痛みのケア		
離床のケア	e中	
覚醒のケア		
睡眠のケア	メ	
ABCDEバンドルの理解	メ＋	
せん妄のケア		
カンガルーポンプの取り扱い	メ	
胃管挿入の介助	メ	
簡易懸濁		
セントラルモニターの取り扱い		
ベッドサイドモニターの取り扱い		
ETCO2モニター取り扱い		
移動用モニター (ECG, SpO2) 取り扱い		
12誘導心電図の貼り付け	メ／e基	
SPO2モニターの選択		
Aラインルート作成	メ＋	
Aライン挿入の介助	メ＋	
Aラインヘパ生の交換	メ＋	
Aライン採血	メ＋	
i-stat測定		
ACT		
CVライン挿入の介助	メ	
CVPラインの作成		
CVPゼロ校正、測定		
レントゲンポータブル		
単純CT／造影CTの注意点，同意書取り扱い		
MRIの注意点，同意書取り扱い		
気管挿管の介助	メ	
挿管患者の口腔ケア	メ／e中	
挿管チューブテープ固定		
アンカーファストの取り付け		
トラックケアの選択と取り付け		
呼吸器チェックリストの意味がわかる	e基	
トラックケアの吸引	メ	
人工呼吸器準備・片付け		
カフ圧計		
人工呼吸器吸入		
ウィーニング		
気管チューブ抜去		
NPPVマスクフィッティング		
NPPV準備・片付け		
NPPVの吸入		
NHFの取り扱い	e中	
NHFの準備・片付け		
酸素療法	メ	
トラヘルパーの管理		
トラヘルパーからの吸引		
気切の介助	メ＋	
電気メスの取り扱い		
気切カニューレの交換	メ＋	
気切の管理	メ＋	
気管支鏡の介助	メ＋	
排痰援助	メ／e基／e中	
バックバルブマスクの取り扱い	メ	
ジャクソンリースの取り扱い	メ	
酸素ボンベの取り扱い	メ	
麻薬の取り扱い	メ	
DVT予防	メ＋	

項目	チェック	コメント
昇降圧剤使用後のヘパロック		
逆血しないカテコラミンルートのヘパロック		
昇圧，降圧剤の管理		
ペースメーカー	メ＋	
IABP管理		
IABP抜去		
PCPS管理		
PCPSの回路交換		
PCPS抜去		
DC施行時の介助	メ＋	
AEDの取り扱い	メ	
BLS／ACLS	メ／メ＋／e基	
心嚢穿刺	メ＋	
透析カテーテル挿入の介助		
透析カテーテルのカテ処理		
CRRTの管理		
CRRTのACT測定		
止血バンドの取り扱い		
輸血の取り寄せ		
輸血のルート選択		
血液製剤の保存方法		
新鮮凍結血漿の溶解方法		
血小板の保存方法		
副作用発生時の対応	メ／e基	
副作用報告書の記載		
ストマのパウチ交換	メ＋	
ストマ観察表の記載		
膀胱留置カテーテル挿入	メ	
膀胱留置カテーテル抜去	メ	
ドレーンの管理	メ＋	
心嚢胸骨下ドレーン		
胸腔ドレーン	メ＋	
脳槽ドレーン		
脳室ドレーン	メ＋	
硬膜外ドレーン		
リリアバックドレーン取り扱い		
クリオバックドレーンの取り扱い		
J-VACの取り扱い		
ICU抑制ツール		
ミトン		
四肢抑制		
肩抑制		
体幹抑制		
転倒転落防止対策	メ／e基	
DOPEの理解		
急変時の連絡経路	メ	
バイタルサイン測定	メ児／e中	
成長発達の理解		
月齢に応じたベッド準備	メ児	
体重に応じた人工呼吸器準備		
ポジショニング		
ヘパロック濃度		
胴体抑制		
四肢抑制		
挿管の介助		
抜管後の管理		
挿管時の頭部固定		
O2テント：作成		
使用		
片付け		
吸引（口腔・鼻腔）	メ児	
吸引（挿管中）	メ児	
小児の輸血管理		
PIカテーテル挿入介助		
PIカテーテル固定介助		
点滴ルートの選択		
PIの管理		
末梢ライン固定介助		
Aラインの作成		
Aラインの挿入介助		
差額注入		
ミルク請求		
母乳の管理		
採血スピッツの選択		
胃管持続吸引の管理		
唾液の持続吸引の管理		
小児の蘇生 BLS・AED	メ児	

図2　ＩＣＵ技術セルフチェックリスト

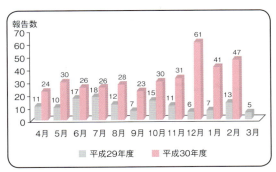
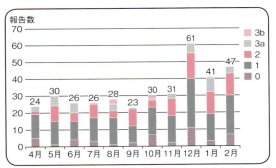

図3 インシデント報告数　　　　図4 インシデントレベル分布（平成30年度）

1. 患者目線で考えればコンフリクトに勝てる
2. インシデントレポートは反省文ではなく，組織として取り組むための財産
3. レポート提出者への感謝と思いやり

「患者さんのために報告する」風土に変化

変化はすぐに表れた．インシデント報告時に「患者さんのために，みんなで共有しておいたほうがいいから書きます」「私だけが知識がなかったのではない，きっとみんなも知らない知識だから報告しておきます」「インシデントは宝ですよね，患者さんのために報告します」など，インシデントを報告することを，負の感情として持つのではなく，スタッフみんなで，安全な文化を醸成するという意識と風土が形成されていった．

2019年2月時点で，前年度と比較すると，インシデント報告件数が増加し（図3），当初の目標であったレベル0〜2の報告数も増加した（図4）．さらにインシデント報告内容を分析してみると，1つの事象にかかわった看護師数名がおのおのの立場で分析した内容の報告をしていることがわかった．報告しやすい風土，組織で取り組むことを目指した成果を実感できた．インシデント報告数が問題なのではなく，同じインシデントが繰り返されないこと・人命に影響するアクシデントが起こらないために，組織での学習を積み重ねて共有すること，そのためにインシデントを積極的に報告すると

いう役割意識が育成されたとも考えられた．

まとめ

多職種とともにインシデント報告を活用し，学習を積み重ねたことや，報告の根拠を追究することを繰り返したことで，スタッフ自身にもやる気や達成感が生まれてきた．

心臓血管外科術後のセット化にかかわった看護補助者は「私が患者さんにとってできることが増えて，うれしい．今回のやりとりで，今まで会話が少なかったスタッフと話をする機会も増えた．もっと自分にできることがあるのなら言ってほしい」と話した．

患者のため，組織のために貢献できていると実感でき，組織へのコミットメントが自然と高まり，本人のやる気となり，成果へ結びついたのだと考える．

年度開始当初は，ICUを経験していないスタッフが5割弱で，窮地と思われた部署が，スタッフ同士を大切にし，思いやり，受け入れ，多職種の力を借りて，部署の活性化をはかることができた．

今後は，アクシデント件数0を目指して，さらなる取り組みが必要である．

（石倉　晴美）

文献
1) 松田麗子：ICUで勤務する看護師の感情体験．生命健康科学研究所紀要，13：21-31，2016．
2) 野上悦子：一部署（CCU）での導入事例．看護展望，42（13）：50-55，2017．

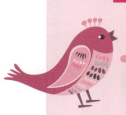

HAPPINESS 仕事術

11 病棟運営

看護師長が病棟のムードメーカーになる

　元気な職場とは何か．元気とは，辞書を引くと「心身の活動の源となる力」「体の調子がよく，健康であること」とある．筆者は，元気な職場とは，看護師個々が生き生きと輝ける職場だと考えている．

　当院の消化器・呼吸器外科病棟では，年間約1000件の手術を行っている．平均在院日数は10.7日である．入院患者の多くは悪性疾患のため，周術期看護だけでなく，化学療法放射線療法，終末期看護をなど，看護師に求められる知識や技術は多岐にわたる．看護必要度は平均40％と高く，複雑な看護業務を行う職場である．看護師経験3年未満のスタッフは43％を占めている．

　このような職場においては，看護の道を希望して入職した若い看護師と，看護の経験を重ねて成長した先輩看護師が共に認め合い，協力して看護が実践できる環境が重要である．筆者が看護師長として，元気になる職場環境を作るために行ってきた工夫について，うまくいかなかったこともあったが，これまでの取り組みとして紹介する．

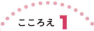

看護師長の役割を認識する

　「看護師長が変わると病棟の色が変わる」といわれる．実践する看護が変わるわけではないが病棟全体の雰囲気が変わるのだろう．それは，看護師長の病棟運営における価値観や信念・信条と看護師長の人柄が影響しているのではないかと考える．

　病棟運営において，病棟目標は，自分たちの行動の道標として大切なものである．看護師長がビジョンを明確にすることで，病棟スタッフの目指す方向やあるべき姿が示される．目標を共有することはモチベーションとなり，目標を達成することで満足感を得ることになる．

　看護師長は，まず，病棟の管理責任者としての覚悟を持つことが重要である．病棟では，日々，さまざまな出来事が起こるが，よいことも悪いことも謙虚に真摯に受け止め，師長がブレずに前に進んでいくことが病棟の雰囲気を作っていくのではないだろうか．

こころえ 2

"みんなが元気になる"病棟づくり—スタッフ間の関係をつなぎ，変化させる

【病棟運営会議】

　ある年に，職務満足度が急上昇した看護師長がおり，これが患者満足度にもつながり，病棟全体が活気づいている様子が感じられた．職務満足度の上昇の理由を聞いてみると，それまでと一番違っていたのは，副看護師長が自分を理解して協力してくれたことだと話してくれた．

　病棟の2人の副師長と，月に1回の運営会議を行っていたが，日頃から3人でのコミュニケーションを意識して行うことで，改めて運

64 ● Part 2　みんなが元気になるワークマネジメント術

営会議を行う必要はなくなったということであった.

　筆者も病棟の中で看護師長と副看護師長がパートナーとして相互に理解し，尊重，信頼することはそういうことだと思い，意識して副看護師長に声をかけるように努めた.　互いに言葉を交わすことで，考えていることや大切にしていることが理解できた.　実践のリーダーである副看護師長の言葉から，実践している看護や患者さんやスタッフの思いなどが伝わり，自らは気づかなかった意見をもらうこともできた.　副看護師長を信頼して任せることで副看護師長の自主性も高まり「師長さんがいないと困る」から「師長さんがいなくても大丈夫」に変化した.　月1回の運営会議は継続して行い，確認・評価・修正の時間にあてている.

【ハイタッチ】

　看護師間の一体感と，今日も一日頑張ろうという気合いを込めて，朝の全体カンファレンスの締めくくりにハイタッチを行った.　看護師だけでなく看護補助者やそのときに看護室にいる医師や事務職員，学生など全員と行った.　当初，恥ずかしがるスタッフも多かったが慣れてくるとあたり前になり，みんなで気持ちを合わせて朝のスタートを切ることができた.　しかし，一部のスタッフの中で悪ふざけにつながることがあったため終了した.　看護補助者や学生からは一体感が心地よかったと残念がる声が聞かれた.

【格言などの掲示】

　後輩への指導を負担に感じる先輩看護師の声を耳にする機会が多くあったため，山本五十六の「やってみて，いって聞かせて，させてみせ，ほめてやらねば人は動かじ」を転じて，「話し合い，耳を傾け，承認し，任せてやらねば，人は育たず.」から「やっている姿を感謝で見守って，信頼せねば，人は実らず」という言葉を貼り出した.

　各々の看護師にどう影響したかまでは確認し

ていないが，自分自身への戒めとして繰り返し言葉をかみしめている.　その他，「感謝の言葉を伝えましょう」「挨拶とは」など，自分がよいと感じた言葉を師長室から廊下を通る人に見えるように掲示している.　足を止めて読むスタッフもいるが「何か貼ってある」程度のスタッフもいるようである.　「コピーしてください」というのは多職種のリーダーが多い.

【サンクスカード】

　当院では，2人の看護師がパートナーとして互いに協力し補完し合う看護提供方式である，パートナーシップ・ナーシング・システム（PNS：Partnership Nursing System）を導入している.

　ここでは，パートナーシップマインドとして「ありがとう」と相手への感謝の心を持つことが大切である.　その気持ちを可視化し相手に伝えることで，互いを認め信頼や尊重になると考えた.　メッセージカードを準備し，困ったときに手を貸してくれたこと，アドバイスをもらってうれしかったこと等，ちょっとしたことを書いて相手に渡し，年度末にはそのカードをファイルにした.　患者さんや家族からの感謝の言葉なども伝えた.　元気がなくなったり，心がくじけたりしたときにメッセージを読み返すと少し元気になるという声がある.

こころえ3
スタッフ個人へのかかわり

【面接時の強み宣言】

　年度の初めと中間でスタッフとの面接を行っている.　チャレンジ目標として，一年間の課題や取り組みについて話し，自分の長所や強みを聞いている.　面接の最後に自身の強みを言葉にして宣言してもらう.　はじめは「私なんて」と言うスタッフも，「受け持った患者さんからこんな言葉が聞かれたよ」「あのときにこんな発

11　病棟運営　●　65

言していたね」などと話をすると，「私のよい所はめげないところです．凹んでも立ち上がります」など，自分で自分を認め笑顔で面接を終わる．誰かからいわれるのではなく，スタッフが自分の口から発することが重要である．

【疲れたときのリラックス】

業務終了時間に看護記録が残ってしまい，憂うつになっているスタッフには，気分転換をはかるために飴玉やチョコレートを手渡すようなこともある．気持ちの切り替えになるが，だらけさせてしまわないようなタイミングが大切である．

スタッフとの面談や相談時では，おいしいお茶を入れて，ゆっくりと時間をとって聴く姿勢を示す．温かくてよい香りのお茶は心をほぐしリラックスできる効果がある．つい思いがポロッとこぼれる言葉をそのまま聴くようにしている．

【インシデント報告は短時間で受けて効果的に】

インシデントのレベルにかかわらず，インシデントを報告するときは緊張した表情で看護師長のところに来る．たとえ患者さんに影響がなかったとしても，間違いを起こした自分に情けないという思いで自信を喪失し，怒られるのではないか，自分はできない看護師だと思われるのではないかと，自分の評価を気にするなどさまざまな不安を抱えている．大変なことをしてしまったという思いから看護師を辞めたいと考える場合もある．

一次対応の後は，何が起こって何が問題であるのか本人の考えを聴き，問題の本質を考え，対策を共に根気よく考えることである．

ルートの自己抜去，内服薬の過少過剰投与など，同じような事故の報告が繰り返し起こると，「なぜ繰り返すのだろうか」と，看護師長としての指導力に自信をなくしてしまう．しかし，報告するスタッフと一緒に落ち込んでいても解決しない．冷静に落ち着いた雰囲気で受け止め，事実の裏にある感情も引き出しながら分析する．

しかし，時間がかかりすぎると焦点がぼやけてしまうので，できるだけ短時間で行うことが大切である．

こころえ4
ムードメーカーとしての役割

現場では，不機嫌な人ほど厄介なものはない．特に看護師長やベテラン看護師が不機嫌だとスタッフは萎縮し，遠慮して言いたいことや伝えたいことが伝えられない．スタッフが自由な発想で患者のために何ができるのか考えることを停止させ，自分で考えて行動するという看護師としての自立を妨げる．また，看護師間での連携がはかれないことは，看護の質を低下させ，患者サービスが行き届かないだけでなく，コミュニケーションエラーによる医療事故を招くことにもつながる．

新人看護師や他部署から異動してきた看護師には，病棟に早く馴染めるように特に注意して声かけを行っている．居心地が悪いとやる気も出ない．自分の居場所であること，安心して信頼できる人がいること，自分が必要とされていることが感じられるように配慮している．困っていることがないか行動や表情に注意し，できていることを言葉にして伝える．他愛ない会話から，スタッフそれぞれの趣味や出身地などを把握しておき，スタッフ間で会話が弾むように声掛けすることもある．看護学生にも同様で，細やかな声かけと，学生の意見をカンファレンスで共有して，学生から報告を受けたことを記録に残すことで，学生がチームの一員として認められたと感じることができる．学生本人にとって，学習意欲が高まるだけでなく「こんな職場に就職したいな」と思える体験になっているのか，就職希望者も増えている．

筆者はスタッフから「病棟のお母さん」といわれることがたびたびある．明るく元気とか，温かくおおらかに見守ってほしいというスタッフの願いかもしれないが，スタッフを叱咤激励する中に愛情や思いやりを感じてくれているとよいと思っている．

【やっぱり基本は「あいさつ」】

働きやすい職場とはどんな職場かを数名のスタッフに聞いてみたところ，全員が「人間関係がよい」と答えた．一般的にも，配置転換の希望や退職理由として，人間関係があがることは多いことだろう．

人間関係がよいとは，互いにコミュニケーションがとれるということにはじまる．コミュニケーションの始まりはあいさつである．朝一番の明るく元気なあいさつは仕事のスタートをスムーズにし，モチベーションを上げることができる．また，出勤してくるスタッフ一人ひとりとあいさつをすると，その日の機嫌や体調を感じることができる．自分を見てくれている人がいる，気にかけて心配してくれる人がいると感じられることは，元気になる病棟づくりにおいて大切なことである．

まとめ

筆者自身がスタッフであったときには，「スタッフが困っているときに手を差し伸べてくれて，誰にでも分け隔てなく接し，よく話を聞き，スタッフを守ってくれる」のが看護師長だと考えていた．それも看護師長の役割にあるが，実際の仕事は，安全で質の高い医療の提供，病棟の人・物・金のマネジメント，他部署や多職種との連携や人材育成など多岐にわたる．それらを実践するうえで欠かせないものは，信頼関係である．そこには，豊かな人間性とともに，明るく前向きに仕事や人に向き合う姿勢や看護師長としての覚悟が必要であると今では考える．

しかし，自分が看護師長という立場になってそのようにできているのかを振り返ると，うまくいかないことの連続ばかりで，努力しているものの自分の未熟さを実感せざるを得ないことも多い．

「置かれた場所で咲きなさい」という渡辺和子先生の言葉がある．看護師長として，スタッフ一人一人が今置かれているこの場所で輝けるために最大の努力をしたい，そして，一人ひとりに誠実に向き合い続けたい．

中間管理職の役割の重さに，くじけそうになることもあるが，自分なりのやりがいや楽しさを見つけて，自分らしい花を咲かせたい．

(石川文美子)

文献
1）渡辺和子：置かれた場所で咲きなさい，幻冬舎，2012．

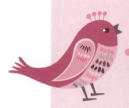

HAPPINESS 仕事術

12 メンタルヘルス・サポート

看護職員のメンタルヘルス・サポート
〜公認心理師の立場から

大きなストレスにさらされ続ける看護職員と職場のメンタルヘルス対策

　厚生労働省の調査では「現在の仕事や職業生活に関することで，強いストレスとなっていると感じる事柄がある労働者」の割合は，2013年にいったんは50％台前半に減少したものの，2016年以降は再び60％に迫る勢いとなっている．また，厚労省のまとめでは，対人関係のトラブルや過労からうつ病などの精神疾患にかかって労災申請した事案は，2017年度1,732件で，過去5年間で最多であり，申請の多い業種として医療・福祉は一位となっていて，看護職の働く職場がいかにストレスフルであるかが，この調査結果からも伝わってくる．

　厚労省はメンタルヘルス対策として，「労働者の心の健康の保持増進のための指針」を策定し，心の健康づくりを推進するための4つのメンタルヘルスケア（**表1**）を示している[1]．山本により，その中の「ラインによるケア」[2]がわかりやすく実践的にまとめられている（**表2**）．さらに冒頭に述べたような状況の中，労働者のストレスの程度を把握し，労働者自身のストレスへの気づきを促すとともに，職場改善につなげ，働きやすい職場づくりを進めることによって，労働者がメンタルヘルス不調になることを未然に防止すること（一次予防）を主な目的[3]として2015年12月に「ストレスチェック制度」が施行された．

表1　心の健康づくりを推進するための4つのケア

● セルフケア 労働者自身がストレスや心の健康について理解し，自らのストレスを予防，軽減あるいはこれに対処する
● ラインによるケア 労働者と日常的に接する管理監督者が，心の健康に関して職場環境等の改善や，労働者に対する相談対応を行う
● 事業場内産業保健スタッフ等によるケア 事業場内の産業医等事業場内産業保健スタッフ等が，事業場の心の健康づくり対策の提言を行うとともに，その推進を担い，また，労働者及び管理監督者を支援する
● 事業場外資源によるケア 事業場外の機関及び専門家を活用し，その支援を受ける

（厚生労働省：労働者の心の健康の保持増進のための指針　平成18年3月31日公示）

こころえ 1

公認心理師の立場から見えてきた看護職員のメンタルヘルス上の問題

　筆者は，かねてから医療現場で働くスタッフ，特に看護職員のメンタルヘルス対策の必要性を痛切に感じ，2006年度に院内の安全衛生委員会の下部組織として「メンタルヘルス・サポート部会」を立ち上げた．ここでの主な活動内容は，①新規採用や中途採用の職員のストレスを緩和し，定着を図るためのメンタルヘルス研修会の開催や個別面接の実施，②その他の職

表2 ラインによるケア（管理監督者の行うこと）

（第一ステップ）日頃の気配り ・日頃から，部下の一人ひとりの健康状態を温かい目で見守り日常の状態と変化に早く気づくことが第一
（第二ステップ）声かけ ・相談のきっかけをつくるために「どうしたの？」などのように声かけを行う
（第三ステップ）話を聞く ・相談が始まったら，相手の悩みをじっくりと聞く ・解決やアドバイスを急がない
（第四ステップ）つなげる・協力 ・問題が整理されたら，専門家の相談につないでいく ・そして専門家と協力しながら問題の解決を図っていく

（山本晴義「働く人のメンタルヘルス〜自分も家族も会社も日本も元気にするストレス1日決算主義の勧め〜」2008年1月17日横浜労災病院勤労者メンタルヘルスセンター長による講演資料）

員，特に管理者を対象とした研修会開催，③メンタルヘルス不調から休職や退職した職員の復職のためのリハビリ就労の支援，③職員専用ストレス相談室での相談活動などである．

この活動の中で筆者は，マンパワー不足から過重な勤務を余儀なくされ，常にミスを犯してはならないという緊張状態の中で，同時にいくつもの仕事を効率よくこなさなければならず，高度化する医療や繰り返される配置転換のために，継続的な学習や技術の向上を常に求められるという，看護職自体がもつストレス要因の大きさを改めて認識することとなった．

また，看護職は常にチームプレイであり，同僚だけでなく医師やコメディカルなど他職種とも協働しなければならないため，対人的な気遣いやコミュニケーション能力も必要とされる．さらに短時間に多くの仕事をこなすためには，ある程度感情を切り離して機械的に処理せざるを得ないことが出てきてしまうが，そんな時でも病む人の痛みに共感する人間的な温かさ，優しさが求められるのは言うまでもない．そのう

え女性の多い職場だけに家事，妊娠，子育て，親の介護，などに伴う時間的制約，感情的ストレスともバランスをとっていかなければならない．

このようなストレスにさらされ続ける看護職員のメンタルヘルス・サポート活動において，看護管理者との協働は要とも言える重要な位置を占めている．

こころえ 2

看護管理者に求めたい役割

キーパーソンとしての役割

筆者が行っている相談活動では，新規相談者の約3割は看護管理者の勧めで来談しており，また全相談者の約6割は相談者本人の同意の元，筆者と管理者とが連携をとりながらサポートを行っている．つまりメンタルヘルス不調に陥った看護師のサポートにおいては，看護管理者が重要なキーパーソンの役割を果たしていると考えられる．

表2の管理者の役割の第一ステップに「日頃の気配り」があげられているが，実際の相談例では，看護師が身体的な不調や不安発作などを起こして仕事中に倒れたり，休まざるを得なくなったりする状態になって初めて，実はしばらく前からメンタルヘルス不調を抱えていたとわかることが多い．管理者も「こうなるまで全くわからなかった」と驚き，自分を責めたり悔やんだりしやすい．これは，真面目で周囲への気遣いをする看護師が多いこと，自分が仕事を休んで他のスタッフに迷惑をかけてはならないと思っていること，対人関係の問題を抱えている場合は，相手に知られることでさらに関係が悪くなるのをおそれることなどの理由で，ギリギリまで我慢してしまうためである．その結

果，管理者に勧められて来談するときには，すでにかなり深刻な疲弊状態，抑うつ状態に陥っていることが多く，そのような状態でありながらまだ頑張り続けようとするか，あるいは「もう限界，辞めるしかない」と思いつめてしまっているかという極端な傾向がある．このような場合，日頃の気配りのみで気付くことは難しく，管理者が定期的な面接の中で個々の看護師が現状や気持ちを話せるように働きかけたり，また，親しい同僚や頼れる先輩などに，ときにストレスや苦しい胸のうちを漏らしたりすることがあるので，そういう情報が"ちょっと心配""ちょっと気になる"くらいの段階から，管理者の耳に入ってくるような部署の人間関係づくりをしていくことが，実効性があると思われる．

　いったん問題が表面化し，相談者本人，管理者，筆者で話し合いを持つようになってから発揮される管理者の力は非常に大きい．なかなか休養を受け入れない看護師が，管理者が「大丈夫だから」と力強く保証することで，悲壮な頑張りをやっと手放すことができ，安心して休養や治療に入ることができる．またその保証が，本人の絶望感や不安を軽くして復職への希望を生み，不調を克服していこうとする前向きな気持ちにつながる．リハビリ就労においても，現場では実にさまざまな問題が起きるが，現場の監督者である管理者の現状に即した助言や解決策の提示が，復職希望者が課題を１つひとつクリアし，ステップアップを図るために必要不可欠である．

看護管理者のよいところを評価する力と，プラスの力を発揮する集団づくりの力

　多くの職員を抱える職場では，管理者や公認心理師がいくら頑張ったところで，対処できることには限りがある．そこで，職員一人ひとりがストレス耐性を高めていくと同時に，互いにサポートし合ってストレスを吸収できるような

表3　集団の治療的な力

①	所属する感じ‥仲間として受け入れられ必要とされ，そこにいると自由で楽しく希望が持てる
②	共有する感じ‥なかなか解決できない悩みや問題，苦しみに直面しているのは自分だけではないと気づいて安心し，背負っている荷物が分け持たれて少し軽くなる
③	変化する感じ‥他のメンバーの好ましい面を取り入れたり，他のメンバーが対人関係の問題を解決するのを見てお手本にできたり，自分も実際に練習したりして，自分が前より人とうまくやれるようになっていると実感する

(山根寛：精神障害と作業療法. p.81，三輪書店，2003.)

職場の土壌づくりが必要になってくる．2016年から開始された「ストレスチェック制度」は，看護師が自身のストレスに目を向ける機会となっており，合わせて筆者はさまざまな場で啓発のための研修会を行っている．

　メンタルヘルス不調を予防する土壌づくりにおいて，筆者が看護管理者に期待したいことの１つは，常に看護師一人ひとりのよいところに目を向け言葉にして評価する働きかけであり，もう１つは部署という集団がプラスの力を発揮して個人を支えていくような集団づくりである．吉本[4]は，自分の不十分な悪い点にばかり目がいってしまってストレスを引き寄せてしまうような個人に対して，周囲がしっかりと承認や評価を与えることで，人は自分のよい点や強み，長所などに目を向けて自信を深めることができ，「これが何にも勝るストレスケアになる」と述べている．

　また，集団の力については，最近は「いじめ」のようなマイナスの力がクローズアップされることが多いが，実はうまく集団づくりができれば，大きなプラスの力を発揮する[5]（**表3**）．看護職の過酷なストレス自体を変えるこ

とは難しいが，部署という集団の中で素朴に相手を思いやって声をかけ合える関係が，看護師一人ひとりを支え，ストレスに立ち向かう力を育むといえる．

さらに重要度を増す看護管理者の役割

「ストレスチェック制度」の導入後の次の課題は，職場に知られることに抵抗を感じて，なかなか申し出がない高ストレス者への面接勧奨の問題である．これは多くの事業場が抱える共通の課題[6]であり，筆者も他のストレスチェック制度担当者と，毎年さまざまな対策を工夫している．

個々の看護師の受検結果は高度なプライバシーなので，管理者に知らされることはないが，「高ストレスと判定されることは誰にも起こりうることであり，申し出ることによって不利益を被ることがないよう最大限の配慮がなされるので，高ストレス状態をそのままにしないことが大切」というメッセージが，管理者から部署の看護スタッフ全員に向けて日常的に発信されることが効果的と考えている．

また，「ストレスチェック制度」のもう1つの大きな柱である職場環境改善のための「集団ごとの集計・分析及びその結果を踏まえた必要な措置」[7]は努力義務であるが，筆者の職場では初年度から毎年対象部署を絞って取り組んでいる．問題を明確化し効果的な改善策を立案するためのアンケートを対象部署のスタッフ全員が記入し集計を行う．自部署の問題をストレートに突きつけられる管理者の苦悩は相当なものであるが，にもかかわらず問題を直視し前向きに改善策を見つけようとする真摯な姿勢に，筆者は常に尊敬の念を抱きながらともに活動している．

冒頭に述べた厚労省の調査で，強いストレスの内容（主なもの3つ以内）を見ると「対人関係（セクハラ・パワハラを含む）」が30.6%であり，また，労災認定された精神障害の原因の中で最多は「嫌がらせ，いじめ，暴行」となっている．このような状況の中，厚労省は2018年11月に「職場のハラスメント対策を巡る法改正の骨子案」を示し，企業のパワーハラスメント防止義務の法制化を進めている．医療の現場は多忙，人手不足でストレスフルであり，そのはけ口は立場の弱い者に向かいやすく，またその状況でコミュニケーションが希薄化することもパワーハラスメントを引き起こしやすい．多職種がチームで仕事をするため，指示する者とされる者，指導する者とされる者という力関係が生まれ，これもひとつの要因となっている．筆者の属するメンタルヘルス・サポート部会では，被害者ケアの視点でパワハラ防止の啓発活動にも取り組んでいる．パワハラ対策は一管理者に負わされるものではないが，「ハラスメントは許さない」という病院トップのメッセージを現場の長としても明確に示し，また隠れたパワハラがないか目配りし，被害者のプライバシーを守りながら相談につなげるなど管理者に期待される役割は大きい．

こころえ3
看護管理者自身のメンタルヘルス対策

このように，ますます多岐にわたり重要な役割を担う管理者自身のメンタルヘルスはどうであろうか．数年前，管理者対象の研修会の企画にあたってアンケートをとったところ，管理者自身の深刻な悩みが多く寄せられ，サポートする側として期待されている管理者自身が，実は危機的な状況にあることがわかった．マンパワー不足の中で管理者自身も疲弊しており，リーダーシップを発揮できるような活力や意欲を保ちにくい現状がある．その中で部下の看護師に負担を強いる人員のやりくりに心を痛め，

また，個々の看護師とコミュニケーションを図ったり，教育的な関わりを持ったりする時間が作り出せないことを，自分の管理能力が不足しているためではないかと自責的なっている管理者の姿がそこに浮かび上がってくる．深刻な悩みを抱え孤独になりがちな管理者にこそ，個々の看護師と同等な，あるいはそれ以上のメンタルヘルス・サポートが必要と感じている．

看護管理者は，部下の看護師の問題を一人で抱え込んで疲弊してしまわないために，職場の内外に多くの応援団を普段から作っておくことが重要である．筆者もその応援団の一人であるし，部署内には，ストレスを感じている看護師にそっと寄り添い，不調が起きつつあるサインを管理者に送ってくれるベテラン看護師がいてくれると助かる．部署外では，同じ立場の他部署の管理者と意見交換ができたり，ストレスによる心身の不調に理解がある内科医や精神科医から医学的な見地での助言をもらえたりすると非常に心強い．また，人事課の職員とも，復職希望者の具体的な処遇について忌憚なく相談できる関係を日頃から持っていると話がスムーズである．公認心理師が常勤する職場ばかりではないが，各都道府県の医療勤務環境改善支援センターや看護協会，臨床心理士会，公認心理師協会，日本産業カウンセラー協会の支部のホームページで，カウンセラーの助言を受けたい場合の情報が得られる．

筆者がこの活動でかかわる看護師は誰もが皆，過酷な仕事であるにもかかわらず，看護職を目指した以上それは当然のこととして受け取め，病に苦しむ人の役に立つ優れた看護師になりたいと，素朴に真摯に取り組んでいる．筆者は，その姿に常に感動と尊敬の念を抱いており，これからも看護管理者と協働してメンタルヘルス・サポート活動を進め，看護職がストレスを乗り越えていくお手伝いがしたいと考えている．

(竹居　栄子)

文献
1) 厚生労働省：労働者の心の健康の保持増進のための指針．平成18年3月31日公示
2) 山本晴義：「働く人のメンタルヘルス〜自分も家族も会社も日本も元気にする1日決算主義の勧め〜」2008年1月17日講演資料
3) 厚生労働省：労働安全衛生法に基づくストレスチェック制度実施マニュアル．p3 平成27年5月
4) 吉本武史：ナースがストレスに直面するとき．看護管理，16 (5)：365-369, 466-470, 2006
5) 山根　寛：精神障害と作業療法．p81，三輪書店，2003.
6) 山梨労働局：ストレスチェックの効果的運用のために〜ストレスチェックアンケート結果から〜．p5，平成29年3月
7) 厚生労働省：労働安全衛生法に基づくストレスチェック制度実施マニュアル．p85 平成27年5月

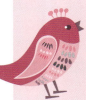

HAPPINESS 仕事術

13 メンタルヘルス・サポート

看護職員のメンタルヘルス・サポート
〜看護管理者の立場から

スタッフのメンタルヘルス対策

　看護管理者は，新人看護師や中途採用者が配属された職場に定着できるように気を配りながら，現任看護師がさらに働きやすい職場になるようにする役割がある．そのためにはまず，"この病院を選んで入職してくれた"一人ひとりを大切にすることが重要である．筆者の病院では「職員専用ストレス相談室」が開設されている．看護師も多く利用していることを知った時には，やはりストレスの中で仕事をしているということを改めて感じた．臨床心理士＊（以下，心理士）とともに，このストレスをいかに軽減できるかの模索が始まった．その一部を紹介する．

＊2017年に公認心理師法が施行され，「公認心理師」の国家資格ができたが，ここでは経緯をふまえて以前の名称のまま記述している．

こころえ 1

看護管理者がメンタルヘルス・サポートのキーパーソンとなる

　新人看護師に対するメンタルヘルス研修は，集合研修を1回，個人面接を6月頃と11月頃の2回行っている．5, 6月は，新人が最初の「壁」に当たる時期である．6月に新人看護師の面接が行われることは，看護管理者にとっても救われることである．

　新人看護師は，直属の看護師長との面接も定期的に行っているが，緊張感と先輩たちへの遠慮のため，メンタル面については明確に発言できないようである．新人看護師の一番の悩みは人間関係にある．プリセプターとの関係や他の先輩看護師とのコミュニケーションの取り方に難しさがある．それに加え，新しい業務内容や技術，知識の習得に身も心も一杯の状態になっている．看護管理者は，そこを理解し早めに対処をしなければ，心理士との面談時には，もはや手遅れ寸前というケースもある．

　現任の看護師の場合には，看護管理者が日常の健康状態の観察を行い，定期的な面接を行う中で，メンタル面の相談も受ける．管理者の範疇を超えると思われる時は，ストレス相談室への予約を促す．職場内での悩み以外にも，家庭や社会的な問題をも抱えている看護師もいるため，心理士の協力は貴重である．

　主任以上の管理者では，管理者を対象としたメンタルヘルス研修会において，新人看護師や中途採用者の受入れについてなどの研修を受けている．現代の若者の傾向や職場変更でのストレスなどを知り，どのように対応していったらよいか，心構えをもつことができる．主任看護師は研修を受けた後に，スタッフへ研修内容を伝え，プリセプターを中心として，皆で育てるのだという職場風土を築く努力をしている．

Case 手遅れ寸前の新人看護師の例

A看護師は，2名の新人看護師とともに第1希望の病棟に配属された．知識や技術もスムーズに習得し問題ないように思われていたが，初めて受け持った終末期の患者が逝去されたとき病室に入れないという状況になった．顔色が蒼白となり今にも倒れそうな様子をみて，その場は他の看護師に交代させた．理由を後で聞くと，入職前に親を亡くし，心理的に大きなショックを受けていたことがわかった．

このことがあってから，出勤してくるが顔色が悪く，無表情になっていった．食事もとれず夜も眠れないというため，すぐに相談室に行くよう手配した．心理士からは，長期の休暇を取る必要があるとのことであったため，受診し，休暇に入ってもらった．この間，面接を3〜4回行い，3週間後，心理士・看護管理者・本人の3人で面談を行った．看護の仕事は続けたいが，死を迎える人のケアは今はまだできないとの結論から，外来勤務へ異動とした．

数カ月後には，笑顔も見られ頑張っているA看護師の姿を見ることができた．

新人看護師の離職率0％の理由

当院は，2008年度から11年間，新人看護師192名中1年以内の退職は2名のみである．これは先述のメンタルヘルス・サポート部会の力が大きく影響している．

当院組織は，4つの病院と居宅介護事業所から成り立っており多様な看護形態がある．急性期から慢性期，あるいは療養部門，人間ドック，健康管理センターまでと幅広い．適材適所への配置換えを行うという看護部長の方針に基づき，新人看護師をはじめ，現任者や再就労支援看護師まで，年度内でも柔軟な配置転換を行っている．新人看護師の場合，1年以内の異動もめずらしいことではなく，部署を変えることによって，一人ひとりの看護師に適した部署が見つかることが多い．これらのサポートがあり，新人看護師の離職率が0％を維持できていると考える．看護部のモットーは，「看護を志すと決めた仲間を大切にし，共に助け合い働き続けられる喜びを大事にしましょう」としており，組織の風土となっている．

まとめ―看護管理者がスタッフ一人ひとりにポジティブにはたらきかける

「看護師のメンタルヘルス・サポートのキーパーソンは看護管理者である」と心理士からもよく言われる言葉である．その看護管理者もメンタルで危機的な状況にあることがある．しかし，看護管理者は，相談者と心理士と3名で面談することで自己にも重ね合わせ，対処を学ぶことで自分も救われているのである．

看護師のメンタルヘルス不調を予防するためには，看護管理者は自らのコミュニケーション能力を向上させる必要がある．ピーター・ドラッカー[2]は「コミュニケーションは知覚であり，コミュニケーションは期待であり，コミュニケーションは要求である．コミュニケーションは情報ではない」と述べている．これは，相手にわかる言葉を使って話すことが大切であり，相手に対し真摯でなければ期待通りの反応は得られない．また，相手の価値観や要求を知り，語りかけることでコミュニケーション力が強化されるのである．一方的な情報を相手に与えるだけではコミュニケーションとは言えず，語りかけたことが相手に到達しなければならない．これらを看護管理者は常に心がけ，誰もが行えるように教育していく必要がある．

心理士が看護管理者に期待することは，看護師一人ひとりに対してポジティブシンキングであることである．人は短所を直そうとするより，長所を伸ばすように促したほうが高いモチ

ベーションを維持して仕事に取り組むことができる.「短所を直すにはつらい努力が強いられるし,すぐには直らないものである.よいパフォーマンスはスタッフの長所を活かし,成長を促してこそ生まれる」と坂本[3]も述べている.看護管理者は,これらを念頭に,一人ひとりの看護師に対して,ポジティブな言葉に表していくトレーニングが必要である.

メンタルヘルス・サポート体制が組織として整えられている施設は多くはないかもしれない.看護管理者がキーパーソンとなり,必要な時は院内・院外を通じて手を借りる手段をいくつか持っていることが看護師を救うことになる.

(丹沢　早苗)

文献

1) 竹田伸子：新人看護師メンタルサポートの実践 http://saitokodomo.com/report/poster20120915.pdf
2) PF,ドラッカー：エッセンシャル版 マネジメント. ダイヤモンド社,2001.
3) 坂本すが：私がもう一度看護師長をするなら.医学書院,2011.

> あなたらしい看護管理者をめざして

医療事故と看護管理者のメンタルケア

　看護師長は，小さなことから大きなことまで日常的にインシデントへの対応が多いですが，看護部長の場合，直接対応しなければならない事故はわずかです．しかし，365日24時間，いつなん時，携帯電話がなり，重要な医療事故の知らせが入るかもしれないわけですから，その職責にある以上，覚悟しておかなければなりません．看護管理者の任期中は，人知れず常に不安定な状況におかれるため，メンタル的によいとは言えません．

　事故が起きた時は，当事者も現場も当然パニックになっていますし，まずは直後の対応に追われ，全員が一丸となって対応にあたります．中でもその部署の看護師長は大きな動揺があるにもかかわらず，毅然として振る舞い，あらゆる方面への気遣いを一手に引き受けなければなりません．

　ひとたび落ち着いた後は，さまざまの現実があらわれてきます．看護師が事故の要因となっている時は，看護部長の心は穏やかでなく，経営陣や周囲からの有言無言の叱責も伝わってきます．しかし，事実も因果関係も明らかでないなかで，そのまますべてを受け止めると重圧に押し潰されてしまいます．できるだけ冷静になるように努め，一つひとつ誰の課題かを明らかにしながら，整理することが大切です．このような時こそできるだけ客観的に判断する必要があります．事故対策委員会を早急に開き，原因究明や対策について，それぞれの分担を決める必要があります．看護のことでも，すべて看護だけの責任ということはありません．職位に与えられた職責を果たすことが重要です．そして，いかなる場合も，当時者のメンタルヘルスを忘れてはなりません．さらに，看護師長は直接的な管理責任を感じており，上司によるメンタルケアを必要としています．それゆえトップのリーダーは，有事の時こそ，ひと呼吸置いて全体を見回し，精神的に余裕がもてるよう努力することが重要です．

Part 3

業務分析・改善・改革マネジメント術

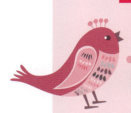

HAPPINESS 仕事術

14 業務量分析

業務量分析による業務改善

業務改善とは

業務改善とは「現状での業務の進め方，情報や仕事の流れに関しての問題点を分析・抽出し，改善策を考え，それを実行すること」[1]といわれている．近年の医療体制では，看護職の人員不足，コスト削減，リスクマネジメントなど多くの課題があり，看護職の働く環境は厳しさを増している．起こっている問題を解決しなければならない場合や，現状よりももっと効率的な業務の方法を目指さなければならない場合など，さまざまな状況の中で業務改善を進めなければならない現状にある．

（現状を改善するための）業務改善プロセスは，①〜④の PDCA サイクルで行われる．
　①現状の分析
　②目標値の設定
　③目標達成のための方策立案
　④実施と評価

こころえ 1

業務改善のための分析を行う

現状分析

①どのようなことが起こっているのか，または現状がどうなっているのかを把握する
②起こっていることに対する原因（となっていること）や，大きく影響を及ぼしている要因は何かを把握する
③目標を達成するための資源と対策，その効果を把握する
という 3 つのことが必要である．

看護業務量調査の方法

看護業務量調査の方法としては，以下の 4 つがある．
①タイムスタディで直接業務量を計っていく方法：どのような業務行動に，どれだけの時間が費やされているのか明らかになるという利点がある．
②デルファイ法によってチームでコンセンサスを得た業務時間を算出していく方法
③業務量調査のツールを活用する方法：継続的に業務量調査を行い，その結果を人員配置などに活用していく場合は，業務量調査ツールが有用といわれている．日本で活用されてきた代表的なツールとして，TNS（虎の門看護システム）や KNS（北里看護システム）がある．
④クリニカルパスを活用する方法：ケアプロセスの標準化により業務の効率化を図る．

こころえ 2

看護業務量調査を活用する―看護業務量調査の実際

筆者の病院では 1988 年より看護業務実態

調査を始めた．2006年からは年1回1日に変更したが，2013年から曜日による業務量の格差を縮めるために調査期間を5日間とし，データを蓄積し業務改善を推し進めながら現在にいたっている．

これまでの調査から，看護補助者の導入により看護師業務の軽減に繋がったという結果があった．そこで，良質な看護チームの形成と適切な業務委譲につなげていくために，2013年から看護補助者の業務実態調査も並行して行っている．

看護業務及び看護補助者実態調査の一連の手順と結果・分析の一部を紹介する．

調査目的・方法

1. 看護業務実態調査

<調査の目的>

①前回調査との比較（看護業務がどのように変化したか），②看護業務改善後の業務への影響を調査する，③他部門との業務調整の状況を把握し，看護業務を明確にする．④各看護単位の特性を把握する．そのほか，年度ごとに特徴的な事象があれば調査目的に加えている．

<調査方法>

①調査開始前に「看護業務実態調査実施のお願い」文書を対象部署に配布し，協力を依頼した．
②調査にあたり，48項目の内容を具体的に実践レベルまで明記した業務量調査説明のため，大・中・小項目を具体的に作成した（**表1**）．調査用紙には，最小1分単位のタイムスタディを自己記載法で行う．説明用紙を参考に，該当する業務内容の項目に費やす時間を記入した．
③1日の規定時間内勤務の業務時間とともに，基礎データ（セクション名・勤務形態・年月日等）を記載し，部署ごとに回収する．また，リリーフの場合，リリーフ看護師がリリーフ先の部署の業務時間にどのように影響を及ぼしたか明らかにできるよう，業務時間とともに業務内容も記載した．
④時間外労働の場合は，発生理由（業務内容）と時間を記載した．

2. 看護補助者業務実態調査

<調査の目的>

看護補助者による，①業務内容や業務量の明確化及び変化（看護補助業務がどのように変化したか）②看護師との協働の実態を把握する．

<調査方法>

①調査開始前に，「看護補助業務実態調査実施のお願い」文書を対象部署に配布し，協力を依頼した．
②調査にあたり，56項目の内容を具体的に実践レベルまで明記した業務量調査説明用紙を作成した．調査用紙には，最小1分単位のタイムスタディを自己記載法で行う．説明用紙を参考に，該当する業務内容の項目に費やす時間を記入した．
③時間外労働の場合は，発生理由（業務内容）と時間を記載した．

調査対象・期間，分析方法

<調査対象>

病棟（8病棟），外来（外来18科，血液浄化室，手術室）に所属する看護職員（臨時職員含む）．

<調査期間>

看護師業務：2016年11〜12月（繁忙時期）選択した5日間

看護補助業務：看護業務実態調査期間内のいずれか1日を選択（業務量の多い日を各部署で選択）

<調査結果集計および分析方法：看護業務>

1) セクションごとに回収した個人データを所定の自動計算シートに入力し，集計結果を看護師長と委員で分析する．分析にあたり，「分析について統一事項」を作成し，文体，用語および分析の視点について統一を図った．

表1　看護師業務量調査の項目と内容　平成 28 年（市立甲府病院）

大項目	中項目		小項目
診療場面における援助	観察・測定	1	バイタルサイン／意識レベルチェック／身長・体重測定等，救急車の対応，肺音，心音聴取 BSチェック・テステープでの尿チェック／ドレーン・チューブのチェック 点滴刺入部・テープ固定の観察，点滴残量・流量のチェック（輸血も含む），輸液ポンプの管理
	指示受け・報告	2	患者状況に関する医師への報告／指示受け／ドクターコール救急車の対応（指示受け）・他部門への連絡
	呼吸・循環管理	3	レスピレータ操作・管理，バイパップ管理・IABPの操作・管理・酸素吸入・O₂テント・クベース管理 呼吸ケア（喀痰吸引／タッピング／洗浄／腹式呼吸／スクウィージング等）　ネブライザー吸入・透析装置操作・管理 モニター観察・NST（心音を聞く）スワンガンツ・Aラインの管理・水分出納チェック・尿量測定 深部静脈血栓症の予防・装置の管理（弾性ストッキング，SCD（手術室），レスポンス，AVインパルス，フロートロン）
	診察治療介助	4	診察／包交／手術／洗浄・手術時の直接介助・間接介助（手術開始時のセッティング）回診・血液透析対応・薬浴・褥瘡処置 輸血／IVH／点滴等の準備，医師の介助で行う項目のみ・分娩対応（診察／分娩介助）
	検査の介助	5	諸検査の実施（検査確認含む）・介助（x-p含む）準備・後片付け待ち時間を含む，採血等検査説明
	検体採取	6	検体採取（採血）　　　PDA含む
		7	検体採取（採尿，便，痰）　　PDA含む
	注射	8	皮下注射／筋肉注射／点滴・静脈注射のセッティング・ミキシング（ダブルチェック），輸血　　　PDA含む
		9	皮下注射／筋肉注射／点滴・静脈注射の実施（ダブルチェック），輸血　PDA含む
	与薬	10	配薬（ダブルチェックも含む）
		11	内服確認
		12	分包（定時・臨時を含む）・残薬チェック・検薬
		13	注入・軟膏塗布・坐薬挿入・点眼・湿布等貼付
	準備・後片付け	14	物品の洗浄／後始末／検体容器，助手業務（タオル巻き等）・手術室での準備片付け　準備（　　　分）片付け（　　　分）
患者に関する記録	記録	15	看護計画・立案・修正・入力（データベース，経過記録，ケア項目，パス等）／入院診療計画書・褥瘡・転倒転落・入院時スクリーニングシート・アセスメントシート評価　Op記録記入，　DPC記入
		16	看護サマリー・入院・退院連絡表
		17	カンファレンス・他職種チームカンファレンス・退院支援に関するカンファレンス・逝去時のカンファレンス（記録・抑制・監査）
		18	コンピュータ処理（看護業務帳票出力・検査一覧表等の出力），食事変更，入退院確認，転棟・転科・転室入力，外出・外泊入力，看護必要度入力
	申し送り他	19	看護師間の申し送り（深・日・準・準深の交替時）
		20	看護部への申し送り・管理師長への申し送り・患者移動に伴う申し送り（転科・転棟・手術・透析・検査患者の申送り）上記以外の伝達・報告，申し送り前・アナムネ聴取後のリーダーへの報告，早・遅出間の送り
		21	情報収集
業務管理	点検・搬送他	22	始業開始時・就業時点検（麻薬・劇薬確認・カギ等）・施錠，施錠の確認，パソコン台数確認，消耗品物品の管理点検，救急カート点検・看護管理帳票出力・入力・ベッド調整　担送・護送患者把握表
		23	機材・器具・ME機器等の清掃・保守点検管理，ME機器管理依頼，車椅子・ストレッチャーの保守点検管理
		24	薬品の管理，返品処理
		25	病棟外・各部署・保健所・行政等との連絡調整，転科・転棟時に各科との連絡調整，院外薬局の連絡
		26	事務業務（入退院，諸手続き／受付／予約）ファイル作成，来客対応，取次ぎ
		27	伝票整理（外出外泊届け・注射箋等）　物流シールの整理　日課表，週間予定表
		28	SPD業務（物品の搬送・受領等）
日常生活の援助	安全	29	転倒・転落・危険行動の予防（ベッド柵・抑制・離床センサー対応等） 不穏・徘徊患者の見守り・病棟，病室巡視
		30	事故防止・感染防止に関する業務（人・物・設備・他部門との調整）・インシデント・アクシデントレポートの記録・報告
		31	感染予防の対応（手洗い，ガウンテクニック，環境調整カルテ拭き等）
	食事	32	食事介助（おやつ・分乳・調乳・授乳含む）経管栄養（準備・後始末含む）経腸栄養・経管栄養中の観察も含む
		33	配茶／配膳・下膳
	排泄	34	ベッド上，ベッドサイドでの排便・排尿介助・トイレ排泄（排便・排尿）介助・おむつ交換・ストーマケア 浣腸・腸洗浄・摘便導尿・膀胱留置カテーテルの挿入管理・嘔気・嘔吐時の世話・悪露交換
	清潔	35	清拭（全身・部分・手浴・足浴）陰部洗浄・洗髪・整髪（ドライシャンプー含む）・入浴／シャワー介助／沐浴／機械浴 口腔ケア・髭剃り／爪切り・耳・鼻のケア・モーニングケア／イブニングケア・更衣，術前処置（切毛等）
	自立の援助	36	患者・家族指導（食事，生活，服薬，退院，自己導尿，注射，血糖，ストーマケア，CAPD，母乳，育児等）バースレビュー
		37	オリエンテーション（検査・手術・術前訪問・術後訪問・入院・透析導入）
		38	リハビリテーション（運動・発声・呼吸・集団対象）
		39	小児科における遊び・レクリエーション
	説明・同意	40	入院時における第三者からの照会に関する取り扱い入力・身体抑制に関する説明・同意書の作成，説明・同意 転倒・転落における説明・入院診療計画書，看護目標・計画の作成・説明・同意　医師の説明に対する同席
	患者移動移送	41	搬送全般・転科転棟等のための荷物搬送も含む 歩行介助（歩行器・杖含む）車椅子移送・介助・ストレッチャー移送・介助ベッド移動，病棟内の転室
	安楽	42	精神・心理面への援助（話を聞く・そばにいる等）部屋を別にして話を聞いても患者本人なら良い
		43	罨法の準備・実施（氷枕・氷嚢・湯たんぽ・湿布等）体位変換・体位の工夫・マッサージ・エアマッサージ・抱っこ・タッチング
	環境整備	44	採光・照明・室温・騒音調整・ベッドサイドの整備・保清・ベッドメーキング 手術用（検査含む）ベッド準備・入院準備（物品準備を含む）
	患者家族との連絡相談	45	家族との連絡・患者との連絡／家族との情報交換及び相談／患者の用事（売店・電話の代行等）
	終末期看護処置	46	終末の見守り／死後の処置・エンゼルケアацион連絡／説明への（剖検前）同席／お見送り，剖検に関する書類・他部署への連絡
組織管理	職員の勤務及び調整	47	勤務表・業務分担の作成・超勤の点検・コンピュータ処理（勤務表の変更入力）リリーフの調整 看護職員の指導・研修（オリエンテーション・学習会）・面接・学生の指導・研修医の協力，指導・各種委員会・病棟会議
その他	職員の健康管理	48	食事／休憩／受診
	時間外勤務	49	中項目の番号・時間（分）記入（複数可）　　　例：14 番（60 分）

※ナースコールの対応はその後に関わる処置・援助に引き継ぐものとする．

※同じ業務の中でも目的を考えて記入して下さい．例えば浣腸で，術前の処置か・排泄の目的か

2）調査中の病棟状況を把握するためのデータ（①入退院患者数と病床利用率　②看護職員数　③重症度，医療・看護必要度　④手術・検査件数　⑤重症患者・要注意患者数　⑥リリーフ数）をもとに業務実態を分析する．
3）調査期間中のセクションの勤務（日勤，深夜勤，準夜勤，準深夜勤）の総業務時間を100％とし，全48項目それぞれの業務時間の割合を出した．ここでは，調査期間中の総業務量を100％とし，中項目（26項目）の業務時間の割合を出した（**図1**）．

各セクションの分析結果を統合し，病棟および外来に分け考察後，今後の課題を明らかにした．

調査の結果・分析

＜病棟全体の分析結果＞

調査期間中の平均病床稼働率81.04％（7対1病棟），65.4％（地域包括ケア病棟），重症度・医療・看護必要度Ⅰは31.0％（地域包括ケア17.8％），新入院患者数・退院患者数共に1日平均4人であった．

病棟全体で最も高かった項目は「記録」であり，次いで「診療場面における援助」の中の「観察・測定」であった．

病棟別では内科病棟，消化器外科病棟が高値であり，重症度，医療・看護必要度Ａ／Ｃ項目の対象を占める割合が多い病棟である．

看護師業務である療養上の世話にあたる「日常生活援助」は，高い割合で推移していたが，看護補助者への業務委譲により減少している．

中項目では「観察・測定」，次いで「記録」（看護計画立案・修正，データベース等の入力）が高い割合であった．記録においては，各種加算要件や診療報酬に関する文書および安全管理に伴う記録，また，入退院支援関係や各種カンファレンス記録など，記録物の増加や充実等が増加の一因と考えられる．時間外勤務の多くは「記録」であり，時間内は直接的ケアに従事しているため，優先順位を考え記録は時間外になっている．

＜看護補助者の分析結果＞

全病棟で高かった項目は「日常生活の援助」「診療場面における援助」の順であった（**図2**）．中項目では「準備・後片付け」が多くの割合を占めていた．具体的には，病室の準備，検査・処置の後片付けである．「食事」「清潔」は，調査当日の看護必要度Ｃ項目対象患者が30.9％であり援助が必要な状況であった．看護職がより質の高い看護を提供するには，より専門性の高い業務に専念することが重要となり，加えて看護業務を補助する看護補助者が，看護チームの一員として存在し効率的に看護職と協働することが重要ということが調査からもわかる．

業務量調査分析から業務改善へ（他職種との業務分担）

看護業務実態調査は，病床利用率，重症度，医療・看護必要度，入退院患者数，手術・検査患者数，看護職員数などの影響が大きい．業務調査だけからは一概に他職種への業務の委譲や人員配置には活用できないが，看護業務の現状や変化を知ることで業務改善や他職種との業務分担を図るための一助となると考える．2013～2016年の業務調査結果を紹介したが，今後の課題を大項目ごとに示した（**表2**）．

看護職は病院で365日24時間常に患者のそばにおり，治療にかかわる業務から療養生活の支援に至るまで，幅広い業務を担っている．今後，患者は高齢・重症化し，看護業務も高度化・複雑化し増大していく．また，チーム医療も推進される中，他職種との連携や協働する過程において職種間の隙間を埋めながら業務整理や業務委譲していくことが大切であり，よりよい看護ケアが提供できるように取り組んでいきたい．

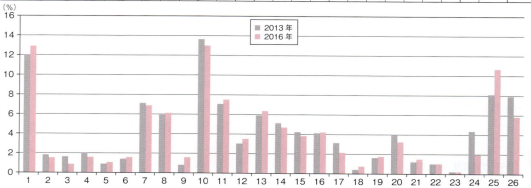

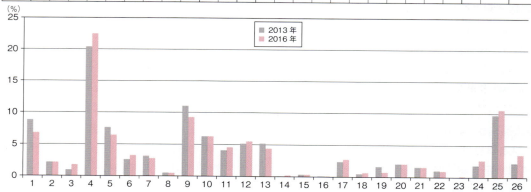

図1　全業務時間の割合

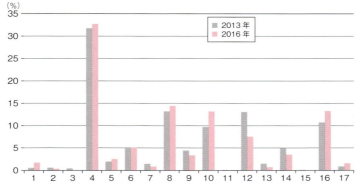

図2 全業務時間の割合

表2 業務調査結果から洗い出された他職種との業務分担を検討する事項

<病棟>
Ⅰ 診療場面における援助
・他職種への業務委譲や連携
〔医師〕時間内に対応できる指示だしや検査・処置の実施など協力依頼する
Ⅱ 患者に関する記録
・記録の質を担保し記録内容のスリム化
・地域包括ケア病棟転棟時の書類や記録の簡素化
・時間内に記録可能となることで口頭申し送り時間の軽減
〔クラークへ委譲〕看護師が実施している事務業務の見直し．看護必要度対象手術・処置に対する協力依頼
〔医師事務補助者へ〕外来受診時に基礎情報の入力
〔入院支援部門へ〕全入院患者のデータベース聴取
〔薬剤師・理学療法士・手術室／内視鏡看護師へ〕看護必要度対象項目の確認と情報共有
Ⅲ 業務管理
・機器点検，薬剤管理，物品・消耗品管理点検の他職種と業務分担
Ⅳ 日常生活の援助
・委託業者：業務提携内容の確認および拡大
・入院支援部門：入院時の書類の説明・同意確認
・感染防止，業務効率を考慮し物品のディスポ化を検討
Ⅴ その他
・休憩時間の確保：Ⅰ〜Ⅳの改善，リリーフ体制の活用，時間管理意識の向上
<外来>
・外来事務：各科外来事務員と事務業務内容整理
・医師事務補助者：患者基礎データの入力
・検査技師・放射線技師：検査・撮影実施前後の患者対応の協力

看護補助者の業務委譲による効果

看護基準・手順をもとに，看護補助業務の拡大を行った．看護補助業務へ委譲により看護師業務時間の確保ができ，時間外勤務時間の減少につながっており，看護補助者の役割は大きい．そのため，安心安全な看護ケアの提供を継続していくには，看護補助者の教育は重要であり，多様な教育背景を持つ看護補助者の活用は，スキルに応じて段階的に業務範囲を広げることも必要である．

タイムスタディ法に基づく業務量調査の限界

①実際の調査の事前準備から結果分析に至るまでに費やすマンパワーおよび臨床現場への負担が大きいため，頻回に行うことが困難な上に，調査期間を短期に抑えざるを得ない．
②適正人員配置など看護業務管理には，業務が立て込んでいる日もあればそうでない日もあり，勤務状況が一定ではなく，頻回な調査や長期にわたる調査の裏付けに基づいた病棟全体の業務の把握が難しい．
③タイムスタディは，ほとんどの場合短期間調査であり，得られる結果はその調査を行った期間内での解釈として限定される．

こころえ **3**

業務量調査で看護情報をマネジメントする

タイムスタディによる業務量調査は，看護師の業務量（忙しさを数量化）を把握するためであり，看護師の忙しさは，患者の必要としているケアにも大きく影響される．看護必要度は患者が必要とする看護サービスを推計する指標である．調査では，看護必要度評価を入れた分析がされていないが，今後は，業務量と看護必要量を連動させながら，さらに快適職場調査結果も摺り合せながら看護業務の実態を把握し，業務改善や他職種との業務調整に取り組むことが必要となる．また将来的には，業務量調査を人員配置やタイムリーなリリーフ体制に活用するために，看護業務支援システムと連動した業務量調査ツールの開発も必要と考える．

看護業務実態調査から得られた情報分析の結果をもとに，患者ケアに関する実践活動を強化し，改善することは，看護管理者として重要な情報マネジメントである．

（名取　三恵）

文献
1) ASC Ⅱ jp デジタル用語辞典
   http：//yougo.ascii.jp
2) （社）日本看護協会：看護業務基準 2006 年度改定版．
3) 高橋祐子・他：看護業務支援システムと連動させた業務量測定ツールの開発と看護管理への活用．ナースマネージャー，8（5）：39-46,2006．
4) 藤村幸三：意外と知らない業務改善のキホン．ナースマネージャー，10（6）：6-12,2008．
5) 河野　恵：曜日 時間帯別の看護業務量の分析を活用した勤務調整．師長の現状分析で現場改善 病棟の"真の問題点"に切り込む，ナースマネージャー，12（1）：4-16,2010．
6) 特集 柔軟な人員配置とリリーフ体制．看護展望，31（9）：17-51,2006．
7) 特集 看護業務の整理・整頓．看護展望，37（10）：4-32,2012．
8) 小越明美：質の高い看護サービスを提供するための役割分担と協力体制，看護展望 2012-9

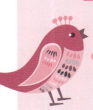

HAPPINESS 仕事術

15 看護の質保証

看護必要度などの情報を活用する

部署間の労働負担格差の軽減と看護の質保証に向けて

重症度，医療・看護必要度（以下看護必要度とする）は，「患者に提供されるべき看護必要量を測る指標」[1]である．

筆者の病院では，病床利用率ならびに一般用「重症度，医療・看護必要度」の評価結果や超過勤務時間数，年休取得状況など病棟の現状を毎月，師長会議で報告している．状況として，超過勤務時間や年休取得日数が部署間で差が生じていたため，それらのデータをもとに，リリーフ（応援）体制を強化することで看護の質を保証しながら，病棟間の超過勤務時間差を少なくし，年次休暇取得が平均化できるよう取り組んでいる．

こころえ 1

労働負担格差を少なくするには －情報共有の取り組みの例－

看護職全員への情報公開

看護師長は毎朝病床稼働率，看護必要度の全体と自部署の値をナースステーションのホワイトボードに記載し看護職だけではなく他職種も認識できるよう可視化を行っている．さらに，朝のミーティングや部署会議の場で，他部署の病床利用率，超過勤務時間，年休取得状況，看護必要度，人員状況，リリーフ状況などのデータをスタッフに説明している（図1～3）．自部署は忙しいと主観的に捉える傾向が強い部署や緊急入院，検査等で繁忙な状況であってもリリーフ要請をせずに自部署で対応している部署もあり，客観的データで確認することで他部署の状況を理解し，協力体制に対する意識付けをすることができる．

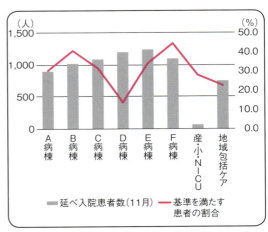

図1 基準を満たす患者の割合（H30年11月）

A病棟	外科系混合
B病棟	外科
C病棟	神経内科・脳神経外科
D病棟	整形外科
E病棟	消化器内科・呼吸器内科
F病棟	循環器内科

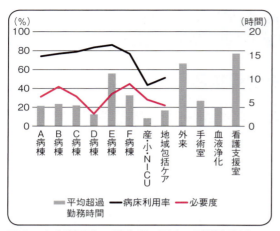

図2　病床利用率，重症度，医療・看護必要度と，平均超過勤務時間（H30年11月）

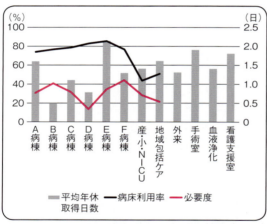

図3　病床利用率，重症度，医療・看護必要度と，平均年休取得日数（H30年11月）

客観的なデータをもとに，リリーフ体制や看護師傾斜配置の根拠や，地域包括ケア病棟への転棟の指標にもなり，経営的観点からも活用することが求められる．

看護必要度データを示し，主観的な繁忙度を客観的に読み取る

● C病棟は，神経内科・脳神経外科を主とする特徴から，神経難病，急性期から慢性・回復期など医療依存度が高い患者や介護面の必要度が高い患者が多い．そのため，図4のようにA項目は低いが，B項目得点が高い．B項目の内訳（図5）では，疾患の特徴からB14・15の割合も他部署よりも高く，清潔ケア時やオムツ交換時を中心とした援助や，認知機能が低下した患者へのかかわり，安全面を確保するためにもマンパワーが必要であることがわかる．

● E病棟は，消化器内科・呼吸器内科の病床を有し，病棟では，最も病床利用率と平均超過勤務時間が高い，急性期から緩和ケアを必要とする患者，ターミナル期の患者，化学療法や侵襲的な消化器治療の対象患者が多い．これらの患者の看護必要度は高いが，入院延べ数が多いために看護必要度に影響する患者の割合が少ない状況である（図3）．

● 同じく内科病棟である，循環器を中心としたF病棟は，専門的な治療を有する患者が多く，A項目およびB得点の割合も高く，E病棟より入院患者数が少ないため，常時，看護必要度が高い（図1，4）．

● B病棟の外科病棟とD病棟の整形外科病棟では，B病棟の方が基準を満たす患者割合が高い．B病棟は消化器等の術後の管理が必要となる患者や，ターミナル期の患者がおり，A項目の患者割合が高い．A項目の中で，専門的治療処置が4割以上を占めており，全部署の中で最も高い状況である．一方，D病棟は平均80％以上の病床利用率（図2，6）であるが，看護必要度の対象割合が手術患者のみであるこ

こころえ 2

看護必要度データを読みとき，看護の質を保証する

看護必要度のデータをどのように活用するかを考えることは管理者の役割である．看護必要度データの活用として，看護師の労働負荷，インシデント発生率など人員に影響する要素を視野に入れた適正な人員配置，A・B・C項目の得点から病棟の特徴・傾向を把握し，業務改善や質改善を図ることができる．

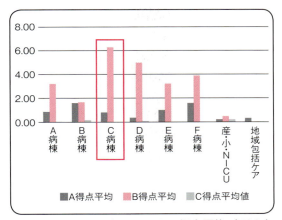

図4 セクション別A, B, Cの得点平均（H30年11月）

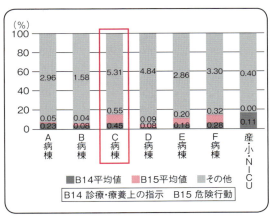

図5 B項目の内訳割合（B 14, 15）（H30年11月）

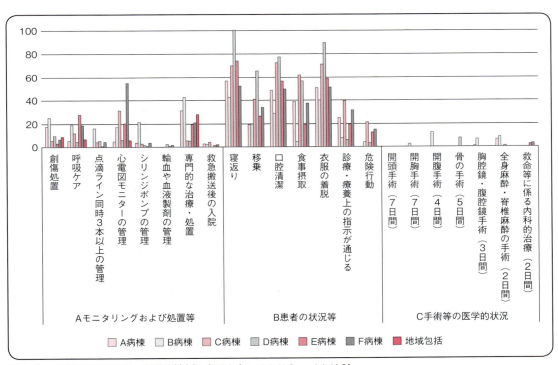

図6 看護必要度項目別　部署別割合（H30年　11/12～11/18）

とから基準値を下回る値であるが，術後の回復期過程の患者であるためB得点は高い（**図4,6**）．

外科系病棟であるA・B・D病棟のうちA・B病棟は，術後管理による専門的な治療・処置や創傷処置が高い．B項目においては，混合病棟であるA病棟の値が高い．先にも述べた脳神経系や内科系の患者が多いC病棟は，緊急入院が大半を占めていることから，救急搬送後の入院が全部署の中で最も高い（**図6**）．

整形病棟のD病棟は，疾患上，B項目の寝返り，移乗，衣服の着脱に占める割合が多く，疾患の特徴が見られる．消化器・呼吸器内科のE病棟は，呼吸ケアが高く，寝返り等の援助も

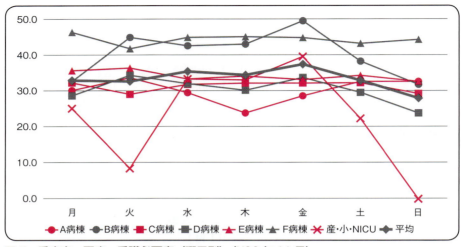

図7 重症度，医療・看護必要度（曜日別）（H30年11月）

必要となっている．循環器科を主としたF病棟は，心電図モニタ管理が高い中，「診療・療養上の指示が通じる」も30％以上を占めている（図6）．

地域包括ケア病棟においては，看護必要度22.6％であるが（11月）認知症自立度判定基準[5] Ⅲ以上の患者19.4％，障害老人の日常生活自立度（寝たきり度）判定基準[6] B・Cランクの患者49.3％と一般病棟のB項目が対象となる患者が多いことがわかる．しかし，地域包括ケアの看護必要度には反映されないため，看護必要度だけでは繁忙さが判断できない部分がある．

リリーフ体制の基準

リリーフ体制をとる目的は，看護職員の勤務均衡を図ることや，効率的に看護職員を配置し，質を維持することにある．リリーフ体制に関する基準（図8）や，各部署におけるリリーフ業務手順を明確化し，周知を行っている．

毎日17時より，看護部室に看護師長が集合し，当日の病床稼働率の変化，リリーフ状況および，翌日の各部署の予定（入院患者数・手術件数など）の情報を提案し，翌日のリリーフ者の必要性の有無を確認する．翌朝，病床状況と人員配置表（表1）をもとに，病床担当副看護部長がリリーフ依頼や派遣の最終調整を行う．

リリーフ体制は，日々の看護必要度も見ながら調整しているが，今回，曜日による部署の看護必要度の傾向をつかむことができた（図7）．外科系病棟は金曜日が最も高く，日曜日・月曜日が低いが，内科系の病棟は曜日による大きな変動はない．外科系は術後患者が多い木・金曜日に，内科系は曜日に関係ないことを踏まえたリリーフ派遣や勤務者数の調整を行っていく．

病棟間の比較検討やリリーフ体制の見直しによる意識の変化

平成21年にリリーフ体制が構築されていたが，これまで，リリーフを受ける側，行く側の姿勢の理解が十分できておらず，積極的にリリーフが行われていなかった．そこで，リリーフ体制の基準を周知し浸透したことによって，他部署の病棟状況（病床利用率，看護必要度，手術件数，予定入院数など）を看護師長がスタッフに日々，伝え，リリーフ体制が理解されるようになってきた．

1．看護必要度などのデータとリリーフの現状

表1に示すように，日々，病床管理担当の

リリーフ体制に関する基準

1．目的
1）看護職員を効率的に配置し，一定水準の看護サービスを維持する
2）看護職員の勤務均衡を図り，働きやすい職場環境をつくる
3）個々の看護職員にとって他部署での看護経験が自己の成長につながる

2．対象部署
1）産休・傷病休暇・長期出張等欠員が生じた部署
2）患者状況および勤務状況等に不均衡が生じた部署（判断基準：病床利用率，看護必要度，超過勤務時間数，代休確保状況，年休取得状況など）

3．対象者
1）看護職員とし，できるだけ経験及び体調を考慮する

4．業務内容
1）初めての場合（1日，半日，短時間など）
　成人：清拭・口腔ケアなど清潔ケア，オムツ交換等排泄介助，体位交換，点滴の準備及び実施，配薬，配膳下膳及び食事介助，ナースコール・電話の対応，患者の搬送（検査・透析・OP等），パスや軽症患者のアナムネのみ聴取など
　小児：ベッド移動，配薬，吸入，配膳下膳及び食事介助など
　母性：沐浴，授乳介助，分娩後の器材・分娩室の片付け，ベッド移動など
　※　経験を考慮して業務内容の調節をする
2）繰り返す場合
　成人：上記事項以外，血糖測定，インスリン注射，パスや軽症患者のアナムネ聴取及び入院時必要な対応，状況に応じて急性期・重症患者以外の部屋持ちなど
　※　1ヶ月単位など長期の場合は，必要に応じて夜勤をする
　※　経験を考慮して業務内容の調節をする

5．リリーフの姿勢
1）リリーフを受け入れる側のあり方・態度
　応援を受け入れる側の部署のスタッフは，応援に来るナースが不慣れな状況の中で不安を抱えながら働くことを理解し，リリーフナースが安全な看護を提供できるための最低限の準備・説明を行う必要がある．
① リリーフを要請する際は，自部署内（チーム間の調整など）で対応が不可能な状況なのか，客観的に判断してから依頼する．
② リリーフが必要な部署の看護師長は，看護部へ連絡しリリーフが必要な旨を報告する．看護部は他部署の勤務状況・業務状況および患者状況をふまえ，応援ができそうな部署に連絡し依頼する．
③ リリーフナースが来たら，看護師長または副看護師長は自己紹介をする．全体の申し送りの時間などスタッフが集合する時間に，看護師長または副看護師長からスタッフ全員にリリーフナースを紹介する．
④ 看護師長または副師長は，リリーフナースに業務内容のタイムスケジュール表を示し説明する．リリーフナースと相談の上業務内容を設定し，感染症情報も伝える．部屋持ちをする場合は患者の病状を簡単に説明する．また，病棟内の物品や備品の場所など必要最小限のオリエンテーションを行う．
⑤ リリーフ同士の点滴，検査，処置等は安全上，行わないようにする．
⑥ わからないことは何でも聞くように伝え，他のスタッフへ何か聞かれたときは快く答えるように指導する．
⑦ 看護師長または副師長は，休憩時間や勤務終了時間の調整を行い，時間管理に努める．リリーフナースがスムースに働けているか，勤務の合間にも配慮の言葉をかける．次の勤務帯への申し送りをリリーフナースが優先的に行えるようにする．
⑧ リリーフナースが依頼した業務を終え部署での役割を終えた場合は，看護師長または副師長は適切な対応をとる．（必要時，看護部へ連絡する）
⑨ リリーフ先の部署で経験したことが自己の成長となるよう，気が付いたことやアドバイス等があれば，リリーフナースに還元する．
⑩ 勤務終了後は，応援してもらった感謝の意を伝えるようにする．
2）リリーフに行く側のあり方・態度
　リリーフナースは，応援に行く部署がなぜ応援を要請するのか，なぜ自分が行くのか，その理由・意味を十分理解する必要がある．応援を要請した部署のスタッフとリリーフナースのお互いが，快かつ円滑に仕事が出来る事が大切である．
① 前日または当日にリリーフに行く事が決まったら，師長はリリーフナースの名前及び経験等の情報を看護部へ連絡する．看護部は，リリーフ先の部署を伝え，リリーフ先の師長にはリリーフナースの名前及び経験等の情報を伝える．また，リリーフに行く看護師は，リリーフ先の「リリーフ看護師の業務」を確認しておく．
② リリーフに行った際は，自分から応援に来たことを伝えて挨拶をし，看護師長または副看護師長から応援内容について説明を受ける．
③ 受身の姿勢ではなく，自分から情報収集をしようとする姿勢も持つようにする．
④ 分からない事や行った事のない処置があれば正直に伝え，説明してもらう．
⑤ 依頼された事（処置・ケア・検温など）は快く引き受ける．
⑥ リリーフ先の部署の繁忙を批評するなど，相手を不快にさせるような言動，表情，行動は慎む．
⑦ 手が空いた時には，自ら何か手伝える事がないか声を掛ける．
⑧ 気が付いたことや，アドバイスがあれば部署の看護師に伝えたり記録として残したりすることで，病棟に還元する．
⑨ 仕事を終了した際は挨拶をする．

6．その他
長期リリーフの場合は，看護師用のロッカーを用意する

平成 21 年10月作成日
平成 23 年 7 月改定日
平成 25 年 6 月改定日
平成 29 年 4 月改定日
平成 30 年 5 月改定日

図8　リリーフ体制に関する基準

(市立甲府病院)

表1　病棟状況と人員配置表

平成30年11月15日（木）救急日

項目/病棟	8時点状況										看護必要度患者分類構成（%）								16時30分時点と翌日の状況						
	病床利用率	空床数	予定入院数	予定退院数	転入予定	転棟予定	手術予定数	重症者	要注意者	勤務者人数	BかつA3つ2点以上	BかつA3つ1点以上	上域A3包括/A1点以上A3点以上	C1点以上	対象者	構成比%	派遣リ（延リ）（延リ）ワ	依頼リ（延リ）ワ	病床利用率	入（転入含）（数）転院	退（転棟含）（数）	手術件数	空床数	翌日予定入院数	翌日手術予定数
A病棟	90.0	9	4	4			全3伝1			20	9(27.2)	3(7.0)	7(21.2)	5(15.1)	11	33.3			90.0	4	5	4	10	2	全2背1
B病棟	76.5	17	6	2			全・背1伝1			18	12(30)	2(5.0)	11(27.5)	14(35)	22	55			82.4	8	2	6	13	2	全5
C病棟	85.4	9	0	1			伝1	1	1	19	8(20.5)	8(20.5)	5(12.8)	0	11	28.2		3	87.5	3	2	0	8	0	0
D病棟	80.0	11	2	1						18	3(7.6)	0	3(7.6)	4(10.2)	4	10.2			82.0	2	2	1	11	0	全1
E病棟	94.1	7	1	1				2	5	19	9(20)	5(11.1)	3(6.6)	0	13	28.8		2	92.1	3	3	0	7	1	
F病棟	76.5	13	1	0	1			5	2	18	8(19.0)	8(19.0)	8(19.0)	3(7.1)	16	38		2	82.4	6	1	0	11	0	局1
産科/小 NICU	36.7	29/2/0/5	2/0	4/0						22								2/4	38.8	4/0	6/0	0	31/5	0	
地域包括	57.7	23	1	4						13	0	0	6	0	6	23			57.7	1	4	0	26	0	0
全体	74.6	129	16	17	1	0	12	8	8	147	49(20.5)	26(10.9)	37(15.5)	26(10.9)	77	32.3			76.6	31	26	11	122	5	11

表2　リリーフ派遣／依頼状況一覧表（11月）

日	曜日	リリーフ先	リリーフ部署	リリーフ看護師	時間
2	金	D病棟	手術室	看護師	1日
		E病棟	血液浄化	副師長	9：30～12：30
11	日	C病棟	NICU	看護師	9：00～11：30
		E病棟	地域包括	看護師	9：00～10：00
12	月	C病棟	NICU	看護師	13：30～17：15
13	火	C病棟	NICU	看護師	9：00～16：30
		E病棟	NICU	看護師	1日
14	水	C病棟	NICU	看護師	1日
		E病棟	NICU	看護師	1日
15	木	C病棟	NICU	看護師	1日
		C病棟	3西	看護師	9：00～11：30
		C病棟	外来	看護師	15：30～16：30
		F病棟	NICU	看護師	23：30～0：30
		F病棟	3西	看護師	11：00～17：15
		E病棟	NICU	看護師	1日
		E病棟	NICU	看護師	17：30～21：30

副看護部長が客観的に把握し，リリーフ依頼や派遣を行っている．リリーフ派遣した3部署は，看護必要度は基準値を下回っているがB項目が高いC病棟と病床利用率，重症・要注意患者が多いE病棟，病床利用率，看護必要度も高いF病棟へ応援が必要と判断し派遣した．**表2**に示すようにC病棟へは清潔ケアやオムツ交換の時間帯を厚くし，E病棟は勤務交代時の緊急入院に対応するなど，部署の特徴や状況に応じリリーフ派遣を行っている．夜間・休日は日当直師長が病棟巡視の際，状況判断しリリーフ依頼の確認・派遣の調整を行い，労働負担の差の軽減を図っている．

2．看護師長の看護必要度評価の精度

　看護必要度は，患者の状態に応じた医療機能分化を促進するための医療制度のツールとして使われるようになった．また，行為を実施した事実だけの評価ではなく，その行為の目的や判断・計画からその後の観察までのプロセス及び医療・看護の説明責任を果たすための記録の適正化についても詳細に規定している点で医療の質を証明するツールであると考える．看護必要度の基準を満たすことはもちろん，看護必要度評価の精度管理はより重要になっている．自施設は副看護師長会が看護必要度の適正な評価と看護の質確保に活かせる評価に向けた教育を行っている．正確な評価の確認として，各勤務帯で評価漏れや整合性のチェックの徹底と，看護師長は日々のデータ確認を行い，病床担当副看護部長が最終チェックを行い精度管理を高め

ている.

厚生労働省は看護必要度Ⅱを推奨している. 看護必要度Ⅱは毎日評価する看護師の労働量軽減や診療実績より正確な重症度を評価でき，漏れのないよう診療行為を請求する仕組み作りが必要となる. いずれにせよ，精度管理された信憑性の高い看護必要度データは医療の質向上と効率化，エビデンスに基づいた看護管理と多くの場面で活用できると考える. 今後も維持できるよう強化をはかっていく.

今後の課題

これまで看護必要度は，看護師が評価するものと捉えられ，他職種の関心は薄かった. 看護必要度Ⅱが登場し，医師，医事課などの連携が一層必要となることに加え，チーム医療を行う中で情報共有ツールとして活用していきたい.

地域包括ケアシステムと効果的・効率的で質の高い医療提供体制の構築が求められている. 現在，看護必要度を活用した退院支援につなげる取り組みは行っていない. 今後，DPCデータ診療行為と看護必要度評価データを合わせた評価から，疾患別のA・B・C項目点数の推移，年齢別の傾向を把握することができ，これにより，入院前あるいは入院時から，退院までの見通しを立てることや退院指導につなげることができ，入退院支援の取り組みの強化が可能となる. また，退院支援の過程において，随時，看護必要度を分析材料とし，医療と生活の両側面

の評価を行い，個別的な支援につなげたい.

現在，一般急性期病棟においてDPC期間Ⅲ以降の患者が平均的に30％程度在院している. 必要度データから患者の分析を行い地域包括ケア病棟転棟のタイミングを検討し，病床マネジメントに活かすことも必要だと考える.

看護管理において，看護必要度データは経営に直結し適正な看護ケアの提供を評価する指標ともなる. 評価者研修に基づくデータの質の保証と監査による評価の妥当性，EFファイルとの整合性の評価などの取り組みをより強化する. また，看護の質の担保と部署間の労働格差軽減のための適正な人員配置に努めていきたいと考える.

(名取 三惠)

文献

1) 筒井孝子監修，田中彰子DVD監修：看護必要度，第7版，P.Vii，日本看護協会出版会，2018
2) 秋山智弥：看護の可視化 看護管理，Vol29.No.01,2019
3) 澤田優香：医療制度改革・診療報酬改訂の今後 ナースマネージャー，Vol.20 No10
4) 2018重症度，医療・看護必要度評価者 院内指導者研修，日本臨床看護マネジメント学会
5) 厚生省老人保健福祉局 老発第0403003号 平成18年4月3日
6) 厚生労働大臣官房老人保健福祉部長通知「障害老人の日常生活自立度（寝たきり度）判定基準の活用について」（平成3年11月8日老健第102-2号）

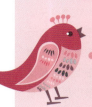

HAPPINESS 仕事術

16 組織改革

組織全体の改革を目指すトータルマネジメント～ボトムアップとトップダウンの両輪で看護局に進化を

人生100歳時代の医療を担える看護管理者の輩出

近い将来，わが国が直面する「少子高齢多死社会」では，「一億総活躍社会実現，その本丸は人づくり[1]」と首相官邸ホームページにもあるように，「いくつになっても学び直しができ，新しいことにチャレンジできる社会」であり，「人生100年時代を見据えた経済社会」の在り方が模索されている．

このようななか，人生100歳時代の医療界を担うことのできる次の世代の看護管理者を輩出することは，現在，看護管理者である者の責務である．

看護管理者は，変革のスピードに乗り遅れず，柔軟に対応して，病院経営に参画し，日々奮闘している．なおかつ，次世代を担う看護管理者の育成を，管理者の立場に任用する以前から計画的に進めていくのである．

筆者が副院長・看護局長として2年間，実施した人材育成について以下に述べたい．

組織改革を目指すトータルマネジメント「ワクワクプラン」の設定

筆者の勤務する看護局の基本理念は「私たちは看護専門職として，豊かな人間性を持ち，常に看護の本質を追求し主体的に看護を実践する」である．

看護局長として，基本理念にある「人間性」を育み，主体的に行動できる看護師を育成することを自身の課題と認識し，「ワクワクプラン」と称して，ワクワクしながら人財育成を行うという計画を立てた．

組織改革には，トップダウンとボトムアップの両輪が必要である．両輪をうまく使うことで，組織は進化していける．特に，ボトムアップの成功体験は，次世代を担う看護管理者の育成の追い風になると考え，「1：人間性を育む看護師長研修」をトップダウンで，「2：外来と病棟の一元化」をボトムアップで実践することにした．

こころえ 1

人間性を育む看護師長研修

「HANAモデル」の導入で人間性を育みマネジメント能力の向上を図る

当院は，647床の県の基幹病院であり，高度急性期医療を提供し，県内唯一の地域医療支援病院として「最後の砦」の役割を担っている．

平成22年に設置主体が県立から地方独立病院機構となり，理事長が病院運営の指揮官となると同時に「看護師長は司令塔である」と全職員に提言し，看護師長の能力発揮に大きな期待が寄せられることとなった．まさに看護局の組織変革のチャンス到来であった．

かねてより，看護管理者の教育については創意工夫していたものの，成果が見えず悶々としていた時，認定看護管理者サードレベル研修が，課題であった「看護管理者の人材育成」を解決する絶好の機会となった．

看護管理者に必要なスキル	看護管理能力のカテゴリー	スキル数
コンセプチュアルスキル	問題解決・目標管理・組織開発	19
ヒューマンスキル	対人関係・人材育成・倫理・ストレスマネジメント	16
テクニカルスキル	実践能力・看護管理に対する考え・資源管理・安全管理	9
人間性	情動性・責任・品性・管理者としての姿勢・人柄・センス	24

図1 カッツ理論を用いた管理職のスキルレベルの変化（研究者ら（HANA研究会）により改編）
HANAモデル[2]

ここで，HANAモデル*と出会い，それは当局の基本理念に一致し，すでに導入しているパートナーシップナーシングシステム（PNS）のマインドの醸成の手助けになり活用できると確信した．そして，看護師長教育の基本としてHANAモデル*を導入することを決意した（**図1**）．

*HANA（high achievements of nursing administrator）モデル
「HANAモデル」とは，8人のトップマネージャー，ミドルマネージャーら（以後 HANA 研究会）が現在の医療，看護提供体制の変化を十分理解したうえで病院経営に参画できるハイパフォーマーな管理者の行動特性（マネジメントコンピテンシー）を明らかにし，その行動特性を備えた管理者になるために，個人の顕在能力や潜在能力の変革を促す教育支援・研修プログラムの開発を目指した研究をスタートさせた．第20回日本看護管理学会学術集会でポスター賞を受賞し現在もその研究は続いている．

HANAモデルは，ロバート・L・カッツのリーダーシップ理論の3つのスキル（コンセプチャルスキル，ヒューマンスキル，テクニカルスキル）に（人間性）を加えたものである．そして，HANA研究会が抽出した行動特性では，（コンセプチャルスキル，ヒューマンスキル，テクニカルスキル）よりも（人間性）に関するものが最も多く挙がり，HANA研究会は，この（人間性）を看護管理者の基盤となる重要なスキルであると打ち出した（p212参照）．

トップダウンで実施した「看護管理者研修会」

当看護局では教育委員会を12〜13名で構成し，クリニカルラダー別に研修会を企画運営している．しかし，看護師長以上の教育は，計画的な実施ができていない状況にあった．そこでこの年，「看護管理者研修」を看護局主導で実施することにした（**表1**）．

目標は，「事象を通して，看護管理者に求められる行動特性「人間性」を育みマネジメント能力の向上につなげる」とし，開催日時は，毎月の師長会議の後として，参加しやすいように変更した．「人間性」とは，常に品格を持ち，組織の目標達成に向けて個々人やチームの力を引き出せる人間的な魅力と定義した[1]．

研修内容は，「なぜHANAモデル？HANAモデルって何？」から始め，人間性の24のスキルを意識することを加えながら進め，研修会

表1　平成30年度看護管理者研修会

[目的]　看護管理者のマネジメント能力の向上を図る
[目標]　事象を通して，看護管理者に求められる行動特性「人間性」を育みマネジメント能力の向上につなげる
＜人間性の定義＞
常に品格を持ち，組織の目標達成に向けて個々人やチームの力を引き出せる人間的な魅力（HANAモデルより）
[アクション]　看護管理者研修会を看護師長会議終了後開催する.（毎月1回）

実施月	研修内容	担当者
4月	HANAモデルって？なぜHANAモデル？	看護局長
5月	自己変革に向けてリフレクション	看護局長
6月	各部署年間目標プレゼンテーション	看護局長
7月	管理者としての安全管理を考える	医療安全室GM
8月	データ分析と活用（DINQLを活用して）	情報管理担当看護師長
9月	看護管理者の倫理を考える	倫理委員会委員長（看護師長）
10月	「人間の尊厳」について考える	副看護部長
11月	看護管理者に必要な「人間性」の追求	HANA研究会
12月	ステントグラフトについて学習①・②	放射線科看護師長
1月	人材育成の実際（新人看護師の支援）	病棟看護師長
2月	Hc books記録のあり方を考える	看護実践委員会委員長 看護師長
3月	最終評価（BSC）プレゼンテーション	看護局長

を通して管理者の「人間性」を育み，マネジメント能力の向上につなげることを狙った. 12回の看護管理者研修会の中でHANA研究会の講師による研修会も実施し，人間性が基盤であるということを看護師長間で認識することができた.

今後は，自己評価，他者評価を行いながら，看護管理者としてのスキルアップにつなげていくとともに，さらに，看護管理者研修会としてバージョンアップし続けていくことが期待される.

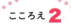

外来・病棟一元化

山梨県の高齢化率は，全国平均より4年ほど早く進んでおり，地域包括ケアの充実はもとより，各施設において，入退院支援の強化，在宅ケアの充実が急務となっている.

当院は，一般病棟入院加算1を算定し，総看護師数623人，37の診療科をもち，外来看護科に約90名の看護師を配置している（2018年4月1日現在）.

人生100歳時代を迎えるにあたり，働き方改革を推進して，働き続けられる職場環境への改革が大きな課題であった．

「2017年病院看護実態調査[3]」に回答した8割の病院が，自院の看護人材を地域で活用する取り組みを開始しているということが示されたように，筆者の病院においても，退院前後の患者宅への訪問も増加傾向にあった．

医療が病院完結型から地域完結型への転換がはかられる中で，継続看護と働き方改革の両方へ対応し，労力を少なく最高の成果を出せる方法を模索する必要があった．

そして，「地域─外来─病棟─外来─地域」というサイクルが，外来と病棟の一元化によって実現でき，患者にとってはもちろんのこと，看護師の働き方改革の救世主にもなると確信した．

そこで，ワクワクプラン2「外来と病棟の一元化」を掲げて，これをボトムアップで進めることにした．

ボトムアップにするために，「やってみたい」という看護師長の手上げを待つことにした．なぜなら，看護師全員がこの目的を自身へ落とし込み，納得して進めることができなければ，組織の崩壊につながりかねないと考えたからである．

たとえば，夜勤はできないが外来では働けるという看護師にとって，病棟と外来が一元化されることで，今の生活が営めなくなってしまうとしたら，改革にはならない．今は育児中で夜勤はできないが，外来の勤務を続けていると病棟の感覚がわからなくなって病棟に戻りにくくなるかもしれないという不安を抱える看護師にとっては，一元化は背中を押される契機になるだろう．一人ひとりの状況を病棟の看護師長が把握した中で，どのように継続看護と働き方改革につなげるのか，一人ひとりの看護師長の力試しの機会になると考えた．

外来・病棟一元化の目的として，継続看護

（外来・病棟の切れ目ない看護を地域へつなげる，継続看護の充実等）と，働き方改革（看護師は病棟の所属となって，病棟から外来に出る．隙間時間の活用が可能等）であることを，看護師長会議で丁寧に説明して提示した．

外来・病棟一元化をボトムアップで行うための空気を醸成した時期

看護師長の概念化能力，先見力，判断力，組織管理力，変革力，具現化力，責任感，柔軟性，想像力，人事管理力，労務管理力，安全管理，コミュニケーション能力，統率力，交渉力，倫理性，まさに，HANAモデルの示すスキルが試される課題であった．

予想通り，すぐに手を上げる看護師長はいなかった．そのうちに，院内がザワザワと動き出しているのを感じたが，看護師長の力を信じ，じっと待つことにした．

看護師長会議で，外来・病棟一元化を提案した後，最も不安を抱き，どよめいたのは外来の看護師たちであった．外来担当看護師長や，副看護部長が対応し，筆者は要望があれば外来へと出向いて話しを聞き，面接を行うことを繰り返し行った．「一元化すれば夜勤をしなければならない」「病棟勤務になれば休日出勤しなければならない」などさまざまな誤解から，外来看護師たちが危機感を感じてしまっていた．従来の安定した生活が持続できないと考えれば，賛成する者はいない．しかし，現場で懸命に働く看護師だからこそ，今のままの安定に加えて，より働きやすい環境を実現できる方法を，みずからで考えてほしいと願ったのである．

外来看護師たちには，それぞれが「一元化の意義」を納得しなければ強制的に進めることはしないと伝え続けた．この計画は中止かとも考えていた時，産科病棟師長が「産科外来・病棟一元化構想」の書類を作って交渉に訪れた．看護師長会議で提示してから，約1カ月が経過していた．

表 2　産科病棟看護師長が準備した資料

総合周産期母子医療センター産科病棟・外来一元化　構想

＜意義＞

1. 切れ目ない支援　妊娠から出産・育児まで

　　患者の外来診療から入退院までを一連の流れで継続して行えるシステムは，多角的な視点から患者の生活を支える
うえで有効であり，患者の安心にもつながる．特に産科では出産前教育から出産・母乳育児，退院後の母乳外来，1
カ月健診までを一連の過程として，安心して母親が子育てできるようニーズに合ったきめ細かな支援をしていくことが
大切となる．また，総合周産期母子医療センターである当産科ではハイリスク妊産褥婦に対しての高度医療・ケアの
提供だけでなく，出生前診断により妊娠中から新生児科と連携し，社会的ハイリスク妊婦や精神疾患合併妊婦に対
する多職種による支援が必要であり，外来と病棟が一体となり産科看護を提供していく必要がある．

2. アドバンス助産師育成

　　看護スタッフ教育，アドバンス助産師育成により，外来だけ，または病棟だけでしか経験できないことが一元化さ
れることで経験を積む機会を得ることができ，より質の高い人材育成が可能となる．アドバンス助産師に対しては診
療報酬の加算項目があり，助産師外来・母乳外来・産婦健診での収益も期待される．

　Ⅰ．目的

妊産褥婦に対する外来～病棟～外来・地域など院内外の継続した看護サービスの提供

　Ⅱ．理念

病棟と外来の一元化における切れ目のない看護の実践を目指す

　Ⅲ．アドバンス助産師の卒年別育成・教育計画

1 年目　正常分娩・予定帝王切開への対応

2 年目　母体搬送・ハイリスク分娩への対応　保健指導（集団・個別）特定妊婦への対応

3 年目　助産師外来研修　外来業務の実践　助産師学生指導

4 年目　院内助産研修　助産師外来の実践

5 年目　院内助産の実践　母乳外来の実践

6 年目　アドバンス助産師の申請　産科分野以外の経験（キャリアローテーション）

　Ⅳ．外来看護の充実

1）産科外来

2）特別妊婦外来

3）助産師外来　→ 5000 円 / 回

4）産婦健診（2 週間健診・1 カ月健診）→ 5000 円 / 回

5）母乳外来 → 750 円

6）母乳外来（乳腺炎指導）→ 1 回目 5000 円　2 ～ 4 回目 1500 円

7）妊娠中期スクリーニング外来

8）周産期遺伝相談外来

9）胎児精査外来

10）周産期メンタルヘルス外来（新設予定）

11）保健指導・連携（特定妊婦）

12）自科検査・処置（NST モニタ，自己血採血・輸血）

　Ⅴ．入退院支援センターとの連携

　Ⅵ．MFICU の看護の充実

　Ⅶ．院内助産の充実

　Ⅷ．安全なお産のためのマンパワー　ハイリスク分娩に対してマンパワーの充実

　Ⅸ．母乳育児の推進，産後のケアの充実

　Ⅹ．勤務体制について

　　　　外来勤務者は同一の看護単位から出る．

ボトムアップでの成功体験

この産科病棟師長は，前年まで産科の外来の師長を務めていた．そのため，この一元化に対し即反応を示した．そして，構想を練り，病棟副看護師長，産科外来師長・副師長の賛同を得て今回の交渉に至った．構想は（**表2**）に示した通りであった．

当院は，総合周産期母子医療センターの役割を担っており，さまざまな専門外来や指導の場面が多い．助産師の活躍が期待されている分野は数多くある．限られた助産師のマンパワーを活かし，ケアの質を最大限発揮しうるには，一元化がうってつけであった．

産科病棟師長は，現状分析→課題→目指すシステム，交渉相手，スタッフへの告知時期，産科医師への告知時期，勤務表作成基準，病棟の係・当番，昼食の場所，準備物品など事細かく計画して進めていた．緻密な計画づくりが，筆者（看護局長・当時）との信頼にもつながっていった．

外来・病棟一元化については，理事長，院長，事務局長にはその年の4月時点で了解を得ていた．看護局長として筆者が GO サインを出すかどうかのポイントは，①患者さんに不利益がないか，②現状の業務と同等かそれ以上の成果が出るか，③外来看護師の現状（さらによい環境）が保障されるか，④夜勤時間 72 時間以内がクリアできるかの4点であった．

筆者と数回の検討を重ねて，産科医師には筆者から状況の説明と依頼を行い，ついにその年の 12 月，産科外来・病棟の一元化が実現した．

社会を見据えた外来・病棟の一元化

産科外来・産科病棟の一元化を，看護師長会議で報告した後は，整形外科外来師長と整形病棟師長から一元化の申し出があった．

産科病棟師長が自身の進めた経過や注意事項，失敗例などを，すぐに伝達してくれたことが功を奏し，整形外科外来・病棟も翌年 2 月から一元化に移行した．

病棟と外来を担当する看護師からは，「患者の状況が入院，外来を通してわかるので，看護に活かせる」という率直な意見が聞かれている．外来看護師が抱いていた不安については，いつの間にか聞かれなくなり，整形外科外来・病棟一元化から 2 か月後の 4 月からは，6 診療科が外来・病棟一元化されて，切れ目のない看護を実践することになった．

産科病棟師長は，先に HANA モデルで述べた 12 のスキルをいかんなく発揮した．ボトムアップにより組織の変革に成功したその経験が，次へのステップに拍車をかけることは間違いなく，さらなる成長が楽しみである．

まとめ─人間性豊かな看護師がこれからの看護界を支える

筆者の考えるトータルマネジメントの根幹は，やはり「人」であり「人間性」である．当院は 142 年の歴史を持つ病院であり，看護局は，人を大切にする組織として現在にいたっている．筆者は，人を大切にできる組織の基盤になるのは，個々人の「人間性」を育むことであり，その人間性に長けた人材こそが，これからの看護界を支えていけると考えている．看護管理者のトップこそ「人間性」を育み，「鳥の目」「虫の目」「魚の目」を持って，次世代を担う看護管理者の育成に尽力していきたい．

（飯野みゆき）

文献
1) 首相官邸ホームページ：「働き方改革を推進するための関係法律の整備に関する法律」が成立しました（平成 30 年 7 月 6 日公布）
https://www.kantei.go.jp/jp/headline/ichiokusoukatsuyaku/hatarakikata.html
2) 佐藤みつ子監修，HANA 研究会著：ハイパフォー

マーな看護管理者の行動特性と管理者研修. 経営書院, pp12-22,2017.
3) 公益社団法人日本看護協会「2017年病院看護実態調査」結果報告
http://www.nurse.or.jp
4) 前掲書2).
5) 井部俊子, 中西睦子監修:看護管理学習テキスト看護マネジメント論. 第2版, 日本看護協会, 2011.

6) 根本康子, 高崎由佳理編集/杏林大学医学部付属病院看護部執筆:看護管理者の目標達成意欲を高めるマネジメントラダー. 日総研, 2017.
7) 橘幸子監修/上山香代子執筆代表, 福井大学医学部附属病院看護部編集:新看護方式PNS導入・運営テキスト. 日総研, 2014.
8) 佐藤美香子:看護マネージャー意思決定フレームワーク. 日総研, 2018.

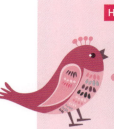

HAPPINESS 仕事術

17 カンファレンス
ショートカンファレンスの改善

超過勤務時間の短縮を目指し，ショートカンファレンスの改善に挑む

筆者が看護師長として配属された病棟（以下，当病棟，表1）は，職務満足度調査において「勤務時間の長さ」の項目が全病棟の中で最下位であった．量的労働負荷は職務満足に影響することや，労働条件に対する満足度が職務継続意思に影響を与えることは先行研究により報告されている[1]．さらに，長時間の超過勤務・休憩時間の不足はエラー・ニアミスのリスク要因となる[2]．また2014年の医療法改正により，医療従事者の勤務環境の改善に取り組むことが求められ，日本看護協会においても，看護職の夜勤・交代制勤務に関するガイドライン[3]や看護職の労働安全衛生ガイドライン[4]が公表されている．このような背景から業務改善により超過勤務時間を短縮することが，看護管理者としての最重要課題であった．

当病棟では，日勤勤務開始時に全員で30分以上かけてショートカンファレンスを実施していた．このため，超過勤務時間の短縮にはショートカンファレンスの改善が急務であると考えて取り組んだ．その取り組みを紹介する．

こころえ 1
ショートカンファレンスの時間短縮

当病棟でのショートカンファレンスの実施基準では，取り組み前は，夜勤リーダーからの申し送りと，日勤者間の情報共有や業務調整を行っていた（表2）．終了時間が決まっておらず，患者数が多く重症患者が多いほど時間がか

表1　病棟の概要（2018年8月現在）

- 病床数：48床（泌尿器科31床・循環器呼吸器内科16床・救急部1床）
- 病床稼働率：86％
- 看護体制：7対1
- 看護方式：担当看護師制＋チームナーシング（2チーム制）
  日勤帯のみペアで業務し，たがいを補完し合う体制
- 勤務体制：2交代制（日勤：8:00〜16:45　夜勤：15:15〜8:45）
- 看護師数：31名（看護師長1名・副看護師長3名を含む）

（山梨大学医学部附属病院　5階北病棟）

表2　ショートカンファレンスの実施基準（取り組み前）

1. 日勤の勤務開始時に，日勤者全員が集合して実施する．
2. 開始時間は8時20分とする．
3. 夜勤リーダーは夜勤帯の患者入退室や重症患者状況などの申し送りを行う．
4. 日勤の手術や検査，入退院予定について共有する．
5. 危険行動のある患者など全体で把握しておくべき患者について共有する．
6. チームごとに患者のケア計画や観察ポイント，重複業務の調整を行う．
7. 看護師長による伝達・業務調整等を行う．

表3　ショートカンファレンスの実態調査（取り組み前）

【夜勤者から日勤者への申し送りの場面】
8:20 〜 8:32　（12 分）
患者総数○名で重症は○名です．モニタ装着患者は○名，付き添いが○名，腹膜透析患者が○名・・・・．重症患者のＡさんは，昨日から 40℃の熱がずっと続いていて，薬剤を投与しても下がらなくて・・・．朝から血圧も低下してきていて，カタボンを開始して対処しているのですが，時間 3ml で血圧は 90mmHg です．呼吸も努力様に変わってきていて痰も多いので頻回に吸引していて・・・・．

- -

【日勤のチーム内カンファレンスの場面】
8:42 〜 8:59　（17 分）
Ｂさん○○の術後で本日カラヤシートをはがして退院です．本人も承知していて昼食後の退院です．退院指導と次回 5 月に CT の予約があるので説明します．
Ｃさん本日 AV ブロックでペースメーカー挿入です．安静度は病棟内のみなので本人への説明を行っていきます．また挿入前後ともモニタに注意して観察していきます．
Ｄさん本日化学療法 3 クール目の開始になるので，採血を早めに行って結果を確認して報告します．前回すぐに点滴が漏れてしまったので，注意して観察していきます．本人にも痛みだけでなく違和感のレベルでも報告してもらうように説明します．

かっていた．

問題意識を共有するための可視化

ショートカンファレンスの時間短縮に取り組むことについて，スタッフの考えを確認した．しかし，情報共有や新採用者指導の場であり十分時間をかけるべきとの意見が出たことで，改善の必要性の合意には至らなかった．業務改善を成功させるためには，改善の必要性を理解しスタッフが一丸となって取り組む必要がある．主体的に取り組み，成果を実感して継続的に改善に取り組む仕掛けをどのように考えるかが，看護師長としての手腕であると考えた．

そこで，改善の必要性を実感してもらうため，ショートカンファレンスを IC レコーダーに録音して実態を可視化した．その一部を抜粋し（**表3**）に示す．

ショートカンファレンスの実態認識

ショートカンファレンスを記録して文字化して可視化してみると，同じことを繰り返す発言や無駄な内容の多さ，時間意識の欠如が問題として共通認識された．また，手術や検査の患者を受け持つ看護師が，予定の時間になると途中で退席している現状から，全員が参加することについても疑問視された．さらに，ショートカンファレンスの終了時間が遅くなり，その後に行う環境整備が不十分となってしまうことや，術後患者の離床が遅れていること等の問題点も抽出された．これらの課題を解決すべく意見を集約し，副看護師長が中心となって，ショートカンファレンスの改善に向けて病棟全体で取り組むことを決めた．

ここでのポイントは「副看護師長が中心となって取り組む」ということである．看護師長が問題提起をしたが，実際に現場の状況を理解

表4 ショートカンファレンスの実施基準（取り組み後）

【時間設定を行う】
1. 夜勤者から日勤者への管理日誌報告は5分以内とする.
2. 各チームリーダーと看護師長からの業務調整の時間は5分以内とする.
3. 各チームでのカンファレンスを10分以内とする.

【方法の変更】
1. 夜勤リーダーは管理日誌に沿った患者状況の報告と重症患者のみを申し送る.
2. 各チームリーダーと看護師長による伝達・業務調整を行う.
3. 1日の業務計画上必要な患者の入退院と共有すべき患者情報を伝達する.
4. チームカンファレンスはペアの1名のみが参加する.
5. チームカンファレンスは新採用者から実施する.
6. 重症患者の共有すべき情報や必要な支援を確認する.
7. ロングカンファレンスでのテーマの決定を行う.

している副看護師長が中心となることで，効果的で継続的な取り組みを行うことができる.

改善策の立案と実施

改善策として，ショートカンファレンスの時間設定と内容を吟味し，ショートカンファレンスの実施基準を変更した（**表4**）．2カ月後の話し合いでは，予定時間内に終了できるようタイマーの活用が提案された．また各自が効率的に実施するために工夫していることについて共有した．メンバーは，新採用者の発言の時間が十分確保できるように，カンファレンスで伝えるべき内容を吟味して発表していた．リーダーは，気になったことは個別に確認したり，午前の報告を意識して聴くなどの工夫をしていた.

改善の必要性を共通理解したことで，一丸となって取り組む風土が確立した.

副看護師長は自ら積極的にタイマーをかけたり，端的に重要なことのみを意識して発言したりしていた．さらに「シンプルに大切なことが伝えられていてよかったよ」，「カンファレンスが短くなったが不安はないか」「小さなことでも改善につながる工夫はないか」など，細やかに言葉をかけていた．こういった日々の積み重ねが，言える・聞ける風土を作り効果につながったと考える.

改善策実施後の評価

6カ月後に評価を行ったところ，①タイマーがなくても時間内に終了できている．②ショートカンファレンスの時間が短縮しても業務に支障がない．③ペア間のコミュニケーションが増え協力体制が強化された．④環境整備を丁寧に実施できるようになった．⑤術後患者のケアは午前中に実施し，以前より早期に離床できている．⑥内服薬の説明や退院指導なども効率的に実施でき勤務時間外の業務が減った．⑦空いた時間に記録ができるようになったなど，改善策の実施によって効果を実感することできた．さらに時間をうまく活用する意識が，超過勤務時間を短縮することにもつながった．また，同じ目標に向かうことで，よりチームワークが強化された.

取り組みの結果と成果（表5）

ショートカンファレンスの時間短縮に取り組み，40分から20分以内に短縮ができた．この結果，超過勤務時間も短縮し，職務満足度が上昇したなどの成果もあった．さらに，超過勤務時間の短縮に向けて，新たに多くの取り組みが開始された．この他にも，改善によって得られた時間で医師の回診への同行を開始し，創部

表5　ショートカンファレンスの改善の効果（取り組み6カ月後の評価）

改善策による効果
1. ショートカンファレンスが40分から20分に半減した.
2. タイマー計測がなくても時間内に終了できる.
3. ショートカンファレンスの時間を短縮しても全く業務に支障がない.
4. ペア間のコミュニケーションが増え，協力体制が強化された.
5. 環境整備が丁寧に実施できる.
6. 術後患者のケアを午前中に実施でき，早期離床につながった.
7. 内服薬の説明や退院指導などを時間内に実施できる.
8. 空いた時間に記録をする.
9. 医師の回診に付き，創部の状態や治療方針について詳細に共有できるようになった.

の状態や治療方針を医師と共有することができ，看護の質の向上にもつながっている.

が一丸となって取り組める病棟風土をいかに作るかが成功の秘訣と考えている.

（杉山　千里）

こころえ2
改善成功の秘訣　副看護師長を取り組みの中心に！

業務改善に取り組む際には，必要性を共有し一丸となって取り組むことが重要である．そのためには業務量調査によるデータに基づく可視化が有効である[5]．さらに，取り組みの中心に副看護師長を置くことで，実践可能で継続的なプランを導き出すことができる.

看護管理者は多くの問題に直面し，解決に向けて取り組み続けなければならないが，チーム

文献
1) 加藤栄子，尾崎フサ子：中高年看護職者の職務継続意志と職務満足に関連する要因の検討．日本看護科学会誌，31（3）：12-20,2011.
2) 金子さゆり，濃沼信夫，伊藤道哉：病棟勤務看護師の勤務状況とエラー・ニアミスのリスク要因．日本看護管理学会誌，12（1）：5-14,2008.
3) （社）日本看護協会：看護職の夜勤・交代制勤務に関するガイドライン（2013年2月公表）
4) （社）日本看護協会：看護職の健康と安全に配慮した労働安全衛生ガイドライン　ヘルシーワークプレイス（健康で安全な職場）を目指して（2018年3月公表）
5) 笠原聡子：真に現場のためになる業務量調査を行うには．看護管理，26（11）：958-966,2016.

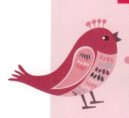

HAPPINESS 仕事術

18 病棟会の運営

みんなが参加したくなる病棟会議

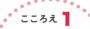

病棟会議の目的
―病棟会議をスタッフ全員が話し合う場に

　病棟会議の目的には，病棟運営に関わる事項について，「意思決定する」「問題解決する」「アイデアを出す」「評価する」「情報共有する」という意味がある．また，各会議や委員会の報告や連絡を周知することも重要である．

　当院では各病棟において毎月1回17時30分より病棟会議を開催している．病棟会議は病棟の運営や課題をスタッフ全員で話し合う病棟の最高決議機関と位置づけられており（**図1**），病棟会議には原則として全員出席が求められる．出席者には1時間の超過勤務の申請が許可されている．会議は1時間30分を目安とし，夜勤入りの看護師は1時間での退席がみとめられている．

　以下，具体的な病棟会議の運営手順を紹介する．

病棟会議の事前準備から評価まで

①議題募集

　議題のある人はあらかじめ，パソコン上の「〇月病棟会議議題」（**図2**）に入力する．各会議や委員会の報告・連絡も，担当者が病棟会議当日の朝までに入力する．「協議事項」には，病棟会議において検討してもらいたいこと，問題提議など，個人でもグループでも自由に議題を入力することができる．

②病棟会議への準備

　病棟会議の当番は，会議での配布資料として「〇月病棟会議議題」を必要部数用意する．病棟会議の1週間前には，提案された協議事項を記載した「病棟会議のお知らせ」を貼り出し，病棟会議の開催を周知する．スタッフは病棟会議での協議事項を共有したうえで参加できるので，改善・解決策について活発な意見が出される．

③協議内容の例

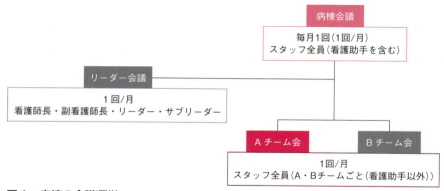

図1　病棟の会議運営

```
            ○階△病棟　×月病棟会議議題
         ○○○○年×月×日（金）　場所：カンファレンスルーム
【出席者】
【欠席者】
【司会】
【書記】
【準夜勤者】
議題
１．看護師長会その他
２．副看護師長会
３．教育委員会
```

協議事項（例）
① クラーク業務について
来年度よりクラーク業務は委託職員が行うことになります．これまでより柔軟な対応を行ってくれるそうですが，現在の業務以外に希望する業務はありますか　　　　　　　　　　　　　　　　看護師長
② 点滴ルートの交換の火曜日は定期処方日で忙しいので他の曜日に変更できないでしょうか
　　　　　　　　　　　　　　　　　　　　　　　　　　提案者○○○
③ 先月，業務改善を提案し１カ月実施しました．評価をお願いします．
　　　　　　　　　　　　　　　　　　　　　　　　　　提案者○○○

図2　病棟会議議題

　勤務体制の検討・業務改善・ケアの充実，および実施後の評価などについて，スタッフからの主体的な提案により検討される．

④議事録とスタッフへの周知

　「病棟会議議事録」はスタッフであれば誰でも閲覧可能なようにファイルし，欠席者にも決定事項が周知される．

⑤協議事項の評価

　病棟会議での協議の決定事項は，必ず次の病棟会議で実施後の評価をし，さらに検討される．

看護師長の役割

　病棟会議では看護師長は管理的な立場での助言や意見が必要な時のみ発言し，できるだけ進行状況を見守り，スタッフの意見や決定事項を尊重することとしている．

　病棟会議において，スタッフ一人ひとりの意見が尊重され，検討された結果，業務改善や看護の質の改善につながる．みんなが参加したくなる病棟会議とは，スタッフ全員が病棟運営に参加しているという認識がもてる病棟会議であると考える．協議事項について多くのスタッフが自由に意見を出し合い，さまざまな角度から検討し，決定されるように，看護師長がファシリテーターの役割を担うことが重要であると考える．

（小石川好美）

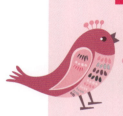

HAPPINESS 仕事術

19 適正な物品管理

病棟全体で取り組む適正な物品管理

アクションプランの実践で，看護師の行動を変える

　医療機関は自立した組織として，社会的責任を全うするために，適切な運営すなわち経営が行われる必要がある．危機的な経営状況にある病院も多いなか，看護師一人ひとりも組織の一員として，看護の質の維持・向上と同時に経営に参画するという目的意識をもつことが求められており，現場でマネジメントする看護師長の実践力と指導力が重要な鍵となる．しかし実情は，現場の看護師長が経営改善に向けた取り組みや役割を十分果たしているとは言い難い．

　ここでは，ソフトシステム方法論（Soft Systems Methodology：以下SSM）を用いて，アクションプランの立案・実践を行うことで，物品管理の適正化を試み，看護師のコスト意識の向上と物品管理体制の構築につながった例を取りあげる．

こころえ 1

SSMを用いたアクションプランの立案と実践

病院の概要

　筆者の勤務する病院は，病床数408床（一般病床数402床），診療科18科，8病棟をもつ地域の中核病院である．取り組みを開始した当時，2010年度の平均在院日数は13.3日，病床利用率63.0％，医療材料費比率（材料費対医業収益比率）は21.1％となっていた．

　公立病院経営改革プランにおいても「診療材料価格を明示し，職員のコスト意識を高める」「診療材料の品目削減，同種同効品の統一による単価交渉力の強化」「日常消耗材料の廉価品への変更」などが提示されており，経費削減・抑制対策は課題となっていた[1]．

　これを受けて，当院でも2010年9月の診療材料の在庫金額6千万円から，3千万円の削減が目標とされた．物流管理システムは，SPD（Supply Processing and Distribution），ラベル管理が導入されており，診療材料などの物品管理は各病棟単位で行い，週に2回の定数補充と臨時請求を併用していた．

SSMとは

　SSMとはアクション・リサーチの具体的方法論の1つである．アクション・リサーチとは，研究者が問題状況にいる人々と関わることによって状況自体を変えていこうとするものである[2]．このSSMの7つのステージを活用して，物品管理に関する問題状況を明らかにし，適正な物品管理の方策を検討した（図1）．

SSMのプロセス

　『病棟全体で取り組む適正な物品管理』をテーマにSSMのStage1～7を展開した（図2）．Stage1では物品管理に関する現状，問題

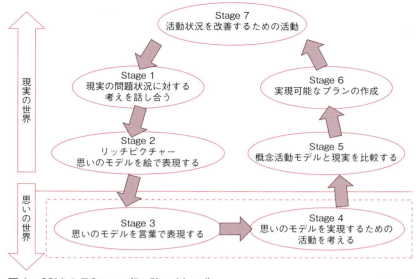

図1　SSMの7 Stage（P. Checkland）　　　　　（文献2, p.339より）

点を表出させ，Stage2でリッチピクチャーを作成することにより，自己の考えと他者の考えを確認しながらおのおのが納得するイメージをつくりあげることができた．Stage3では根底定義として，『適正な物品管理とは，患者，医療者にとって安心で使いやすく，またコストを踏まえるという双方を考慮した物品管理をするために，個々の看護師がコスト意識を高め行動することによって，看護師が経営参画するシステム』を打ち立てた．Stage4では，根底定義に沿った適正な物品管理を実行するために必要な活動をあげ，Stage5でこれらの活動と現状を比較し，Stage6で実現可能なアクションプランを立案した（**表1**）．

アクションプランは，①看護師長が適正な物品管理について学び，具体的な方策を提示することによって，スタッフは成果が得られる行動を継続的に行うことができる，②部門間，他部門との協働，情報共有を図ることで，効率的な物品管理を行うことができるとし，具体策を立案した．

Stage7ではこれらの実践に向けて，看護師長がおのおのの病棟の看護師とともにアクショ

ンプランを実施した．適正な物品管理についての学習会の開催，定数の見直し，在庫量の減少を目的としたフロア共有物品の選定を行った．定数の見直しには使用数の比較データを用いた．

SSMを実践した効果

Stage1～6を展開することで，看護師長は物品管理についての悩み，問題点をスタッフと共有し，適正な物品管理の必要性と具体的な方法を作成することができた．SSM実践前は，適正な物品管理の重要性は認識しながらも，定数決定の難しさや物品の不足に対する素早い行動がとれていることを理由に，余剰品の返納や，定数を変更するなどの行動は十分行われていなかった．

また，診療材料に関するほかの部署の情報を得る機会がなく，共有物品はもたずに自部署単独で管理していることが，無駄につながっていると考えられていたが，SSM実践後は，ほかの看護師長と物品管理について悩みを共有したことで，病棟全体で物品管理を実施しようとい

【Stage1】問題状況に対する考えを話し合う　対象：病棟看護師長5名
「病棟全体で取り組む適正な物品管理」をテーマに，病棟の現状，物品管理への関心，問題点について，時間をかけてフリートーキングを行うことで，思いを表出することができた．

【Stage2】リッチピクチャー：「思いのモデル」を絵で表現する　対象：病棟看護師長5名
リッチピクチャーの作成により，物品管理の課題，思いなどについて共通認識が醸成された．

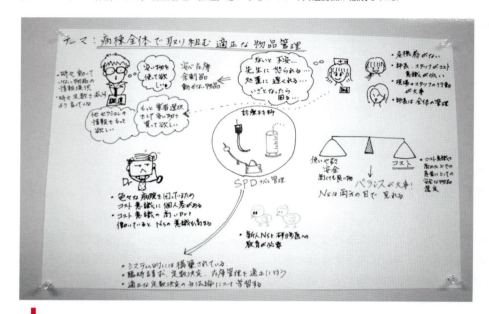

【Stage3】根底定義（CATWOE分析）：『思いのモデル』を言葉で表現する　対象：病棟看護師長5名
リッチピクチャーを言語化し，「病棟全体で取り組む適正な物品管理」の根底定義を作成．3つの根底定義を作成，討議を進め，1つの根底定義を採択した．CATWOE分析を通してこの根底定義でよいことを確認した．
採択された根底定義　『病棟全体で取り組む適正な物品管理』とは
「患者，医療者にとって安心で使いやすく，またコストを踏まえるという双方を考慮した物品管理をするために，個々の看護師がコスト意識を高め行動することによって，看護師が経営参画するシステム」

【Stage4】概念活動モデル：思いのモデルを実現させるための活動を考える　対象：病棟看護師長5名
根底定義「看護師が経営参画するシステム」を稼働するために必要な活動（概念活動モデル）をあげる．10項目の具体的な概念活動モデルを作成した．
例1．病棟単位で実践できる「患者，医療者にとって安全で使いやすい」物品管理とはどのようなことかを考える．
　2．適正な物品管理のためスタッフが主体的・継続的に行動を起こすための看護師長の役割を考える．
　3．実践可能な定数決定の方法論を考える．

【Stage5】概念活動モデルと現実を比較する　対象：病棟看護師長5名
10の概念活動モデルが現実に行われているか，どのように行われているか，どのように評価されているか，モデルとの比較を表に表わす．
比較によりすでに一部実施・評価されていることについて，アクションプランとして新たにどのようなことを実践するべきか改革案が明らかとなった．

【Stage6】実践可能なアクションプランの作成　対象：病棟看護師長5名
Stage5の比較表のコメント・改革案から抽出された実現可能なプランを作成した．
その結果，7つの項目が挙げられた．そのなかで統合できるもの，項目ではなく具体策に実施するものなどを吟味し2つの項目に絞り，アクションプランが作成された．プラン作成にあたり，物品管理を専門とする事務員に物流管理システムについて確認を行い，スタッフへの勉強会の資料とした．

【Stage7】活動状況を改善するための活動　対象：病棟看護師長5名，看護スタッフ全員
作成したアクションプラン（資料A）を病棟看護師長5名がおのおのの部署において実践した．

図2　SSM1〜7 Stageの展開

表1（資料A）　アクションプラン

1.　看護師長が適正な物品管理について学び，具体的な方策を提示することによって，スタッフは成果が得られる行動を継続的に行うことができる．

看護師長の具体策
(1)　物品管理について全看護師長の勉強会を行う．
(2)　勉強会およびアクションリサーチでの話し合いの資料をもとに，各部署においてスタッフに実施する勉強会の内容を検討する．
(3)　各看護師長・スタッフでの勉強会の実施．

スタッフへの具体策
(1)　各部署での学習会の開催．
　　　勉強会，調達係へのインタビュー，アクションリサーチでの話し合いの内容をもとに資料を作成し，スタッフに伝達する．
　　　＊診療材料の特徴，院内の物流システム，安心在庫・不動在庫が発生する理由．
　　　適正な物品管理とは．
(2)　経営方針を明確に伝える．
　　　【病院基本方針】
　　　　効率的で健全な経営基盤の確立に努めます
　　　【看護部方針】
　　　　①　看護の基本に従い，安全を確保し，信頼される看護に努めます
　　　　②　看護の質を高めるため，日々研鑽に努めます
　　　　③　地域との連携を図り，継続看護の推進に努めます
　　　　④　快適な療養環境を整え，看護サービスの向上に努めます
　　　　⑤　経営改善に向けた業務の効率化に努めます
　　　【病院の経営改革について—提言—】
　　　　・健全な経営基盤確立への方策
　　　　・経費削減，抑制対策
　　　　・病院財務状況
(3)　定数の見直しを定期的に行う…病棟スタッフによる棚卸の実施　1回／月
　　　（病床利用率の変化・患者の重症度・看護度の変化により定数を適宜見直す）
　　　定数見直しと同時に削減で余剰した物品はSPD（Supply Processing and Distribution）に返納する作業を合わせて行う．
(4)　コスト削減の実践
　　　①　診療材料の単価について説明　　②　具体的な削減案
　　　③　コスト削減策の安全性，効率性の提示　看護業務として標準化する．
(5)　隠し在庫の撤廃，物品を整理整頓し，見える場所に収納する．

2.　部門間，他部門との協働，情報共有を図ることで，効率的な物品管理を行うことができる．

具体策
(1)　貸し借りシステムの定着を図る．
　　　他部署の在庫状況を知り，借りることが可能である物品については定数を削減する．病院全体の在庫量を減らす．
　　　①　各セクションにおいて1週間の間に定数を見直し変更案を検討する．
　　　②　調達係に依頼し，各セクションの定数の診療材料の中で1カ月動きのないもの，少ないものを調査する．
　　　③　フロア間で話し合い，共有化できる物品（動きの少ない在庫・少数の在庫）を選定し，その後各部署の定数案を再度見直し決定する．（共有化可能のものは定数削減または0にする）納入に時間を要するものは定数削減に注意する．
　　　④　各部署の定数一覧表を全病棟で保管し把握する．
　　　⑤　定数削減や0にしたものに関しては，所有する病棟を明確に提示し，貸し借りのシステムを双方の部署で理解する．ラベルは使用した部署名を記載し，貸した病棟から提出することで使用した部署が明確となり，物品は貸した部署に戻る．
(2)　定期的な不動在庫，定数外臨時請求についてのデータ提示．

（市立甲府病院）

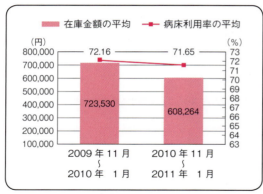

図3 全病棟 在庫金額と病床利用率

う動機づけになった．また，立案したアクションプランを実施するために「収納棚の整理」「共有物品一覧の提示」「余剰品の返納」などが行われた．

各病棟において，看護師長がアクションプランを看護師とともに実践することにより，看護師のコストに対する意識にも変化がみられ，適正な物品管理へとつなげることができた．

SSM 実践前後の在庫金額の比較（図3）

SSM 実践後の3カ月間と前年同月の在庫金額および病床利用率を調査したところ，病床利用率の変動が少ないにもかかわらず，全病棟の在庫金額が前年同月より減少していた．

方のバランスの取れた物品管理を行うことである．

看護師長が SSM の Stage 1～7 に参加し，問題状況に対する考えを話し合い，思いをモデル化し，それらを実現するための活動を考え，実践可能なアクションプランを立案・実践した．これらのプロセスにより，看護師長のコスト意識は高まり，各部署において効果的なアクションプランを実践することができた．2010年に看護師長5名と筆者で SSM．Stage1～7 のプロセスを経てアクションプランを実践したこの取り組みは，現在，「看護業務改善委員会」の活動として引き継がれ，各々の病棟の定数の定期的な見直し，共有物品の選定などが業務として定着している．

今後も病院経営の危機的状況を回避し，より効果的で安全な医療，看護を提供するために，看護管理者としてこのような手法を活用した活動を行うことが重要である．

（小石川好美）

文献
1) 市立甲府病院公立病院改革プラン　平成21年3月策定
2) 内山研一：現場の学としてのアクションリサーチーソフトシステム方法論の日本的再構築．白桃書房，2007．

こころえ2

適正な物品管理と看護師長の役割

適正な物品管理とは，患者・医療者にとっての使いやすさ，安全性を考えて良いものを使うことと，コスト意識を常に持つこと，これら両

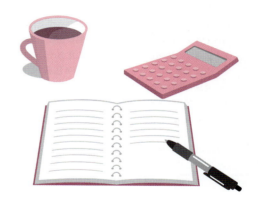

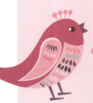

HAPPINESS 仕事術

20 病床管理の変革

組織変革にチャレンジ
〜看護部が主導する病床管理の取り組み

病院経営者の一人としての意思決定

　看護管理者には，医療環境の変化に柔軟に対応し，医療や看護のサービスを充実させ，病院経営者の一人として生き残りをかけた意思決定に関わるための知識と実行力が求められる．ここでは，変化する医療制度改革の中で医療サービス提供をベッドコントロールから考える．筆者が関与した組織の意思決定，その組織変革へのチャレンジを紹介する．

こころえ 1

病床管理部門の設置に向けた計画と準備

ベッドコントロールの重要性

　ベッドコントロールは，患者に安全で質の高い医療・ケアを提供するために，病院全体の病床を効果的・効率的に運用することであり，具体的には病棟を預かる看護師長が病床をどのように運用するかということになる．病院の資源である病床を有効に活用することは，経営に直結するため，病床管理を強化し適切な運用をすることも求められる．適切な運用は，地域住民が安心して医療を受けられるサービスを提供することにつながる．そこで，看護部主導で体制整備を行い病床管理に取り組むこととした．

看護部病床管理の設置要望で経営改善を目指す

　筆者が副院長・看護部長を務めていた病院は富士東部の中核病院として急性期病院の機能的役割を持つ．病院経営方針が策定される中で，医師の確保，看護師の確保が急務となっていた．また，病院事業において収益性の向上を目指す必要があった．公立病院として公益・公共性の高い医療が求められ不採算な部分も担うことから，経営改善が大きな課題となっていた．
　DPCが開始されると在院日数の調整が本格化し，看護体制7：1がスタートした．
　病棟は診療科別に定められ固定化の傾向にあるが，入院病棟への受け入れの可否は師長の判断に任せられている．中でも内科系・外科系病棟は満床になることも多く，ベッドコントロー

表1　病院の概要

・開設年月日　1948年8月1日
　新病院移転　2001年5月1日
・職員数　457名〈うち看護師266名・医師44名〉
・病床数　310床〈一般病床256床・療養病床50床・感染症病床4床〉
・病床利用率　　80.0%　　療養病棟　56.4%
・平均在院日数　13.4日　　療養病棟　119.2日
・1日平均外来患者数　650名
・1日平均入院患者数　220名
・外来／入院患者比率　1.90
・紹介率　41.2%　　・逆紹介率　37.9%
・看護配置　7：1
・総収支比率　95.1%

（2019年1月現在）

（富士吉田市立病院）

> ### 看護部病床管理設置要望
>
> 　当院は富士東部の中核病院として急性期病院の機能的役割を持つ．病床数304床（一般250床・療養50床・感染4床）を有し一次・二次救急医療を担っている．1病棟当たりの病床は50床，平均在院日数は13日，平均稼働率は82〜84％である．当院の経営上からはこの稼働率の維持は必須である．
>
> 　2009年4月よりDPCが開始されると在院日数の調整が本格化し稼動率は当然下がることが予想される．近隣の病院でもDPC開始により稼働率が70％台になったという報告もあり早期に対策を講ずる必要がある．そこで平均した稼働率を保つためには全体を把握したベッドコントローラーが必要になる．また，DPC開始に合わせ看護体制も7：1の実施を予定している．7：1の診療報酬加算では看護必要度の算定と平均稼働率80％に合わせた配置数を届けることになる為ここでも稼働率の調整が求められる．
>
> 　病棟は診療科別に病棟が定められており固定化の傾向にあるが，入院病棟への受け入れの可否は師長の判断に任せられており中でも5東・4東病棟の入院患者の病棟が満床になることが多く，ベッド調整が困難な事もあり救急患者や地域の紹介患者が受け入れられないという状況も発生する．この場合，当該病棟での入院受け入れが困難な場合は病棟担当看護副部長が調整に入るが，業務が多岐にわたりタイムリーな情報が院内に提供しにくい．従って院内の全病棟を把握し病床を有効に活用していくためには一元化した管理が必要となる．さらに医師との調整を図る中で専任者がベッドコントロールをすることで患者情報の伝達と共有が図れることに繋がると考える．また，この任にあたる者は看護師長がふさわしい（適当である）．
>
> 　以上の理由により経営を念頭におき，限られた病床を有効的に活用し，紹介患者をお断りすることなく，入院を必要とする患者に適切な病床を提供することを目的に看護部に病床管理部門を設置し看護部組織に置くことを要望します．
>
> 2009年2月8日
看護部

図1　看護部病床管理の設置要望

ルが困難で，救急患者や地域の紹介患者が受け入れられない状況も発生していた．さらに，病棟間の稼働率の差や，病床管理への医師の協力がないことなど，スムーズな病床管理ができない状況があった．7：1の取得は病床稼働率に影響される．そこで院内の全病棟の病床利用状況を把握し一元化した管理を強化する必要があると考えた．

　急性期病院としてのベッドコントロールの必要性から，看護部病床管理の設置要望を病院組織に提案し，承認を得た（**図1**）．設置要望に際して，現状の収益性，ベッド回転率の効率化，看護部が主導する理由を示し，その具体的計画を明示することが理解につながった．

病床管理を進めるための具体的計画

目的：
①病床を有効的に活用する
②入院を必要とする患者に適切な病床を提供する

目標：
①組織的に病床管理委員会を運営し看護部は病床管理の権限を持ち活動できる
②公平に病床管理をすることでスムーズに入院対応ができる
③必要な入院患者を断ることなくベッドを提供することができる
④病床稼働率82％以上

計画：表2

表2　病床管理のための具体的計画

計画	実施内容
1　病床管理委員会の強化	1. 病床管理委員会メンバーの見直し 　　委員会は院長直轄とすることを経営企画会議に提案 2. 病床管理師長の権限と病床管理運用基準の見直し 　　権限（病院長の委譲を受けて役割を遂行する） 3. 組織的に協力することを会議で確認する（公立病院としての使命と病院理念の浸透を図る） 　　病床管理委員会・幹部（部課長）会議・看護師長会
2　病床管理師長と病棟師長との連携強化 （病床管理師長の役割の明確化）	1. 病床管理師長の役割・機能を明確化し共通理解する（当該科のコアベッドは看護師長が管理・共有ベッドとして38床は病床管理師長の管理） 2. 病床管理師長は看護部責任者として位置づけ，看護部でベッドコントロール会議を月1回開催する（第1月曜日　師長会の後に30分） 3. 空床状況・稼働率・入院状況をイントラネットで公開，夜間についてはコアベッドの確保を指示する
3　受け入れ病床の組み合わせ計画	1. 組織的に協力することを病床管理委員会で確認 2. 病床管理師長が権限を持ち病床の適正配分と整備を行う（共有ベッドの組み合わせ計画） 　　例）眼科・耳鼻科病棟は主に内科の検査以外の入院を受ける 　　　　産科・小児科病棟は主に外科の検査入院を受ける 3. 組み合わせ計画は（トライアルを行い）評価して提案する

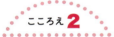

病床管理の実際

病床管理委員会の強化

　収益増加・経費節減対策などについては，経営データを基に経営企画会議，幹部会議が開催される．この中で，病床管理委員会の強化を目的として，強いリーダーシップを発揮するため，病床管理師長は院長直轄として権限の委譲を受けて役割を遂行する．このことは経営方針を受けての病床管理であると理解され，効率的なベッドコントロールを実現していくことができる．また，地域包括ケア病床との調整やその空床の活用について検討が拡大された．

　看護部組織内においては，病棟部門に病床管理師長を配置したことにより，運用基準（病床管理マニュアル・役割・機能）の見直しを行

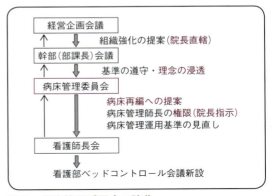

図2　病床管理委員会の強化

い，看護師長会の中に看護部ベッドコントロール会議を位置づけて組織強化を図った（**図2**）．

病床管理師長と病棟師長の連携強化

　ベッドコントロールがうまくいかない理由に，部署のセクショナリズムがある．
　お互いの状況が見えていない状況があり，連携を強化する必要があると考えられた．その内

容は，①産科・小児科の空床が目立つ，②医師は病床管理に関心がなく協力的でない，③当該科に入院させたいという医師の思い，④入退院率の決定が遅い，⑤入院を断る，⑥病棟間で稼働率に差があり調整が困難などの状況があった．

また，師長間においてもスムーズな病床管理ができない理由に，「空床があるのに入院や手術で忙しいから」「当該科でない入院はリスクだから」「予約ベッドだから」「他の病棟に空床があるのになぜうちなの？」などの理由があった．これでは急性期病院としての必要なベッドが確保できないことになる．

まず，入院を断らず，2次救急の役割を果たし必要なベッドを提供する．そして円滑な入院ができるよう院内で協力体制をとるという組織目標を共有することから，病床管理師長は看護部ベッドコントロール会議を開催した．このことにより少しずつだが連携がスムーズになった．

病床管理に必要な指標として，日々周知していくデータとベッドコントロール会議に使用す

る病棟別入院患者状況データを3カ月単位で明示していく．日々のデータは翌日の入退院数まで記載があるため他部署の状況がわかり，師長は相互調整の必要性がみえてくる（**表3**）．

共有する病床の組み合わせ計画

効率的な病床管理を行うためには，複数診療科の混合病棟によるフレキシブルな運営も欠かせない．しかし，多くの診療科が混在することはリスクを伴うため，危険を回避するための専門的な知識も必要となる．広い視野からの転床指示も，きめ細かく行うことができる連携も，重要である．

病棟別病床利用率年度推移をみると，母性・小児病棟に空床が目立った．そこで，受け入れ病床の組み合わせを検討し，全体的に利用率が低く，空床の多い産科・小児科を15床共有ベッドとし，回転は早くても入院数の予測がつきにくい科でもあるため，共有ベッドは検査予約などの入院を利用可とした．内科系，外科系の病棟は空床の平均と回転率を考慮し5～6床を共有ベッドとし，さらに入院する患者を外科系，内科系と区別してリスクへの配慮を行い，共有ベッドとして利用することを決定した．

スムーズなベッド運用には指示の統制を取りやすくするため，共有ベッドとコアベッドの区別を行い病床管理師長の権限を明文化しておくことが必要であると実感する．

理念が浸透されないこと，空床への不満が精神的負担となること，医師との葛藤も見えない問題としてある．さらに，混合科を受け入れるため，職員の教育や学習機会への配慮も課題である（**表4**）．

表3　病床管理の指標

病床管理の指標①（日々の調整）
＜病床利用状況＞　　　　現在の利用率　％→目標　％ 各病棟の利用率・現在数・入院予約数・退院予約数 各病棟の利用可能数—HCU・個室・男性・女性・明日入院予約・明日退院予約・共有ベッド数．看護必要度・空床期間 ＜夜間用救急室カラー表示○○床＞ 青色—空床あり　　　　黄色—僅かに空床あり 赤—救急ベッドのみ

病床管理の指標②（会議資料）
＜病棟別入院患者情報項目（月データで示す）＞ 各病棟病床数・予約入院・即日入院・転入・転出・退院・死亡・在院患者数 平均在院日数・病床利用率・回転率・他科受け入れ延べ日数・受け入れ患者延べ日数　一般病床とHCU病床の 看護必要度獲得数・看護必要度獲得割合・A項目平均値・B項目平均値

表4　受け入れ（共有）病床組み合わせ計画

病棟	コアベッド（床）	共有ベッド（床）	共有の対象
3東	産・小　35床	15床	外科系 主に検査入院
4西	脳・整　44床 眼・泌	6床	外科系として東西 共有で調整
4東	外・内・耳 ・心血外 44床	6床	外科系として東西 共有で調整
5西	地域包括ケア 病床・内44床	6床	内科系 主に検査入院以外
5東	内・循内45床	5床	内科系と検査入院

＊病床管理委員会で承認を得る
＊病床管理師長は権限をもって調整に当たる

こころえ3
効率的な病床管理で目指すもの

スタッフの意識改革

　職員の意識改革なくして経営改善はあり得ない．看護部は病院組織のなかで多人数を占める集団であることから，看護職の貢献は重要な要素である．しかし，日常の忙しい看護業務のなかで経営感覚を身に付け，看護の視点で病院経営に関わることは難しい．なかでも，中間管理職である看護師長の意識を高めることが重要であることから，看護師長会で，看護師長が管理する経営データについて周知を図り，経営に関する意識の高揚に努める必要がある．

　看護師一人ひとりには組織のトップからの指示・命令というだけでなく指標の意味するものについて，個々に伝えていくことが大切となる．その結果，看護師たちはベッドは病棟・診療科のものではなく市民のものであると理解し，どのような状況でも空床があれば他科の利用も引き受けるという役割意識に変化していっ

た．

　入院患者の情報から的確にかつ，公平に病床管理ができるのは看護師長であると信じ，ベッドコントロールの権限を看護師長に置いた．看護部主導だからこそ見えるものがある．

必要なベッドを確保する

　ベッドの有効活用のため入院フローを作成し（表5），夜間の病床管理も全体で確保するという考えを定着させたことが，入院の受け入れをスムーズにし，病床利用率向上につながった．「緊急入院は必ず受ける」この姿勢は，平均在院日数の短縮にも有効であった．各部署のセクショナリズムが強く，空床の活用がスムーズでなかったことは，患者サービスに影響を及ぼしていた．

　平均在院日数と病床利用率・看護必要度のバランスをみながら主治医と看護師長が判断し，病床管理師長と調整を図ることがシステム化された．病床管理師長の役割については病床管理基準に示す（図3，4）．

病床管理で全体をみる

　看護のケアの質を維持するためには，スタッフの業務量も把握して入退院を決める必要があるが，看護職がベッドコントロールすることでそれが可能になる．

　現在は，病床利用率，空床状況・看護必要度が日々データとして示され，目標値と看護必要度から利用ベッドが決定される．看護部で病床管理師長がベッドコントロールの権限を持つことで経営指標が身近に認識でき，経営への関心がより高まったと考える．

　臨機応変に対応するための病床管理の基本的なコンセンサスとして，

　① 即日入院（時間内・時間外）の場合，患者の希望による個室や多床室の選択は病床確保

表5 病床決定入院フロー（即日入院）

流れ	誰が	いつ	注意事項
即日入院の決定	医師	診察時	
当該病棟に入院連絡	外来看護師	入院連絡	当該科が明らかなものは直接連絡（性別・年齢・病状・ADL）
入室できない　入室できる 病床管理師長へ依頼	病棟師長	即時	当該科に入室できるか，入室できないか判断する 指定病床の確認
空床状況確認	病床管理師長	即時	患者情報により病棟を決定する．医師・患者に個室や大部屋などの了解をとる
指定病棟	病床管理師長	即時	指定病床の状況によりベッド移動の調整が必要な場合病棟師長は共有ベッドから調整する
なし　　　　あり 空床のある　指定病棟 病棟に連絡　に連絡・調整			
病棟決定し外来に連絡	病床管理師長	即時	調整ベッドの場合は入室時間なども伝える
受け入れの評価，検証			

（富士吉田市立病院　病床管理業務基準一部抜粋）

が難しいため，入院を依頼する医師は，空床状況に合わせた運用に協力する．

② 療養病床入所者や地域包括ケア病床入院者が一般病棟での治療を希望した場合，また病状回復し療養病棟に戻る場合は，療養病棟の看護師長が，主治医と協議のうえ，各病棟の看護師長と相談して病床を確保する．一般病棟転棟時に病床確保が困難な場合は，病床管理師長に依頼し病床を確保する．

③ 当該病棟に病床を確保できず，他病棟に依頼する場合は，一般的な処置・検査の患者を依頼するか，または状態の安定した患者の転棟によって病床を確保する．この場合のインフォームドコンセントは充分に行う．

④ 当該科以外の病棟入院中に，患者の状態によって各科の専門的な管理や治療が必要になった場合は，指定病床の確認などできる限り当該科で治療が受けられるように協力する．
などがあげられる．

病床管理日誌の活用

病床管理師長は全体を把握する手段として病床管理日誌を活用する．その内容は，病床利用状況・診療科別入院患者数・一般病棟重症度・看護必要度該当患者数・割合・手術・検査・長期入院患者数である．これには病床管理に必要なデータが凝縮されているため，入退院の状況だけでなくスタッフの忙しさも予測することができる．

病床管理師長は，各病棟師長から送られるデータの集計作業を行い，全体の把握に努める．看護部では病床管理日誌での報告を受け，さらに全体の調整や困難事例の支援を行う．このように病床管理日誌は病床管理師長と看護部の必須データとなり活動の指標として集積されている．

Ⅰ．病床管理の基本
1．病床管理師長は、午前中に病床の有効利用ができるように病床の利用状況、空床状況を把握し、入退院予約状況を把握し、入院病床の提供ができるようにする。
2．基本的な病床構成は、原則として全科で運用する。病床利用については尊重するが、病床利用率82％、最新必要度を獲得割合7：1の看護体制を維持する。
3．入院は基本的病床構成の病床を活用する。
4．病床確保が困難な時は、病床管理師長に病床確保の依頼をする。

Ⅱ．病床確保の手順
1．入院予定患者の病床確保
　①入院予定の病床確保は各病棟の看護師長が調整する。
　②翌日の病床確保は、翌日予定分を確保する。但し、休祭日の病床確保は病棟師長に連絡する。
　　※15時以降に翌日の入院予約した場合、医師は病棟師長に連絡される。
　②入院窓口は、原則的部署の病棟師長が対応する。
　③翌日予定病床が確定している場合、出来るだけ退院予定病床に翌日の入院予定病床を確保する。
　④入院予定病床の病床を緊急入院で使用した場合は、主治医と協議した上で病床管理師長に病床確保を依頼する。出来ない場合は、主治医と協議し共有病床の共有病床を確保する。

2．即日入院時間内患者の病床確保
　①即日入院は当該病棟の看護師長が病床確保する。病床確保できない病床確保は当該病棟の看護師長に依頼し病床を確保する。
　②即日の入院予約病床を緊急入院で使用している場合は、当該病棟の看護師長で確保できる。当該病棟の病床管理師長に当てる。

3．即日入院時間外患者の病床確保
　①夜間及び時間外の入院当日の当直管理師長が病床確保する。病床確保できない場合は、病床管理師長に病床確保を依頼する。
　②救急病床5床は・5階東病棟：AMI病棟：緊急手術の病床・4階東病棟：緊急入院の病床とする。・5階西病棟：SAH、T-PAの病床とする。
　③時間外患者の病床が確保できない場合は、救急病床→共有病床の順に使用する。

4．満床時の病床確保
　①各病棟の看護師長は、病床管理師長に病床確保を依頼する。
　②病床管理師長から入院依頼を受けた病棟看護師長は、速やかにその指示に対応するとともに速やかにその当該病棟の師長に連絡し、主治医に連絡し検討するこの

2006年8月作成
2016年8月改定
（富士吉田市立病院）

図3　病床管理基準（一部抜粋）

＜役割＞
1．病床を効果的に運用しスムーズな入院と退院を支援し平均した稼働率を保つ
2．看護部長の委嘱を受けて病床管理の役割を遂行する
3．病床利用検討委員会の事務局を協同し運営
4．看護部ベッドコントロール会議の開催を協同し運営

＜機能＞
1．入院が必要な患者の病床を把握し円滑な入院が出来るよう支援する。また満床時の調整も行う
　①毎日の病床利用状況一覧用紙より各医師・外来・地域連携室・相談室・各病棟へ提示し病床利用状況を周知する
　②毎日予定の病床利用状況を把握する
　③入退院予定の速やかな入力を各部署の医師に依頼し病床のコントロールに役立てる
　④救急患者が円滑に入院できるように医師・病棟看護師長と連携をとりベッドコントロールをする
　⑤入院待機患者の把握に努め早期入院が出来るよう医師・看護師長との連携を得る

2．病床状況を把握し、効果的な運用を行う
　①入院患者（特定入院対象患者）の把握を行い担当医および病棟師長と連携をとり退院調整を支援する
　②外来・病棟との連携をとり利用対象患者の情報を得る
　③病棟の設備・専門性・看護の特性について病床を得て、退院・転院の可能性に関する情報を得て、在宅支援師長の決定を行い治療・看護が継続される環境を支援する

3．空床状況を把握する
　①空床状況を把握し（特定入院期間を超した患者）、在宅支援師長と連携をとり退院調整を支援する
　②長期入院状況・長期入院について病床・退院・転院の可能性を得て、在宅支援師長と退院師長を提案と病床管理する

4．病床利用状況・長期点を収集し報告する
　①病床管理委員会への報告
　・平均在院日数（月別・科別・病棟別・年別の推移）
　・病床利用率・回転率（月別・科別・病棟別・年別の推移）
　・看護必要度獲得割合
　・ベッド利用状況（空床期間）
　・入院待機患者数（月別・科別）
　・長期入院患者と長期点を収集する
　・長期入院の問題点を収集し計画性に向けて計画を立て報告する　［在宅支援室］

5．退院調整に向けて計画性に関わり計画収集し関連連携情報収集し連携をとり在宅支援室と連携をして
　①在宅療養に必要な環境を整える支援をする
　②社会資源の活用に向けて在宅支援室と連携し看護師長の支援をする
　③入院患者の必要度を把握し看護配置基準を維持可能に努める

6．病床配置を整理する
　①各部署から出される看護配置数を集計し看護部と調整し維持可能に努める
　②看護配置基準7：1の試算をおこない看護配置数と病床管理する

2006年8月作成
2016年8月改定
（富士吉田市立病院）

図4　病床管理師長の業務基準

まとめ―地域住民の健康のために最善を尽くし，質の高い医療の提供を目指す

　変革に柔軟な組織作りをしていくことは，看護管理者の役割でもある．病院幹部の一員としてその機能・役割が果たせるようにしたい．さらに，よい医療を提供するために，患者も満足し，働く看護スタッフにとっても活き活きと楽しく，看護を通して自己実現を図れる職場環境にしていくのが看護部長の役割である．

　病床管理師長を配置したことにより，病床利用率も向上してきた．特に産科・小児科の空床利用をコントロールしたことがその要因である．病床管理師長の役割と責任は大きい．調整力のある師長であることが望ましいが，地域における入院要請に対応するためには，ますます病床管理のスキルの向上が求められる．また，効率的な運用は何よりもスタッフの円滑なコミュニケーションに支えられている．

（杉本　君代）

文献

1) 中西睦子：看護サービス管理．第3版，p.36，医学書院，2009.
2) 鈴木浩美：病院の特徴を見極め競争優位を作りだす．ナーシングビジネス，2010夏季増刊，pp.158〜165，2010.
3) 中屋ひとみ：スピーディな病床運用とスタッフのモチベーションアップ術．ナースマネージャー，14（4）：3-6，2012.
4) 近藤優子：ケアの質を確実にする病棟間連携．ナースマネージャー，5（12）：26-31，2003.
5) 井部俊子監修・MaIN研究会著：ナースのための管理指標MaIN（2）．第2版，医学書院，2010.

あなたらしい看護管理者をめざして

療養環境の確認

　看護管理者が病棟内や各部署をラウンドする目的はいろいろあります．療養環境を中心にラウンドする場合は，第一に，事故防止・感染防止の観点から見ることが大切です．また，患者や家族の安楽性や快適性，個人情報の保護の観点，さらに，職員の安全や働きやすさなど，事象をマルチプルに見る訓練が必要です．実際にラウンドすると，管理的な視点からさまざまなことが目につきます．速乾性のアルコール液の交換日がずいぶん前の場合や病棟中が同じ交換日の場合は，使用していない可能性があります．このようなことが気になる場面は，看護管理者の多くの暗黙知が発揮されるところです．

　廊下に，必要でないものが置いてありませんか？
　ワゴンの上に，患者の個人情報が無造作に置いてありませんか？
　廊下に，水はこぼれていませんか？
　看護室で話す声が，大きくありませんか？
　看護師の靴は，汚れていませんか．身だしなみは整っていますか？
　ナースコールへの対応は早いですか？

　また，看護管理者は，日頃から掃除業者や搬送業者の方などに声を掛け，コミュニケーションを良くしておきましょう．関係がつくられていると，向こうから患者や訪問者目線でいろいろと気が付いたことを話してくれます．そして，きっと困った時にも協力してくれることでしょう．

Part 4

アウトカムマネジメントの取り組み

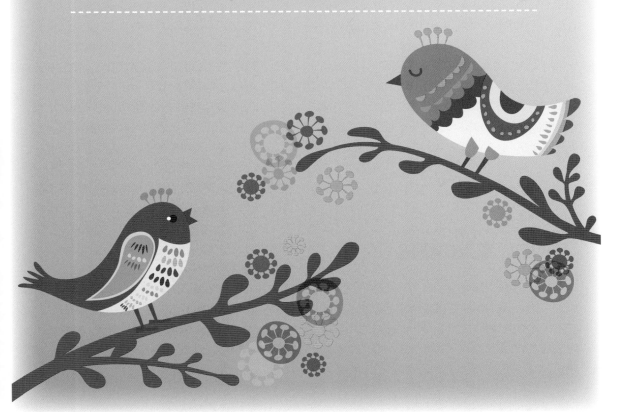

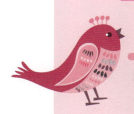

HAPPINESS 仕事術

21 看護の可視化

看護の可視化は組織をも動かす～マネジメントに生かす DiNQL データ

労働と看護の質向上のためのデータベース DiNQL の導入

「労働と看護の質向上のためのデータベース (Database for improvement of Nursing Quality and Labor，以下 DiNQL) 事業」は，日本看護協会により 2013 年度から 2 年間の試行事業を経て 2015 年度から本格実施となっている．2018 年度で 7 年目を迎えた現在，570 病院，5098 病棟が参加しており，参加病院の約 1/3 が 500 床以上である．事業の目的は，「1. 看護実践をデータ化することで，看護管理者のマネジメントを支援し，看護実践の強化を図る」「2. 政策提言のためのエビデンスとしてデータを有効活用し，看護政策の実現を目指す」[1] を掲げている．

当院では，看護の質の評価を模索する中，看護を可視化し管理運営に活用するため，2017 年度 4 月より DiNQL 事業に参加した．その後 2 年間の取り組みにより，データ収集システムの基盤が整い，いよいよ実践的活用が始まっている．

こころえ 1

DiNQL 導入の経緯

当院は，県の基幹病院としての役割を担い，都道府県がん拠点病院，救命救急センター，地域医療支援病院等の役割と機能を有している．病床数 647 床，延べ入院患者数 181,713 人 (497.8 人 / 日)，延べ外来患者数 280,494 人 (1,149.6 人 / 日)，平均在院日数 12.9 日，病床利用率 76.9％であり過去 3 年間，入院患者数は増え続けている．（2018 年度状況）

2019 年 4 月 1 日現在，総看護師数 671 人，7 対 1 看護体制を取得している．看護勤務形態は，変則二交代勤務を導入している．

病院組織と交渉して，関連各所に理解を得る

導入にあたり，まずはトップマネジャーが病院幹部に DiNQL 導入の交渉を粘り強く行った．病院の理念達成に向けて質の高い看護を提供していくためには，日頃の看護実践の状況を客観的に評価することが必要である．そこで他病院間比較をすることで，当院の置かれている現状を客観的に評価することができ，さらなる成長の機会を得ることになると考えた．今後のさらなる看護の質向上のためには，DiNQL 事業の活用が必要であることを病院組織と交渉して，関連各所に理解を得ることが重要なスタートであった．

特に，院内データ収集には，総務課・医事診療部門等，看護以外の他職種協力が欠かせない．ありがたいことに，事業導入の趣旨について組織トップの理解・協力が得られ，導入 1 年目から連携体制を確立することができた．これにより，その後のデータ抽出作業も非常にスムーズに行えている．現在，関連部門とデータ抽出を分担して，事務部門 63 項目，看護部門 83 項目を手分けして入力している（**表 1**）．

表1 DiNQLデータ収集担当と項目例 （2018年10月時点）　*赤字：必須項目

担当者		項目例	項目数	
事務部門	診療情報担当	病院機能，算定入院基本料，特定入院料，病床数，平均在院日数，稼働状況，外来患者数，重症度，医療・看護必要度等	43	67
	DPC担当	退院先，日常生活自立度の変化等	5	
	人事担当	職員数の情報提供，研修費等	7	
	情報システム担当	在院延べ患者数，入院実人数，年齢別患者数等	12	
看護部門	情報担当専従看護師	労働管理，労働時間，看護職実人数と換算数，夜勤従事数，手術帰室患者数等	12	83
	看護師長	診療科名称，職員情報，最終学歴，労務管理，事故対策面等	15	
	病棟，外来等担当	意思決定支援数，退院支援カンファレンス状況，抑制割合，ルート類管理状況等	9	
	専従認定看護師	褥瘡項目	18	
	産科，小児科担当	妊産婦看護，小児退院支援等	12	

経験者のアドバイスは体制整備の早道

　看護局では事業導入の目的を達成させるために，「DiNQLを活用し看護の質向上を図る」ことを目標に掲げて，看護局長の講話により，院内全体へ取り組みを周知した．さらに看護局に「DiNQL活用委員会」（以下，委員会）を発足して，事業の促進を図った．
委員会が中心となって，関連職員の理解を得るために，研修会の企画・開催やガイドラインの作成を行った．研修会の講師には，先行導入施設の情報担当者に依頼した．実際の導入時からの具体的な取り組みの経験談や，管理への活用事例等を聞くことができ，とても参考になった．
　その成果もあってか，1年目にして各部署の看護師長が，必要なデータ抽出・入力ができ，ベンチマーク結果の分析を行ってみるところまでを試行的に実施することができた．幸いなこ

とに，研修講師とは，その後も連絡を取り合って，継続してサポートをしてもらっている．そのため，データの提出や結果分析においても，その都度具体的なアドバイスをもらい，大変助けられている．
　2年目は，初年度の一連の過程を基に作成した「DiNQLガイドライン」を活用して，6月・10月・2月の計3回の入力にチャレンジした．また，さらなる事業の利活用を目指し，「情報管理担当者」として専従看護師1名を看護局内に配置した．それによって，他部門との連携もいっそう円滑になり，データ抽出も問題なくできるようになってきている．
さらに，委員会のメンバーが各部署にデータ抽出のサポートに入ることで，体制はより充実した．

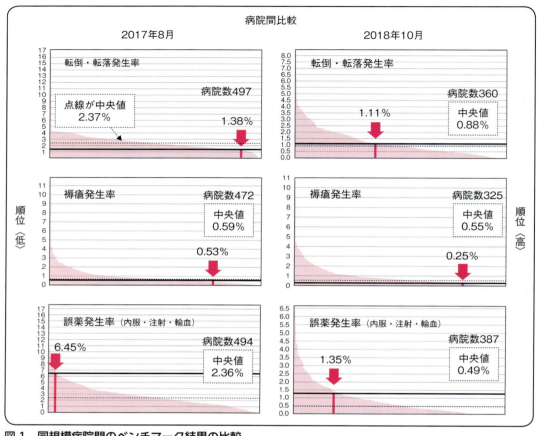

図1 同規模病院間のベンチマーク結果の比較

こころえ 2

看護管理者が DiNQL を使いこなす

看護管理者研修会とツールの活用

　得られた DiNQL データをいかに分析し，目標管理に活かしていくかは看護管理者の手腕によるといえる．そのため，看護師長を対象とした管理者研修会の中で，「データ分析」→「課題抽出」→「目指す看護」を導き出すための考え方について，演習を繰り返し行って意見交換しながら学習を重ねた．

　また，看護管理者がデータを把握しやすくなるためのツールとして「DiNQL かんたんダッシュボード」を活用している．

　その結果，看護管理者の理解が深まり，各部署の目標管理の中で成果指標にベンチマーク結果を取り入れて，これまで以上に客観的に目標の評価を考えることができるようになってきている．

DiNQL 結果から見えてきた当院の課題

　2018 年度の同規模病院間のベンチマーク結果との比較から，当院の取り組むべき課題が明確となった．図1 が，褥瘡・転倒転落・誤薬の状況を 2017 年 8 月と 2018 年 10 月に当院と同規模病院で比較した結果である．

　転倒・転落発生率においては，2017 年の結

果に比べると 2018 年はやや中央値を上回ってはいるが，骨折の発生はなかった．褥瘡発生率においては，2017 年，2018 年のどちらも中央値を下回る低い発生率であった．問題となったのは，誤投薬発生率である．2017 年と比較すると 2018 年は下がってはいるものの，中央値を大きく上回る発生率となっていた．誤投薬には，内服・注射・輸血が含まれ，患者に最も重大な不利益が及ぶ可能性がある．病院としてもこの DiNQL の結果を重く受け止め，病院組織全体として"誤投薬ゼロ"対策に取り組む方針が打ち出された．

さっそく，看護局目標に「誤投薬ゼロ」を掲げて，プロジェクトチームを立ち上げた．医療安全管理室ならびに多職種協働により対策の検討を始め，改善に向けて全力で取り組んでいこうとまさに組織が動き出した．

まとめ

当院においては，看護管理者がまだ十分にデータ活用ができているとはいえない．しかし，DiNQL 結果から課題が明確化されることで，病院組織全体で問題を共通認識することができる．それにより，多職種で一丸となって改善に取り組む必要性に気づく機会になった．
今後さらに DiNQL データの活用を推進し，質の高い安全・安心な看護実践の提供につなげていきたいと考える．

(赤池ひさ子)

文献
1) 吉川久美子：DiNQL 事業の現状と課題，今後の展望．日本看護協会機関紙 看護，71（3）：33-34，2019．

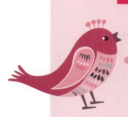

HAPPINESS 仕事術

22 カンファレンスの効果を高める
ベッドサイドで行うカンファレンスと看護計画

看護過程に必須のカンファレンス

看護過程の展開の第1は，情報収集を行いそれに基づくアセスメントを行うことである．看護実践においては，データや情報を適切に収集し，いかにまとめるかが重要であり，看護に活かすことが，質の向上につながる．

「情報」は「適切な問題と知識とデータが結びつくことによって形成される」[1]というマクドノウ（McDonough,AM）の情報の概念がある．データは基礎的な事実や資料であり，考察に必要なものとして集められ，基本的には複数個の事象や数値の集合体である．「知識」は，ある事柄について理解し，多様な考え方や実践ができ，十分かつ適切な経験から誰にでも認められるように統合されたものである．

看護師は，情報や知識を基に患者個々に合った看護計画をたてる．看護計画こそ個別性が現れるものはない．そして，看護計画が遂行され，評価を行い修正が必要か，継続が必要かを十分検討し次への計画となる．

看護過程にはいくつかのカンファレンスが行われる．カンファレンスは，問題に対し意見や指摘を行う場である．テーマは，患者の安楽や安全，快適な療養環境などさまざまであり，患者個々によって全く異なるものである．そして話し合いを行い，議論を交わしたものは，結果に結び付けなければならない．

ベッドサイドカンファレンスを取り入れた目的は，「患者とともに考えること」にある．

こころえ 1
ベッドサイドで行うカンファレンスのねらい

ベッドサイドカンファレンスの流れ

当病棟でのカンファレンスの流れを紹介する．

- 8：30 朝会での伝達・報告が終了後，A・Bの各チームに分かれて行動計画などの打ち合わせを5〜7分行う．申し送りは廃止しているが，深夜帯の出来事で記録に書かれていない内容は申し送る．この後，問題提起された患者（約3〜4名）のテーマを取り上げる．
- 8：45 必要に応じて多職種も参加しベッドサイドでカンファレンスを行う．患者1名には5分ほどの時間をかける．カンファレンス内容は詳細に記録し，看護計画に反映して，どのスタッフにも再現・継続ができるようにする．

患者と"ともに考える"看護

いつの時代も共通するのは「患者のため」に質の良い看護実践を提供することである．したがって，必要なカンファレンスは毎日「患者のため」に行ってきた．しかし，看護師だけで

「患者のため」をナースステーションで考えるという、ここに非常に違和感を抱いていた。看護計画は患者のためのものだが、立案する時に患者が存在していない。看護師が決めた計画を患者に説明し同意を得る。医療に素人の患者はその内容を十分に理解できるだろうか。

　カンファレンスや看護計画の中心は患者である。ベッドサイドに行き患者の生の意見を聞き一緒に考える。チームスタッフが患者のところで話し合うため、申し送りはいらない。「百聞は一見に如かず」である。

Case　ターミナルの患者とのカンファレンス

　あるとき、受け持ち看護師のチームがナースステーションで、ターミナル患者の麻薬や残された時間の使い方などを話し合っていた。
　看護師長がなぜ患者のところに行かないのかたずねると、看護師は、麻薬のことなので、患者のところで話し合いをしてはいけないと思っているという。看護師長が「大事なことだからこそ、患者に聞くべきではないのか」と話すと、受け持ち看護師は患者のところへ行き、麻薬（鎮痛剤という表現）の効果のこと、今の希望をたずねた。
　患者は「孫にとって良いおばあちゃんでいたい」「きれいで凛とした姿でありたい」と話したため、それを患者の目標として、看護計画に組み込んでいった。

安全対策をベッドサイドで

　看護師が安全対策を行うのは、患者に二次的な苦痛が生じないようにするためである。患者は一人ひとり生活者である。特に高齢者は長い年月その人の人生を生きて来て、その人なりの生活習慣があり、癖や好みがある。長い時間軸から考えれば病院で過ごす時間は、ほんのわずかな時間である。その短時間で看護師は「この方は○○だから」「この患者は、理解がよくない」などと分析してしまう。それは、本当だろうか？一人の看護師の意見で患者像を決めつけてはいないだろうか？

　だからこそ、患者とよく話し合うことが必要であり、チームスタッフ全員がベッドサイドに行くことで多角的に捉えることができ、偏りのない見方をすることができる。

　例えば、前日や夜間に危険行動があった場合、患者のADLや動作を確認し、ベッドレイアウトやオーバーテーブル、床頭台の位置まで患者と確認して最善策を患者とともに考え、看護計画に反映していく（看護計画に配置図を記入することもある）（**表1**）。

こころえ2
ベッドサイドで行うカンファレンスの効果

ベッドサイドでの安全管理の効果

　当院でのインシデント内容は、全体の月平均で「与薬関連」が26％、「転倒・転落」が21％、「注射関連」が15％である。院内のルート固定の基準（年齢層によって異なる）、転倒転落アセスメント表に則り看護計画を立案している。

　ベッドサイドのカンファレンス導入以前のインシデントの傾向は、高齢者や緊急手術などの患者が同じインシデント内容を起こすことが多く、さらに、一人の患者がインシデントを繰り返してしまうことがあった。

　看護師は、交代制勤務であり休日も変則である。看護記録の基準はあるものの、表現も考え方もさまざまで、看護師の経験年数によっても

22　カンファレンスの効果を高める ● 125

表1　看護計画：筋力低下がありベッドサイドに座り込み立ち上がれない患者

♯3．転倒のハイリスク状態（転倒・転落アセスメントシートより）		
O−P	T−P	E−P
1 入院時（前）のADL状況 2 起立時のふらつき 3 点滴などのチューブ類の有無	1 点滴・チューブ類の管理 2 L字柵の取り付け・不要なルート類はすぐに抜去もしくは手の届かないところに片付ける 3 ベッド周辺の環境整備 4 頻回の訪室・観察 5 生活リズムを付け，時間に対する見当識を失わないように援助する 　昼間はできるだけ覚醒するよう援助する 6 転倒しやすい状況であることを本人・家族に伝え転倒防止のための取り組みに協力を得る 7 本人・家族の意向を聞きながら，状況に応じてリハビリの開始を検討する	1 転倒しやすい状況なので注意が必要であり，移動時はナースコールしてほしいこと 2 何かにつかまるときは点滴台やテーブルなどの動くものではなくベッド柵などを選んでつかまるようにすること 3 一時的なリハビリの必要性 4 筋力低下はリハビリや十分な食事摂取により改善するので時間がかかっても焦らないこと

ベッド
ナースコール
点滴台
柵
履物
オーバーテーブル

捉え方は異なる．一人ひとりが真剣に考えても患者への対応は看護師によって少しずつ異なっていた．

ベッドサイドのカンファレンス導入後，各チームで複数の看護師や理学療法士等が同時に患者のベッドサイドへ行き，状態や環境を同じ目線で見ることができるようになった．危険予知や対策を患者とともに考えることができ，より患者目線の計画を立てることで適切な対策が取られていると評価している．

ベッドサイドカンファレンス導入後のインシデントの分析結果から，「ルート関連」は月平均20件から9件へ，「転倒・転落」は月平均12件から6件へと，減少している．これだけでは，必ずしもベッドサイドのカンファレンスの効果とは言い難いが，同じ患者が同じインシデントを繰り返す件数は明らかに減少している．

ベッドサイドカンファレンスの OJT効果

科学的知識は，教科書やテキストから学び取ることができる．しかし，「経験で学んだことを通じて臨床判断の正確さを増していくことができる．優れた実践は，経験による学習に依存している」とパトリシア・ベナー[2]は言っている．薄井[3]も「経験と理論の区別と関連が正しく理解されていなかったために，経験から理論をたぐり取ってくる取り組みに欠け，看護教育の中でもその訓練をしてきていない」と述べている．つまり，経験知は患者に対する看護実践の中から獲得し，判断していくもので，そこに学習した理論が結び付いてこそ教育の意味がある．経験知ばかりではない．目に見えないもの，例えば「気遣い」や「患者の気分の捉え方」「相互作用」なども患者のところでこそ学べる．

したがって，看護実践の基礎となる看護計画を患者や多くの看護師と考えることは重要であり有意義なものであるといえる．ベッドサイドカンファレンスはOJTのよい機会となる．受け持ち看護師が中心となって患者に声をかけ，問題の投げかけや解決策を見いだしていく．新人看護師も同じように行うが，経験知が少ない分，不足する部分がたくさんあるため，それを先輩看護師が補うよう患者に声を掛けて計画を追加する．

患者がそこにいることで目標がタイムリーに立てられ，より患者のためになるものを提供できる．また，患者にわかりづらい言葉を使用した場合は他の看護師が訂正できる．さらに，安全に留意すること等を患者に話す内容を他の看護師も同時に理解できる（**図1**）．

また，患者に対し使ってはいけない言葉や，不適切な表現であった場合は，お互いに注意し合うこともできる．

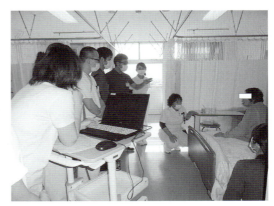

図1 カンファレンス風景

Case ADLアップの右片麻痺患者のカンファレンス

参加者
　受け持ち看護師（経験年数20年）
　A看護師（経験年数14年）
　B看護師（経験年数8年）
　C看護師（経験年数2年）
　理学療法士
　作業療法士
　社会福祉士

受け持ち看護師：こんにちは．今日は○○さんのベッド周りでの動きと活動範囲を広げる話をしにみんなで来ました．

〈患者〉：ご丁寧にありがとうございます．

受け持ち看護師：○○さん，麻痺は随分良くなってきたんですが，バランスがまだ悪いので転んでしまう危険があります．だから，環境を整えることから考えようと思います．

〈患者〉：そうですか．

理学療法士：ベッド周辺への移動はできるようになりました．環境によっては転倒につながるのでベッド周辺の環境整備を徹底していくことが必要です．

A看護師：ふらつくことが時々ありますね．

B看護師：オーバーテーブルがベッドの左側にきた方が危なくないのでは？

C看護師：右側から降りますからそのほうが良さそうですね．

作業療法士：リハビリは，本当に順調にきています．○○さんご本人の意欲も高まっていますね．

〈患者〉：ありがとう．がんばらなきゃね．

C看護師：一緒に歩く時は，見守りでいいですか？

理学療法士：大丈夫ですが，右側腋窩介助にすれば，長距離歩行が安全にできますよ．手すりを使用すれば見守りでもいいですね．

受け持ち看護師：まず，午前と午後の1日2回，廊下歩行訓練ができるようになること，ポータブルトイレは夜間のみの使用にすることを今週の目標にしましょう．

〈患者〉：はい，がんばります（笑顔）

受け持ち看護師：食事は，入れ歯の具合も考えて，今のキザミ食のままでいいかしら？

〈患者〉：食べやすいからこのままでいいです．

＊症例によっては，ここに歯科医や歯科衛生士が入る場合もある．

くてもよいことや，多様な意見を聞けることから勉強になったことなどをあげ，モチベーションアップにもつながったと感じている．患者参画型の看護計画は必要なことであり患者へのケアの質向上にもつながる．

しかし，個室の患者は具体的な話題でも問題はないが，多人数部屋の場合は個人情報の問題が生じる．小さな声で行っても，それでもつい内容が白熱してくると自然と声も大きくなってしまう．隣の患者に聞こえてしまうという現状がある．また，このことが，不公平感を生じさせることがある．「隣の人は一生懸命に看護師さんに考えてもらっていいわね」などの声が稀に聞かれる．運営方法を検討して，よりよい方法を見つけ出していきたい．

(丹沢　早苗)

文献
1) 井部俊子：看護管理学習テキスト第5巻　看護情報管理論．p13，日本看護協会出版会，2008.
2) パトリシア・ベナー：ベナー看護論．新訳版，医学書院，2006.
3) 薄井担子：科学的看護論．日本看護協会出版会，1974.

こころえ3

ベッドサイドカンファレンスでの今後の課題

ベッドサイドのカンファレンスを導入して以降，病棟看護師は，患者のケアを一人で考えな

HAPPINESS 仕事術

23 アウトカム成果

集中ケア認定看護師が行う看護管理者としてのアウトカムマネジメントへの取り組み

筆者は，集中ケア認定看護師であり，救命救急センター看護師長の役割を担っている．看護マネジメントは病棟目標の設定・病床コントロール・質評価・安全管理などの業務的視点に加え，チームマネジメント・多職種連携・スタッフ教育や目標管理など多岐にわたるが，とくに，集中ケア認定看護師としての専門性を発揮した看護マネジメントへの期待に応えるため，さまざまな戦略を練って，救命救急センターで実践してきた．その5つを以下に紹介する．

こころえ 1

戦略1：救命救急センターにおける看護師のキャリアパスを構築し，人材の育成を図る

BSCで組織のミッション・ビジョンを元に，戦略を可視化する

筆者が所属する救命救急センターは，希望して入職する看護師が多く，初療やフライトナース・災害看護など，みずからの将来像を描いて希望に満ちて配属される場合が多いが，それぞれの看護師の経験年数や教育課程はさまざまであり，個々の能力も当然異なっている．

ある年度から，看護局の方針に基づいて，SWOT分析・SWOTクロス分析をした結果から，病院の教育理念に基づき「自律した看護師の育成」を目標に掲げて，目標管理ツールであるBSCにて戦略を立てて取り組むことにした．看護師長として，看護チームの力を引き出し，同じ方向に前進し看護の質を向上させていくためには，ビジョンを明確に伝えることが必要と考えた．そこで，前年度のデータを元に現状を可視化して，年度初めにプレゼンを実施することにした．

キャリアパスの作成（図1）

スタッフとの目標面接を行う中で，一定の経験年数に達した際に「みずからが向かう方向性が見えない」，「何をしていいか分からない」という者もおり，キャリアニーズを実現できる仕組みが可視化されていないという弱みに気づいた．

そのため，どのようなキャリアを積んだら初療・フライト・災害などの希望する道に進むことができるのかという，指標が必要であると考え，キャリアパスを構築することとした．キャリアパス作成によって，自分自身の課題や問題に気づき，その解決に向けてみずからが積極的に行動できるという効果にもつながっていくと考えている．

さらに，ミッションの遂行に際しては，副師長に権限委譲した．実際の活動は，ラダーⅣの主任看護師が中心となって行うこととした．ミッションを実行に移すまでの過程において，計画力・実行力・交渉力などの自律した行動が必要となるため，主任看護師のリーダーシップ

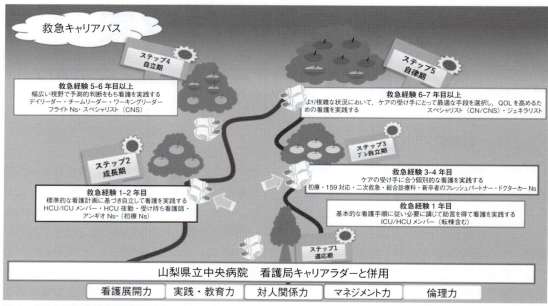

図1 当院の救命救急看護師のキャリアパス

やマネジメントという面においても効果があり，リーダーの育成も図れると期待している．

こころえ2
戦略2：ドクターカーへの看護師の同乗を実現する

当院は，2002年よりクリニカルラダー制度を導入して，教育理念をもとにラダーレベルをⅠ～Ⅳ・管理Ⅰ～Ⅲで構成し人材育成を行っている．2016年に，日本看護協会から全国共通の看護師のクリニカルラダーが公表されたことを契機に，当院のキャリアラダーの改定も進んでいる．当院の救命救急センターは県唯一の第三次受け入れ機関である．2012年4月にドクターヘリが導入され，その後から来院患者数は増加傾向となり，患者の重症度も高く侵襲的な処置や治療がさらに増えている．救命救急センターでは，従来の看護局のクリニカルラダーをベースに教育体制を構築していたが，看護局の教育理念に基づき，キャリアラダーに変更して，教育体制の強化を図ることとした．

当院では，ドクターヘリ運用以前の2010年8月より，ラピッド・レスポンス（rapid response）・カーとしてドクターカーの運用を24時間開始していたが，出動は医師のみで，看護師は同乗していなかった．フライトナース志望で就職してくる看護師も多いなか，初療・二次救急などのキャリアを持っていても，フライトナースとなると，包括的なアセスメントや多職種連携などの面で独り立ちまで到達できない状況にあった．そこで，ドクターカーへの看護師同乗をキャリアラダーに組み込み，フライトナースの前段階として，ドクターカー同乗経験でスキルを磨くことによって，現状よりスムーズにフライトナースにつなげることができると考え，看護局長へ交渉した．組織内で交渉は見事成立し，2013年度から開始となった．

こころえ**3**

戦略３：リーダー看護師を育成し，看護の質，マネジメント力向上につなげる

■ リーダー看護師との患者の情報共有とベッドコントロールの検討

リーダー看護師は経験年数４年目以上としている．当救命救急センターでは，個人差はあるが，２年目の終わりから３年目にかけて，初療看護を経験した後にリーダー看護師としての役割を担っていく．当院はパートナーシップナーシング（以下PNS）で看護を実践しており，リーダー看護師のパートナーは看護師長である．そのため，リーダー看護師たちが培っている「知識・経験」を言語化して伝える訓練の場として，朝のカンファレンス前の筆者との情報交換の場を活用した．

それぞれリーダー看護師は時間をかけて情報収集しているが，どうしても治療的な面に重点がおかれ，看護としての視点や，患者の社会的背景や家族などを含めたアセスメントが不十分という課題も多かった．そのため，開始した初期の頃は，これまでの自身の実践を振り返り，落ち込むリーダー看護師も多かったが，プレッシャーと戦いながらも，繰り返し経験を積み重ねていくことで，次第に看護としての視点も欠かすことないように情報交換ができるようになってきている．

また，ベッドコントロールも師長としての役割の１つである．夜間や休日はこの役割をリーダーが担うので，ベッドコントロールの視点を指導している．入院患者全員の情報を収集し，気になる患者は自分の目で確認しにいくとともに，夜勤スタッフからも情報を得ている．入退室基準に基づき，医師の指示のもとベッドコントロールを行うが，医師の見解と看護とで相違が生じることがある．特に認知的問題や排痰ケアが頻回に必要な患者・人工呼吸器装着のまま一般病棟に転出する患者は，看護必要度も一般病棟入院患者と比較すると高い．看護計画においても一般病棟での対応を見据えて修正・変更を行い，継続看護につなげていくことが必要である．クリティカルケア領域の看護体制と病棟の７：１体制での患者の安全性を考慮し，調整を行っている．

■「プレゼンカンファレンス」で学ぶ思考過程の構築とプレゼンテーション

通称「プレゼンカンファレンス」と称する，学習の場および看護師のプレゼン力の向上を目的に実施しているカンファレンスである．

朝カンファレンスの際に，前日にリーダーが決めた１症例に対して，その日の受け持ち看護師が，入院から現在に至るまでの経過・治療・看護問題についてプレゼンテーションを行ない，その日のスタッフ間でショートカンファレンスを展開する．

このカンファレンスは，経験の浅い看護師にとっては知識を学べる場でもあり，経験を積み重ねたリーダー看護師は，発生している現象を整理して，今後起こりうるであろうことを予測して，メンバーにわかりやすく言語化して伝えるため，みずからの思考過程を整理する場となっている．

この積み重ねは，根拠のある看護の実践につながっていく．どうしてそのように考えたのか・判断したのか，基本的な知識の不足を補いながら一緒に考えることで，午後に行うカンファレンスまでに自分で学習し，プレゼンテーションができるようになっている看護師もおり，日々の積み重ねが大切であることを実感している．

合同カンファレンスにおける交渉力・マネジメント力の育成

当救命救急センターの看護師は、さまざまな職種と関連し関わっていくことが多く、交渉力やマネジメント力が求められる。毎週火曜日の朝に合同カンファレンスが開催される。この場には、救命救急の医師のみならず、研修医・学生・薬剤師・ソーシャルワーカーなど多職種が集まる。患者へのプレゼンが行われ、看護としての意見を求められ、交渉が必要なこともある。プレゼンテーション力を高め、交渉力を培う場ともなっている。

こころえ **4**

戦略4:院内教育の実践（看護過程研修会における人材の育成）

人口構造の変化に対応するため、地域包括システムの構築が強力に推進されている。患者は紹介や転院などで、医療を受ける場所を変えることもあり、情報共有のためには、誰もがわかりやすい記録が必須となる。時代に対応して、求められる標準的な形式でデータを集積することが求められている。

看護記録は、実践した看護ケアが記録されるものであり、そこから看護の質が評価され得るものでなければならない。そのためには誰にでも理解できることが必要で、看護用語の標準化とともに、看護のプロセスが見える記録が求められる。

そこで筆者が、看護実践委員会の委員長として「看護過程研修会」を年に5回ラダー別に実施した。講師は、CNSなど自院のナースによる人材育成も目的として、専門看護師が担当した。各ラダーで習得すべき知識や課題に応じて、看護の思考過程が構築できるよう、事例を

もとにディスカッションを行い、ときには専門看護師がファシリテーターの役割を担った。受講した看護師の研修直後のアンケート結果では「臨床に活かせる」と回答した看護師が大半であったが、その後、無作為に実施した記録の監査結果からは、ケアプロセスが見える記録としては課題が多かったため、引き続き、定期的な記録の監査とフィードバック・看護記録の研修会の検討が必要であると考えている。

こころえ **5**

戦略5:呼吸サポートチームの活動とマネジメント

筆者は、集中ケア認定看護師として、院内RST（Respiratory Support team）活動に参加して、毎週水曜日に呼吸器内科医師・臨床工学技士・理学療法士・歯科衛生士とともに人工呼吸器装着患者のラウンドを行っている。

救命救急センターから一般病棟に転出する患者の状況に応じて、RSTの介入やRSTに所属する認定看護師・救命救急センターの看護師をリソースとしたサポートなどのマネジメントを行い、安全管理や看護師の育成を行う。

また、臨床工学技士による毎日のラウンドは安全管理上欠かすことのできない要素であり、問題がある際は、所属師長に直接伝達して、改善に向けて取り組みを行う仕組みを構築した。

人工呼吸器に慣れていない看護師には、観察やケアのポイントなどを指導して、最低1週間は続けて病棟ラウンドすることで、人工呼吸器管理の実践ができるようになっている。これも、集中ケア認定看護師である看護師長としての重要な任務である。

まとめ

認定看護師の強みは実践力である。培ってきた実践力をベースに、スタッフの日々の気づき

を言語化できるよう，きめ細やかな教育を積み重ね，継続していくことが看護師の実践力の向上につながっていくと考える．そして，発生している現象をさまざまな角度から捉え，見極める力と諦めない意志と行動力を持ち，認定看護師のもつ専門性の高い実践力と，看護管理のマネジメント力を合わせて，実践と管理を兼ね備えた看護師長として，また，人間性豊かな管理者としてさらに成長していきたい．

（小林　加奈）

文献
1) 佐藤みつ子監修：HANA 研究会著．ハイパフォーマな看護管理者の行動特性と管理者研修．東京．経営書院，2017．
2) 道又元裕編：クリティカルケア領域の看護管理「ICU マネジメント」．学研メディカル秀潤社，2015．

> あなたらしい看護管理者をめざして

新採用者を見守る目

　看護管理者と言っても，看護部組織のトップにいる看護部長から，現場で直接指導に当たる看護主任に至るまで，その立場の違いによって，新人看護師を見る目は少しずつ異なってきます．

　新人看護師にとって，新たに覚える知識や技術は，学校や大学で学んだこととは異なり，職業人として業務を行う上の知識・ルール・デューティ，さまざまな臨床場面での実践知そのものです．リアリティショック，インシデント，自らの適性への疑問，自信の喪失と獲得，患者さんからいただく言葉等など…誰もが経験するプロセスがあります．

　プリセプターは，新人看護師と命を預ける患者さんの間に立ち，間違いが許されないわけですから，最も緊張し，新人を見る目は自ずと厳しくなります．プリセプターとプリセプティは，一心同体のような関係になりますので，近視眼的となり注意が必要です．

　現場監督でもある看護主任は，両者を注意深く観察し指導や調整に当たる役目ですので，新人を見る目はその次に厳しいと言うか，少し緩やかで客観的な目になってきます．

　そして，看護師長になると主として現場で報告を受ける立場なので，新人を見る目は，拡がり，個々の違いや成長の多様性を知り，待つことができる目となります．患者管理の責任上，また実際に勤務表作成上，教育の効果が早く出ることを願っているのはいつの時代においても変わりません．

　さらに，副看護部長や看護部長の立場では，特定の場面や有事の時，あるいは，概括的に，新人の様子を知ることになります．入職式，辞令交付，新人歓迎会など，4 月は新人を直接見ることが最も多くできる場面です．有事とは，入職して間もない退職希望，体調不良で休職に入る時，医療事故やトラブルを起こした時などのようにネガティブな事態の面接が多いです．また，新人の適応状況や部署別の教育評価などから概括的な把握をしますが，新人が実際に働く様子を直接見ることはなく，大局的で寛大な目になってきます．

　このように看護管理者の新人を"見る目"は立場によって異なりますが，"見守る目"に違いはありません．看護師の成長過程には，本人の意欲とそのプロセスを，遠く近くに"見守る目"があります．新人を中心に，プリセプター，看護主任，看護師長，看護部長の四重の"見守る目"が確実にあること，全体が一丸となって一人の看護師を育てることが看護部門の誇りとなります．看護管理者もはじめは皆新人だったのです．

　声をかけましょう！"元気ですか．慣れましたか．困っていることはありませんか．あなたが来てくれて本当に良かったです！"

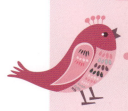

HAPPINESS 仕事術

24 看護師の倫理感性の向上

「看護師の倫理的行動尺度」による実態調査から

▌看護は倫理感性に沿って提供される

　看護師は看護実践をする中で倫理的問題に直面することがしばしばあり，さまざまなジレンマに悩むことが多々ある．提供される看護の質は看護師の倫理感性に基づいており，行った看護行為には個々の看護師の倫理観が現れる．そのため，患者や家族，医師などの他職種および看護師同職種間で，看護師が提供した看護の是非について問われるようなことが生じる．

　筆者の所属する病院では，患者・家族を支える看護師の意思決定を支援する行動指針として「看護部倫理指針」を作成し，倫理感性の向上に取り組んでいった．以下これを紹介する．

こころえ 1
看護部倫理問題検討委員会のとりくみ

　2003年に看護部の「倫理問題検討委員会」を立ち上げた．院内の倫理委員会での検討を踏まえ「患者の権利とその保護の視点から看護師の立場で患者を守ることを考える」という目的に沿い活動していった．

　委員会の設立から10年余経過したころから医療現場が大きく変化し，医療職全体での倫理的実践への認知度はますます高まったことで，2015年に倫理指針を作成し，倫理問題報告書の改訂と活用方法を明文化した．合わせて，倫理問題の分析手法の「4ステップモデルによる問題解決シート」「4分割法」「臨床倫理検討シート」を明示した．

　その後，倫理問題報告書の提出を推進し，提出された報告書を分析手法に沿って分析をするという研修会を，倫理問題検討委員会の活動として行ってきた．

▌倫理問題報告書の効果の再評価

　「倫理問題報告書」は，看護師の倫理感の向上を目的とし，倫理感性を高め対応や対策を検討する手段として作成することとし，倫理問題報告書の提出枚数は，評価指標として使用することにした．倫理問題報告書を書くことを促し，部署ごとの提出数を師長会議で報告するなど工夫をしてきたが，提出数は年々減少し，報告書が現時点で有効な手段であるのかどうかを見直す必要性を感じた．

　倫理問題報告書に代わる倫理感性を測る指標を探し模索を続けてきた中で，「看護師の倫理的行動尺度の開発」の文献と出会った．これに沿って看護師の倫理感性の評価をしてみることを検討した．

▌「改訂版看護師の倫理的行動尺度」による看護師の実態調査

＜調査目的＞
　当院における看護師の倫理行動の実態を明らかにする．
＜調査方法＞
　対象：正規職員，フルタイム臨時職員

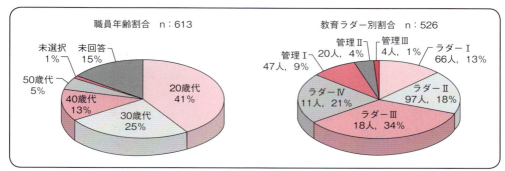

図1 調査参加者

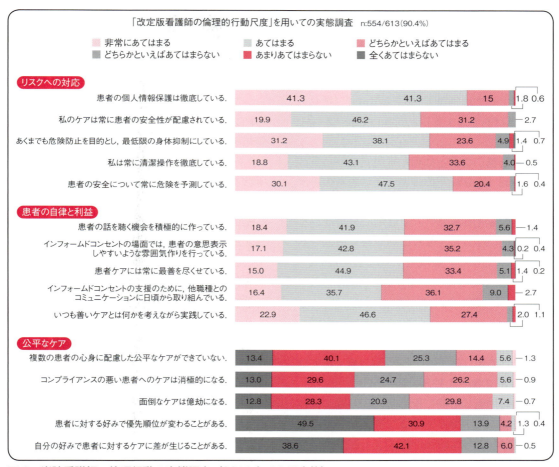

図2 当院看護師の倫理行動の実態調査（2018年10月実施）
（「改訂版看護師の倫理的行動尺度」出典：大出 順「看護師の倫理的行動尺度の開発」）

調査項目：「改訂版看護師の倫理的行動尺度」[1)]を用いて3カテゴリー15項目を使用し，「非常にあてはまる・あてはまる・どちらかというとあてはまる・どちらかというとあてはまらない・あまり当てはまらない・全く当てはまらない」の6段階評価を行った．
＜調査結果＞（図1，図2）

【リスクへの対応】

「非常に当てはまる」「あてはまる」「どちらかといえばあてはまる」と回答した割合を抽出した.

「患者の安全について常に危険を予測している」98%「患者の個人情報の保護は徹底している」97.6%「私のケアは常に患者への安全が配慮されている」97.3%「私は常に清潔操作を徹底している」95.5%「あくまでも危険防止を目的とし, 最低限の身体抑制にしている」92.9%であった. 3カテゴリーの中で最も自己評価が高く, すべての項目で90%以上の高い評価であった.

【患者の自律と利益】

「非常に当てはまる」「あてはまる」「どちらかといえばあてはまる」と回答した割合を抽出した.

「いつも善いケアとは何かを考えながら実践している」96.9%「ICの場面では患者の意思表示がしやすいような雰囲気作りを行っている」95.1%「患者のケアには常に最善を尽くせている」93.3%「患者の話を聴く機会を積極的に作っている」93%「ICの支援のために, 他職種とのコミュニケーションに日頃から取り組んでいる」88.2%であった.

【公平なケア】

反転項目であり「どちらかといえばあてはまらない」「あまりあてはまらない」「全くあてはまらない」の割合を抽出した.

「複数の患者の心身に配慮した公平なケアができていない」78.8%「コンプライアンスの悪い患者へのケアは消極的になる」67.3%「面倒なケアは億劫になる」67%であった. 「コンプライアンスの悪い患者へのケア」や「面倒なケア」は, 消極的になりがちだが, 「自分に対する好みで優先順位が変わることがある」93.7%, 「自分の好みでケアに差が生じることがある93.5%」という結果であり, 公平なケアを提供できていると考えている看護師の割合は高い.

倫理問題報告書からの卒業

看護師の倫理感性の向上を目的に, 倫理問題報告書の活用を推進してきた中で, 倫理感性は徐々に高まり, たとえ報告書として記載しなくても, 問題として捉えることができ, カンファレンスでの検討も行えるようになっていた. 今回の「改訂版看護師の倫理的行動尺度」の調査結果「リスクへの対応」「患者の自律と利益」「公平なケア」の視点から見ても必要なケアは実践されており, 倫理的な行動はとれていると判断できた.

そこで, 看護管理者を中心として, 日々の看護実践の中の気づきをカンファレンスで検討することを続けていく. そのなかで, 毎年「改訂版倫理的行動尺度」を用いて評価し, 看護師の倫理感性を高めるとりくみを続けていく.

(横森いづみ)

文献
1) 大出　順：看護師の倫理的行動尺度の開発. 日本看護倫理学会誌, 6 (1)：3, 2014.
2) 石垣靖子 / 清水哲郎：臨床倫理ベーシックレッスン. 日本看護協会出版会, 2012.

Part 5

地域包括ケアシステムのなかでアウトカムを生み出す

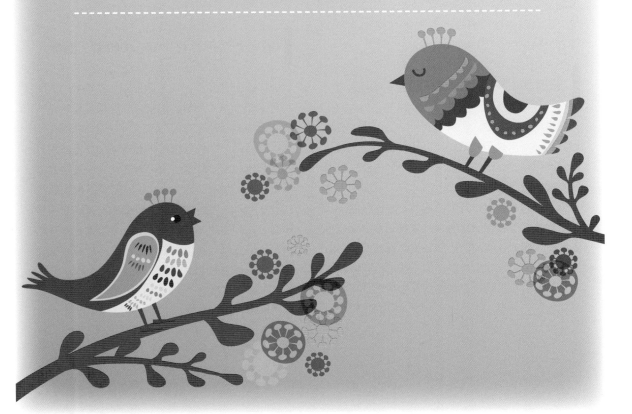

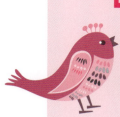

HAPPINESS 仕事術

25 退院支援

患者サポートセンターの活用が大きな鍵！

　時代は今「地域包括ケア」の時代といわれ，病気や障害を抱えた患者さんが，地域で安心・安全にその人らしく療養生活を送るための支援が求められている．これまでの仕組みでは，多くの医療機関が自己完結型での医療であった．しかし現在は「地域完結型」医療が推進されている．自分たちの病院は地域の中でどのような役割を求められているのか，地域分析を行い，機能を選択していくこと，そして，地域の医療機関や施設および事業所と，シームレスな連携をはかり，地域全体で患者・家族を支援することが求められている．

　筆者の勤務する医療機関は，その流れの中で，6つの急性期病棟のうち2病棟を3年かけて地域包括ケア病棟へ転換した．

患者サポートセンター設立の背景

　急性期病院では，医療の適正化のために在院日数短縮が求められている．そのため，入院予約の時点から，退院後の生活をイメージした退院支援を行うことが必要となる．

　多様な治療や生き方の選択ができる今日，病院に勤務する看護師たちは，柔軟で多様な退院支援を，超高速回転で展開することが求められる．筆者の勤務する病院では，その役割機能を有し，誕生した新たな職場が「患者サポートセンター」である．

退院支援・退院調整の定義[1]

退院支援とは
「患者が自分の病気や障害を理解し，退院後も継続が必要な医療や看護を受けながらどこで療養するか，どのような生活を送るかを自己決定するための支援」

退院調整とは
「患者の自己決定を実現するために，患者と家族の意向を踏まえて，環境・ヒト・モノを社会保障制度や社会資源につなぐなどのマネジメントの過程」

患者サポートセンターの役割・機能

　筆者の勤務する病院では，2017年度に，医療福祉相談室・地域連携室・心理相談室を1つにまとめた機能をもつ「患者サポートセンター」を開設した．地域連携室の開設当初から「入り口から出口まで患者さんに責任を持つ場所を作りたい」「地域に向けた医療に関する相談窓口だけでない，社会保障や行政機関と連携を持ち患者さんの生活もサポートできる職場を作りたい」という担当者の願いが形となったセンターである．院長直轄の部署であり（図1），その役割・機能は大きく分けて以下の4点である．
　①医療連携
　②入院時支援
　③入退院支援
　④患者相談窓口

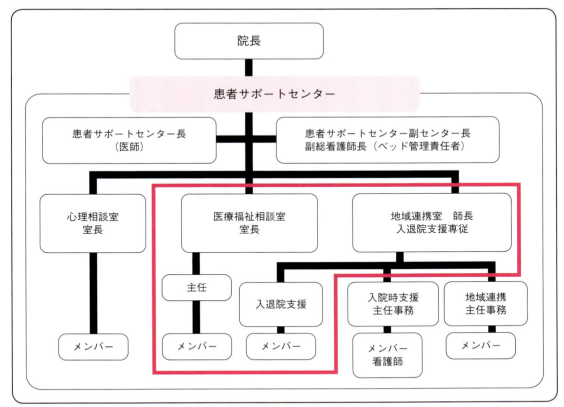

図1　患者サポートセンター組織図（赤枠は入退院支援メンバー）

こころえ 1

病棟看護師中心の退院支援から多職種協働の退院支援へ

これまで退院支援を推進する委員会として，看護部門に「継続看護推進委員会」が位置付けられ，退院支援に関する職場分析・退院支援の質の向上を図ってきた．この委員会は，現在，患者サポートセンターの師長が中心となって運営している．この委員会は病棟看護師の退院支援のスキルを維持しながら，さらに患者サポートセンターにおける入退院支援を担当する看護師または社会福祉士（以後「入退院支援担当者」という）と協働し，多職種を巻き込んで退院支援を展開していくことが期待されている．

そこで，それぞれの専門性を活かしてどのようにその役割・機能を発揮することが「現場を活かす」ことにつながるのか，事例をもとに紹介する．

こころえ 2

入退院支援の事例

A氏　　80代　　男性
悪性腫瘍により外来で抗がん剤療法を行っていた．食欲不振が続き，脱水・貧血症状が強くみられたため，予約入院の指示が出た．

■外科外来看護師

入院予約の患者さんが発生すると，患者サポートセンター「入院時支援担当看護師」に，オリエンテーションと入院中の療養生活を支援を依頼する．

■入院時支援担当看護師
　①から⑨の説明を患者，家族へ行う．最低でも①・②・③・⑨は必ず行う．
①入院オリエンテーション
②身体的・社会的・精神的背景を含めた患者情報の把握
③入院前に利用していた介護サービス・福祉サービスの把握
④褥瘡に関する危険因子
⑤栄養状態の評価
⑥服薬中の薬剤の確認　　お薬手帳を入院時持参していただく
⑦退院困難な要因の予測の有無
⑧入院中に行われる治療・検査の説明
⑨入院生活の説明

入院時支援で得た患者情報

　妻と二人暮らし．地域の役員も務め，社会貢献してきた．
　通院時は自ら車を運転し来院していた．日常生活は全て自立しており介護保険等申請はしていない．
　近頃は，食事が思うように摂取できずにやせてきている．日常生活において，めまいやふらつきが出るため，ひとりでの入浴や外出には不安を抱いている．
　妻は，高血圧症があり内服管理中．認知機能の低下はない．
　車で30分の隣町に娘が住んでいる．

▌入院時支援担当看護師はここをおさえておきたい！！

　患者は，今回の入院により退院後も今までと同じ生活が過ごせる病状なのか？

何らかの支援が必要であるとしたら，どのような支援が予測されるか．
　退院後の生活がイメージできるよう情報提供を行う．

入院時支援担当看護師のアセスメントと対応

　A氏は病状が進行して，悪液質の状態になってきている．食事が摂取できるようになったとしても，介護保険による，または悪性腫瘍による医療保険での何らかの在宅支援サービスが必要と考えられた．
　そこで，入院時支援担当看護師は，A氏の居住地域において療養を支援する訪問診療・訪問看護・訪問介護等のサポートがあることを紹介した．また，病院内には退院に向けてさまざまな不安について支援を行う「入退院支援担当者」，栄養をサポートする「NSTチーム」，緩和ケアをサポートする「緩和ケアチーム」や，「リハビリテーションチーム」が入院生活の中で連携し支援することができることを説明した．

■入院時支援担当看護師
　A氏入院時
①入院時スクリーニングを行い，退院支援介入が必要と判断（図3）．
②入院を予定している病棟の入退院支援担当者と病棟看護師と上記の内容を共有し療養計画を立案する（療養計画は，医師が作成した「入院診療計画書」に加える形で作成してもよい）．

■病棟看護師
　医師が作成した「入院診療計画書」に具体的な看護・リハビリ等の計画を加え，医師とともに患者・家族に説明し同意を得る．

■入退院支援担当者（図4）
　図2の中央の項目を主に担当する．

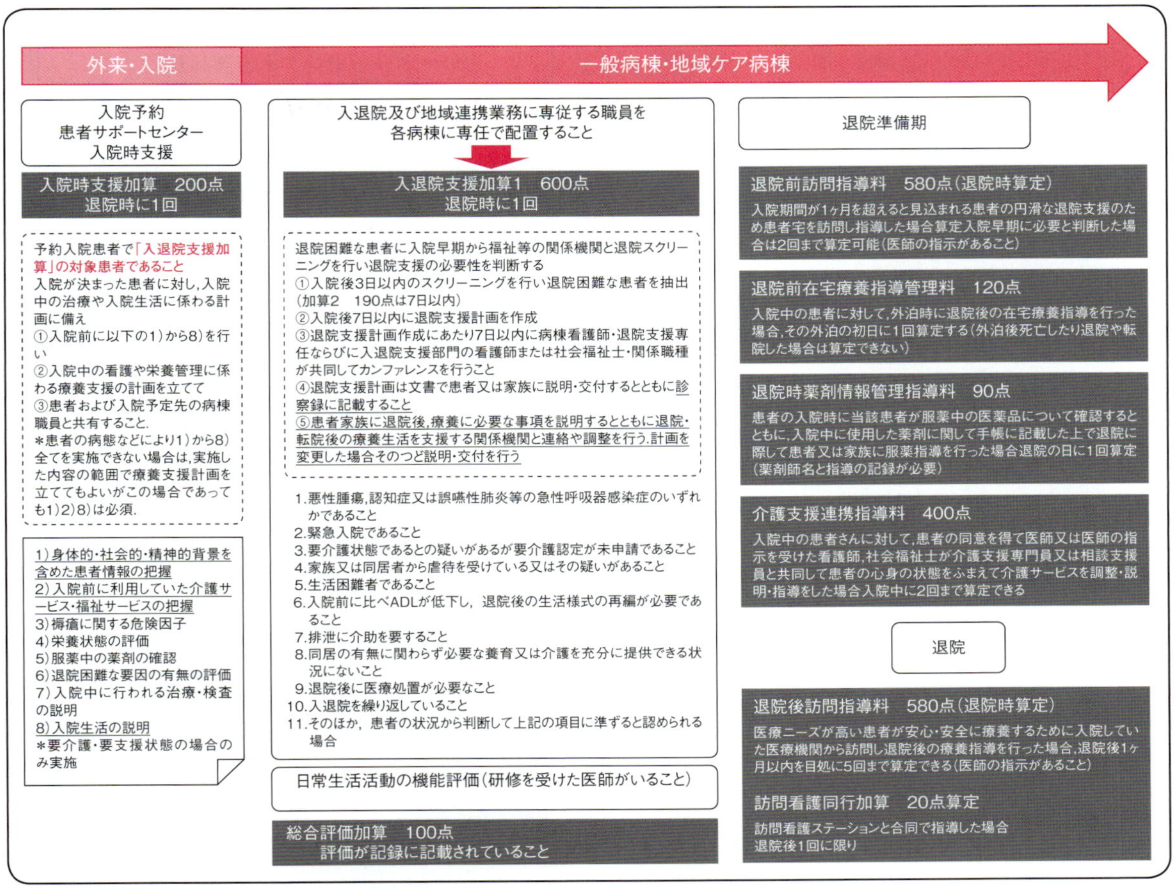

外来・入院　　　　　　　　　　　一般病棟・地域ケア病棟

入院予約
患者サポートセンター
入院時支援

入退院及び地域連携業務に専従する職員を各病棟に専任で配置すること

退院準備期

入院時支援加算　200点
退院時に1回

入退院支援加算1　600点
退院時に1回

退院前訪問指導料　580点（退院時算定）
入院期間が1ヶ月を超えると見込まれる患者の円滑な退院支援のため患者宅を訪問し指導した場合算定　入院早期に必要と判断した場合は2回まで算定可能（医師の指示があること）

予約入院患者で「入退院支援加算」の対象患者であること
入院が決まった患者に対し，入院中の治療や入院生活に係わる計画に備え
①入院前に以下の1）から8）を行い
②入院中の看護や栄養管理に係わる療養支援の計画を立てて
③患者および入院予定先の病棟職員と共有すること．
＊患者の病態により1）から8）全てを実施できない場合は，実施した内容の範囲で療養支援計画を立ててもよいがこの場合であっても1）2）8）は必須．

退院困難な患者に入院早期から福祉等の関係機関と退院スクリーニングを行い退院支援の必要性を判断する
①入院後3日以内のスクリーニングを行い退院困難な患者を抽出（加算2　190点が7日以内）
②入院後7日以内に退院支援計画を作成
③退院支援計画作成にあたり7日以内に病棟看護師・退院支援専任ならびに入退院支援部門の看護師または社会福祉士・関係職種が共同してカンファレンスを行うこと
④退院支援計画は文書で患者又は家族に説明・交付するとともに診察録に記載すること
⑤患者家族に退院後，療養に必要な事項を説明するとともに退院・転院後の療養生活を支援する関係機関と連絡や調整を行う．計画を変更した場合そのつど説明・交付を行う

退院前在宅療養指導管理料　120点
入院中の患者に対して，外泊時に退院後の在宅療養指導を行った場合，その外泊の初日に1回算定する（外泊後死亡した退院や転院した場合は算定できない）

退院時薬剤情報管理指導料　90点
患者の入院時に当該患者が服薬中の医薬品について確認するとともに，入院中に使用した薬剤に関して手帳に記載した上で退院に際して患者又は家族に服薬指導を行った場合退院の日に1回算定（薬剤師名と指導の記録が必要）

1）身体的・社会的・精神的背景を含めた患者情報の把握
2）入院前に利用していた介護サービス・福祉サービスの把握
3）褥瘡に関する危険因子
4）栄養状態の評価
5）服薬中の薬剤の確認
6）退院困難な要因の有無の評価
7）入院中に行われる治療・検査の説明
8）入院生活の説明
＊要介護・要支援状態の場合のみ実施

1．悪性腫瘍，認知症又は誤嚥性肺炎等の急性呼吸器感染症のいずれかであること
2．緊急入院であること
3．要介護状態であるとの疑いがあるが要介護認定が未申請であること
4．家族又は同居者から虐待を受けている又はその疑いがあること
5．生活困窮者であること
6．入院前に比べADLが低下し，退院後の生活様式の再編が必要であること
7．排泄に介助を要すること
8．同居の有無に関わらず必要な養育又は介護を充分に提供できる状況にないこと
9．退院後に医療処置が必要なこと
10．入退院を繰り返していること
11．そのほか，患者の状況から判断して上記の項目に準ずると認められる場合

介護支援連携指導料　400点
入院中の患者さんに対して，患者の同意を得て医師又は医師の指示を受けた看護師，社会福祉士が介護支援専門員又は相談支援員と共同で患者の心身の状態をふまえて介護サービスを調整・説明・指導をした場合入院中に2回まで算定できる

退院

退院後訪問指導料　580点（退院時算定）
医療ニーズが高い患者が安心・安全に療養するために入院していた医療機関から訪問し退院後の療養指導を行った場合，退院後1ヶ月以内を目処に5回まで算定できる（医師の指示があること）

訪問看護同行加算　20点算定
訪問看護ステーションと合同で指導した場合
退院後1回に限り

日常生活活動の機能評価（研修を受けた医師がいること）

総合評価加算　100点
評価が記録に記載されていること

図2　筆者の勤務する医療機関で算定可能な退院支援に関する項目（2018年作成）

図2は筆者の勤務する医療機関で算定可能な退院支援の項目である．左の「入院時支援」は看護師が行うが，中央の「入退院支援加算1」は看護師・または社会福祉士が退院支援を行うことで算定可能となるものである．図4が筆者の勤務する医療機関の入退院支援担当者の体制である．そのためここでは「入退院支援担当者」と表現する．

入院3日以内のスクリーニングシートが完成していなければ完成する．

入院7日以内に，患者および家族と面談を行い，患者の希望する退院後の療養生活の場所を確認する（**図5**）．

入院7日以内に，主治医，病棟看護師・入退院支援担当者，リハビリ療法士，管理栄養士等とカンファレンスを開催する．同時に退院支援計画書を作成し同意を得る．

【患者家族との面談】
妻は，食事が摂れなくなってきたことに大きな不安を抱いており「食べられるようになるまで入院させてほしい」と強く希望していた．
A氏は「妻に迷惑をかけられない．しかたがない」というばかりであった．

【入院後7日以内のカンファレンスの開催】
医師・病棟看護師・リハビリテーションスタッフ・管理栄養士・社会福祉士と入退院支援担当者で実施．

25　退院支援　●　141

図3 入院時スクリーニングシート

入退院支援専従者
患者サポートセンター看護師長
病棟専任入退院支援担当者

階		
4階	看護師	社会福祉士
5階	看護師	社会福祉士
6階	社会福祉士	看護師
7階	社会福祉士	看護師
8階	看護師	社会福祉士
9階	看護師	社会福祉士

図4 B病院における入退院支援体制
＊病棟の廊下等見やすい場所に，患者およびや家族からわかりやすいように，入退院支援および地域連携業務にかかる病棟に専任の職員およびその業務を掲示しなければならない（2018年診療報酬改定）

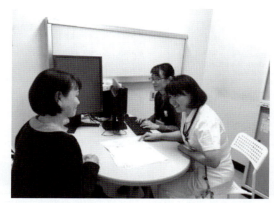

図5 面談の様子

その結果，NSTチームと連携を取り，A氏の嗜好を聞きながら少量でも栄養価が高いメニューの検討を行った．入院生活の中では，リハビリテーションスタッフと病棟看護師が協力して，A氏が「楽しい」と感じる時間の過ごし方を検討した．

入退院支援担当者は，上記カンファレンスの内容も含め退院支援計画書を作成し，A氏および家族に説明し同意を得た．

同時にA氏の居住する地域包括支援センターに情報提供を行い，その地域にある訪問診療可能な医療機関・訪問看護ステーション・訪問介護事業所・在宅サービスを提供している薬局などをリストアップした．

患者・家族が退院後どのような生活を送りたいと考えているかを把握することが大切．

そして，あらゆることを想定した準備を同時に行うことが求められた．

入退院支援担当者としての大切な視点

「キーパーソン症候群にならない」＝患者を置き去りにしない

【日常的に，入退院支援担当者は、病棟をラウンドし患者の様子・希望を把握しながら，病棟看護師とリアルタイムな情報共有が必要となる．それは「患者の気持ちは常に揺れ動く」からである．必要時，退院支援計画の修正を行う】

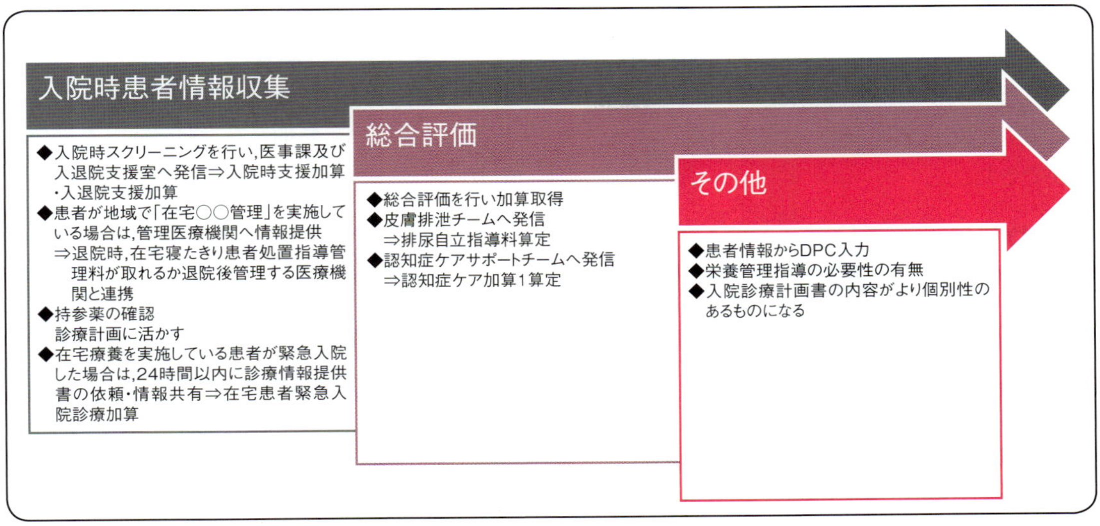

図6 入院時支援に求められる経営的視点

入院時患者情報収集

- ◆入院時スクリーニングを行い,医事課及び入退院支援室へ発信⇒入院時支援加算・入退院支援加算
- ◆患者が地域で「在宅○○管理」を実施している場合は,管理医療機関へ情報提供⇒退院時,在宅寝たきり患者処置指導管理料が取れるか退院後管理する医療機関と連携
- ◆持参薬の確認 診療計画に活かす
- ◆在宅療養を実施している患者が緊急入院した場合は,24時間以内に診療情報提供書の依頼・情報共有⇒在宅患者緊急入院診療加算

総合評価

- ◆総合評価を行い加算取得
- ◆皮膚排泄チームへ発信 ⇒排尿自立指導料算定
- ◆認知症ケアサポートチームへ発信 ⇒認知症ケア加算1算定

その他

- ◆患者情報からDPC入力
- ◆栄養管理指導の必要性の有無
- ◆入院診療計画書の内容がより個別性のあるものになる

妻は,食事が思うように摂れないこと,体力が低下しているA氏を心配して,急性期病棟から療養病棟への転院を希望している.

主治医は,病状からみて「自宅に帰るなら今しかない」と考えている.

入退院支援担当者とA氏との会話では「本当は家に帰りたいんだ」という言葉が聞かれるようになった.また,病棟看護師からも同じようなA氏の言葉を聞いたという情報が共有された.

臨床倫理士の金城[2]は,『日本の臨床では,「キーパーソンは誰ですか」「キーパーソンに聞きましたか」「キーパーソンに連絡しましたか」という具合に「キーパーソン」ということばがよく行き来します.私はこのようなキーパーソン重視傾向を「キーパーソン病」と読んでいるのですが,その最大の特徴は,医療従事者と家族は自分たちで気付くことなく無意識に本人を置き去りにしているということです』と述べている.

A氏の事例を考えたとき,A氏の気持ちを置き去りにしていないか? A氏の意志を尊重す

るために入退院支援担当者は,病棟看護師と主治医と相談し,ときには立ち止まり「臨床倫理カンファレンス」等を開催するなど多様な働きかけが求められる.

こころえ3

退院支援とは,自己決定を支援すること―「ひとりで決めない! 一度で決めない」

病院内にある多様な専門職種をエンパワーメントすることも入退院支援看護師の重要な役割になる.

臨床倫理カンファレンスには,臨床倫理委員会・緩和ケアチーム・訪問診療担当者等も参加した.その結果,再度妻と娘さんに主治医から病状を説明し,A氏の入院中の家族に対する思いを入退院支援担当者や看護師から伝えることができ,「可能な限り住み慣れた自宅へ」という目標が一致した.入院前から「入院時支援看護師」に地域のサポート体制を聞いていた家族は,サービス活用への理解も比較的早く得るこ

25 退院支援 ● 143

とができ，サービス調整会議を開催し，外泊時に退院前訪問を行い，2週に1回の訪問診療と食欲不振時に訪問看護師による点滴を行うことに同意され，2週間後A氏は自宅へ帰ることができた．

おわりに─患者サポートセンターの機能が今後の病院経営に影響する

患者が安心して退院できることに加えて，病院経営の面でも患者サポートセンターの果たす役割は非常に大きい．筆者の病院では，入退院時支援の対応を行う際，同時に認知症のスクリーニングを行うことで，認知症サポートチームの介入が早期に行えるようになった．介入の結果として，認知機能の低下した方が，安心して安全に入院生活を過ごせることができている．同じように，入院時に「栄養サポートチーム」「皮膚排泄ケアチーム」「緩和ケアチーム」などに患者サポートセンターから情報を発信していくシステムの構築と，「総合評価加算」等

に結びつくシステムなど整備していくことが今後の課題である（**図6**）．患者サポートセンターの活用の仕方次第で，入院における患者サービスを適切に早期から提供でき，各加算を取得し病院経営を守るための重要なハブ機能となることが期待されている．

これからの患者サポートセンターは，1つの部屋に留まり仕事をするのではなく院内外に柔軟に出向き，豊かなコミュニケーションで患者と医療者・病院と地域をつなぎ経営を守る重要な場所となっていくであろう．

（村松　裕子）

文献

1) 宇都宮宏子，三輪恭子編：これからの退院支援・退院調整～ジェネラリストナースがつなぐ外来・病棟・地域．日本看護協会出版会，2011.
2) 金城隆展：民医連医療　～臨床倫理とナラティヴエシックス．全日本民主医療機関連合会，2017年10月号．

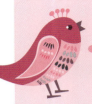

HAPPINESS 仕事術

26 退院支援 地域包括ケア病棟

地域包括ケア病棟における退院支援の取り組み

時代の要請による地域包括ケア病棟

当院は地域中核病院として，高度先進医療と快適な療養環境を提供する急性期病院の役割を担っている（**表1**　概要参照）．平成28（2016）年1月より，地域包括ケア病棟（以下，包括ケア病棟）を開設し，急性期病棟より包括ケア病棟へ，退院を見据えた支援を必要とする患者を転棟して，支援を行っている．

以下，当院での取り組みと今後の課題について述べる．

こころえ 1

地域包括ケア病棟へ転棟する際の流れ

病床の管理は各病棟の看護師長が行い，週3回ベッドコントロール会議（**図1**）を実施して，急性期での治療が終了した患者に対して，主治医の許可，家族・患者の承諾を得て転棟を検討する．

平成28年度の本病棟への転棟患者数は678名であり，整形外科，内科の患者が多くを占めていた（**図2**）．平均在院日数は17.9日であり，自宅復帰率は76.5％であった（主にショートステイを含む自宅退院である）．重症度看護必要度17.5％であった．

急性期病棟から包括ケア病棟への転棟後は，病棟看護師が「入院スクリーニングシート」（**図3**）と「退院支援アセスメント用紙」（**図4**）の見直しを行って，ケースワーカーや退院支援専門看護師とともに，退院に向けたカンファレンスを実施する．必要時，医師にも参加を依頼する．

このカンファレンスの内容は「退院支援アセスメント用紙」に追記して，担当看護師が看護計画に反映し，継続した看護を実施する．

地域包括ケア病棟運用基準

当院での地域包括ケア病棟運用基準を**表2**に示す．

表1　病院の概要　（平成28年度）

診療科：31科
患者数：1日平均入院患者数300名
　　　　1日平均外来患者数766名
職員数：514名（臨時・嘱託職員除く）
　医師：76名　看護師・助産師：317名
病床数：408床（うち6床は感染症病床）
一般病棟入院基本料　7：1入院基本料
地域包括ケア病棟（平成28年1月より開設）
＜病院の特徴＞
　地域災害拠点病院，地域がん診療連携拠点病院，新生児集中治療室，外来通院治療室，放射線治療室など

（市立甲府病院）

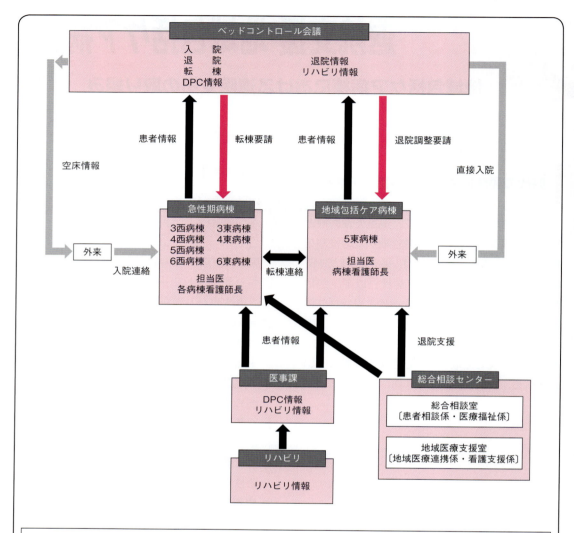

図1 ベッドコントロール会議

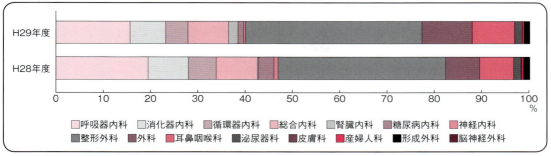

図2 年度別転入患者数（％）

病棟			診療科			
ID番号：			患者氏名			
生年月日：	年	月	日 （ ）歳	性別 □		
病名						
入院日						
入院目的						
主治医：		記載者		記載日		
① 入院前住居	□	自宅	□	自宅外 （ ）		
② 入院前使用していたサービス	□	あり （ ）				
③ 介護保険	□	認定あり	□ 未申請	□認定なし		
④ 入院形態	□	1ヵ月以内の再入院	□	緊急		
⑤ ADL	□	入院前よりADL低下				
⑥ 居住形態	□	独居	□	日中・独居	□	高齢者世帯
⑦ 介護者	□	なし	□	別居		
⑧ 退院時予測される医療処置	□	気管カニューレ	□	人工呼吸器	□	吸引
	□	在宅酸素	□	点滴管理	□	経管栄養
	□	膀胱留置カテーテル・導尿	□	ストーマケア	□	褥瘡等皮膚処置
	□	自己注射	□	疼痛管理		
	□	その他（ ）				
⑨ その他 自由記載	□	あり				
⑩ 退院支援	□	必要	□	不要		

＊②〜⑨中、1項目でもチェックがつけば退院支援の必要性があると判断

図3 入院時スクリーニングシート

患者氏名　氏名		ID	入院日　　年　　月　　日
性別　　男　　女	生年月日	年　　月　　日（　　歳）	
病状、治療方針、今後の病態予測			
本人・家族がどのように疾患を理解し受け止めているか。また、退院後の療養への心配や不安があるか			

患者・家族の望む退院後の生活場所（選択して下さい）					
本人	□自宅	□施設入所	□療養型病院	□その他	（　　　）
家族	□自宅	□施設入所	□療養型病院	□その他	（　　　）

医療管理上の情報

処置内容	入院前	現在の状態	退院後支援が必要となる内容
□ なし			
□ 内服管理	□本人 □家族 □その他（　　）	□本人 □家族 □その他（　　）	
□ インスリン療法	□本人 □家族 □その他（　　）	□本人 □家族 □その他（　　）	
□ 食事療法	□本人 □家族 □その他（　　）	□本人 □家族 □その他（　　）	
□ 経管栄養	□本人 □家族 □その他（　　）	□本人 □家族 □その他（　　）	
□ 在宅酸素療法	□本人 □家族 □その他（　　）	□本人 □家族 □その他（　　）	
□ 痰吸引	□本人 □家族 □その他（　　）	□本人 □家族 □その他（　　）	
□ 点滴管理	□本人 □家族 □その他（　　）	□本人 □家族 □その他（　　）	
□ ストマ管理	□本人 □家族 □その他（　　）	□本人 □家族 □その他（　　）	
□ 透析療法	□あり □なし	□あり □なし	
□ 気管切開管理	□本人 □家族 □その他（　　）	□本人 □家族 □その他（　　）	
□ 膀胱留置カテーテル	□本人 □家族 □その他（　　）	□本人 □家族 □その他（　　）	
□ 褥瘡等皮膚処置	□本人 □家族 □その他（　　）	□本人 □家族 □その他（　　）	
□ その他の処置 （　　）	□本人 □家族 □その他（　　）	□本人 □家族 □その他（　　）	
介護力　介護者	□なし □あり（　　）		
介護力　キーパーソン	□なし □あり（　　）		

生活ニーズ上の情報

	項目	入院前	現在の状態	退院後目指す状態像（本人・家族に確認）
食事	調理	□可能 □不可 □介助 （代行者　　）	□可能 □不可 □介助 （代行者　　）	
	食事のセッティング	□可能 □不可 □介助 （代行者　　）	□可能 □不可 □介助 （代行者　　）	
	食事摂取	□自立 □ 一部 □全介助	□自立 □ 一部 □全介助	
移動	起き上がり	□自立 □ 一部 □全介助	□自立 □ 一部 □全介助	
	立ち上がり	□自立 □ 一部 □全介助	□自立 □ 一部 □全介助	
	移動	□自立 □ 一部 □全介助 □独歩 □杖歩行 伝え歩き □歩行器 □車椅子 □その他	□自立 □ 一部 □全介助 □独歩 □杖歩行 伝え歩き □歩行器 □車椅子 □その他	
	一人で外出	□可能 □不可 □介助 支援者（　　）	□可能 □不可 □介助 支援者（　　）	
	掃除	□可能 □不可 □介助 支援者（　　）	□可能 □不可 □介助 支援者（　　）	
	洗濯	□可能 □不可 □介助 支援者（　　）	□可能 □不可 □介助 支援者（　　）	
	買い物	□可能 □不可 □介助 支援者（　　）	□可能 □不可 □介助 支援者（　　）	

生活ニーズ上の情報

	項目	入院前	現在の状態	退院後目指す状態像
排泄	排泄場所	□トイレ □ポータブル □尿器 □オムツ □留置カテーテル	□トイレ □ポータブル □尿器 □オムツ □留置カテーテル	
	排泄行為	□失禁（有・無） □自立 □一部 □全介助	□失禁（有・無） □自立 □一部 □全介助	
清潔	入浴	□自立 □ 一部 □全介助	□自立 □ 一部 □全介助	
	更衣	□自立 □ 一部 □全介助	□自立 □ 一部 □全介助	
コミュニケーション・精神状態	意思伝達	□出来る □出来ない	□出来る □出来ない	
	精神状態	□あり　□なし	□あり　□なし	
	項目	**入院前**	**現在の状態**	**退院後支援が必要となる内容**
経済面	※経済的問題	□あり　□なし	□あり　□なし	
	※生活保護	□あり　□なし	□あり　□なし	
	※重度医療助成制度等	□あり　□なし	□あり　□なし	
	※障害者手帳	□肢体（　級） □療育（　級） □精神（　級） □なし	□肢体（　級） □療育（　級） □精神（　級） □なし	
	介護認定	□あり 要支援 ○1 ○2 要介護 ○1 ○2○3 ○4 ○5 ケアマネージャー： 事業所： □申請中　□なし	□あり 要支援 ○1 ○2 要介護 ○1 ○2○3 ○4 ○5 ケアマネージャー： 事業所： □申請中　□なし	
社会資源	医療	□かかりつけ医（　　） □訪問看護（　　）		□かかりつけ医（　　） □訪問看護（　　）
	介護	□訪問介護 □福祉用具貸与 □ディサービス □ショートスティ □その他		□訪問介護 □福祉用具貸与 □ディサービス □ショートスティ □その他
	※地域行政	□保健所 □市町村 □地域包括支援センター □その他		□保健所 □市町村 □地域包括支援センター □その他
退院後の療養先	□ 在宅（○自宅 ○その他：　　）□ 施設入所（　　） □ 転院（○一般病院：　○リハビリ病院：　○療養型：　） □ その他（　　）			
<備考>				

＊は、総合相談センター担当者が記載

記載日　　年　　月　　日
記載者

図４　退院支援アセスメント用紙

ベッドコントロールフロー

急性期病棟から包括ケア病棟へ転棟を決定するフローを述べる．

1．準備作業

①前日の午後５時，医事課で「地域包括ケア病棟対象患者リスト」を入力する（電子カルテの共有フォルダ）．

②各病棟の看護師長は，ベッドコントロール会議当日の午後１時までに，所管項目（入力可能部分）を入力する．

③会議当日の午後１時以降，医事課でデータを回収，全病棟が反映されるようにする．

④医事課がリストを印刷して，ベッドコントロール会議に提出する．

2．会議での転棟検討の流れ

①７対１病棟の在院患者の DPC 情報を確認

・「地域包括ケア病棟対象患者リスト」をもとに，「ライン超患者」および「転棟ターゲット症例」を確認する．

・期間Ⅲの患者を中心に，在院患者の DPC 期間を確認する．

② DPC コード未決定者の確認

・DPC 連絡票未到達患者を把握する（原則入院後３日以内）⇒主治医に記入要請

③地域包括ケア病棟の在院患者の確認

・地域包括ケア病棟の在院状況，リハビリテーション患者の施行単位，重症度医療・看護必要度等を確認する．

表2　地域包括ケア病棟運用基準

〈目的〉急性期を過ぎた患者の受け入れ及び在宅・生活復帰へ向けた支援を行うことを目的とする.
〈方針〉
1．地域包括ケア病棟の円滑な運用を行うため，ベッドコントロール会議のもとに病床管理を行う・
2．退院，転棟に際しては，患者・家族へのインフォームドコンセントを十分に行う・
3．入院患者のADLの維持及び向上を図るとともに，退院支援によって早期在宅復帰を図る.
〈運用〉
1．入院適応となる患者，次の基準で判断され，主に急性期病棟から移動する患者
◆候補基準
1）DPC入院期間Ⅲ以降（状況によりⅠ・Ⅱも対象となる）
2）看護必要度がA項目2点以上かつB項目3点以上に満たない.
3）急性期の主たる治療を終了し症状が慢性化している.
4）1日平均2単位かつ在宅復帰が見込まれるリハビリ対象患者
2．急性期病棟から地域包括ケア病棟への転棟手順
1）主治医は，入院時に患者家族に対し，急性期を脱したら病棟を移動することがありえることをあらかじめ説明し，理解を得ておく.
2）転棟にあたっては，日々のベッドコントロール会議において調整し，要請する.
3）主治医と看護師長，医事課担当者は，患者の状態を踏まえ，日頃より地域包括ケア病棟への転棟について検討しておく.
4）特段の理由がない限り，主治医はベッドコントロール会議の判断を尊重する.
　※　症状の急変等で，急性期病棟での集中的治療の必要性を主治医が判断した場合は，関係者・関係セクションに連絡のうえ，急性期病棟に転棟する.

こころえ **2**

地域包括ケア病棟からの退院前訪問と退院後訪問

当院包括ケア病棟転棟後の退院支援の流れを述べる.

退院に向けて自宅訪問が必要な場合は，訪問前に必ずカンファレンスを実施し，訪問目的や確認事項などを明確にして，病棟看護師と支援室担当者とともに自宅訪問を行う.

訪問時には，患者・家族，訪問看護師，ケアマネジャーなどの担当者も同席し，実際の居住場所で情報共有することで，家族，地域の他職種とも連携を図っている.

訪問実施後は報告書を作成して，チームへの情報提供と看護計画の見直しを行う．退院までに在宅に向けて必要な準備を確認する.

患者の退院後は，2～3週間以内に再度自宅訪問を行い，実践・指導した内容が在宅でどのように実施できているかを確認，評価することで，今後の看護実践への継続と改善点を抽出している（**図5**）.

まとめ

地域包括ケア病棟の開設により，病棟の機能・役割が分化し，急性期病棟は治療・処置に重きを置いて，患者の状態が安定した後は地域包括ケア病棟へ引き継ぐという流れができた．退院に向けた指導・調整は，患者の入院直後から開始し，退院後を見据えた看護介入を行うことが必要になっている.

患者や家族がどのような生活を望んでいるかを把握して，退院後も，安全で安心した生活ができるように支援していくためには，多職種，地域と連携をはかって継続的に支援していくこ

△△号室　●橋●司様　退院後の在宅訪問

日時：平成×年9月□日（水）10:00～11:40
参加者：本人・妻・病棟看護師□□□

目的
実際に退院してみて，退院前に調整した箇所が整っているかの確認と今後の生活で不安なことはないかを確認する．

確認事項
●吸引器の位置
前回訪問時と同じ場所にありベッドが用意されていたが，ベッドの頭側にセッティングしてあった．横になった状態でも手が届くところにあり，吸引瓶・吸引カテーテルもセットされていた（a）．

●吸引器が携帯式であるため，各部屋にコンセントがあるかを確認．
ベッドの下にコンセントがあり常時充電することができていた．また家族が充電補充することを忘れずに行えているため問題はなかった．別の部屋で使用する際もコンセントが各部屋にあるため問題はなかった（a）．

●廊下や玄関に障害となるものがないかを確認．
退院前に訪問した際，玄関が少し物で狭くなっている箇所があったが，すべて整頓されていた．患者が通る場所には物が下に置いておらず足を引っ掛けて転倒するなどの危険性はみられなかった．また，玄関に人が通った際に電気がつくよう工夫されてあった．トイレや居間へは自力で歩行しても問題なし．玄関から外に出る際，外から玄関を上がる際は家族に肩を貸してもらい段差を昇降している．外にすぐに出られるように廊下に車椅子をセッティングしてあった（b）．

●緊急連絡先の確認
退院前訪問時に確認した緊急連絡先は1枚は寝室の患者の目の届くところに貼ってあった．もう1枚は居間に貼ってあった．本人・妻に用意したカードサイズの連絡先は，お互いの財布に入れてかばんに常時入れてあるとのことであった（c）．

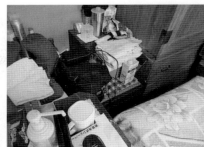
(a)

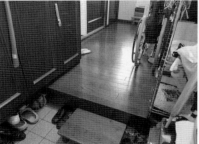
(b)

まとめ・課題
①退院後に要支援2の認定がおりた．現在はADLは基本的に自立できているため必要ないかもしれないが，今後，状況が変わってきた際に，必ず提示すること，必要であれば区分変更することを説明した．身体障害者手帳については次回受診日医師へ依頼し，再度市役所へ行き申請するよう説明した．
課題としては，入院中に身体障害者手帳の申請をする必要があった．
→今後，他患者とのかかわりの際は，その点も着眼して説明が必要．

②現在使用しているベッドは折りたたみ式の簡易ベッドであった．家族に確認したところ電動ベッドが導入予定とのこと．電動ベッドの上げ下げは自力でできるが，ベッド高が高くなるため，転倒・転落に注意するよう指導した．

③食事について，STから指導があった通りに，主食は粥，浮く食は刻みにしていた．食事を作ることに関しては妻は不安点なく，本人の嗜好に合ったものを提供できていた．また，本人も食べたいもの，好物である刺身や肉類を少しずつ摂取できており，食欲も出てきていた．呑み込みはゆっくり行い，むせもあまり見られず摂取できている様子．また，食べたいものを食べられることで，食べることへのストレスは多少軽減できていた．

④吸引については，基本的に自己排痰できているため1日1回，痰が絡んで出しにくい時のみ自己吸引することができていた．吸引時は，妻が付き添い，ワンウェイバルブの装着も2人でかがみを見ながら嗜好できていた．ワンウェイバルブの予備があること，万が一，無くなってしまった際は予備を使用するように説明した．
本人・家族より，「次回受診日に新たな物に交換する」と医師より説明されたと話される．

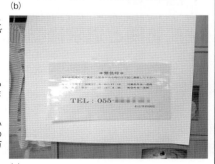
(c)

⑤入浴について，自己でゆっくり衣服を着脱でき，自力でシャワー浴できたとのこと．入浴中も特にトラブルはみられなかったと話されたが，床が滑りやすく下肢の筋力低下があるため，転倒しないように無理をしないこと，家族にも注意するよう説明した．入浴しないときは足浴をしている．

⑥視力低下の訴えが訪問時にあったため，眼科を一度受診することを勧めた．

図5　在宅訪問の報告書の例

とが大切である.

　自宅訪問をすることで入院中には把握できない患者の行動を把握でき，実際の生活の注意点も把握することができている．入院中に必要な援助を行い，今後の生活や指導に役立てることができている．また，入院中の援助が退院後も継続して行えるよう日常生活援助のパンフレットも作成し指導を行っている．これらにより，患者・家族が望む療養生活を考え支援していくことが最も大切である．

　当院包括ケア病棟での，今後の課題・改善点としては，以下のことがあげられる．
・「入院時スクリーニングシート」「退院アセスメント用紙」を活用した退院支援の継続
・退院前・退院後カンファレンスの実施
・在宅訪問報告書の見直し
・実施したカンファレンス内容を看護計画に

反映・実施
・多職種（ケアマネージャー・訪問看護師・開業医師など）との連携強化
・多職種との退院前・退院後カンファレンスの実施
・外来との連携
・入院中のデイケアの実施（患者の気分転換，退院後の生活を見据えた活動など）

（向山ゆりか）

文献
1）宇都宮宏子・三輪恭子：これからの退院支援・退院調整〜ジェネラリストナースがつなぐ外来・病棟・地域　日本看護協会出版会．2015
2）森山幹生・他：地域包括ケアシステムに乗り遅れない！病院看護職が担うこと，看護，67(8)，2015.

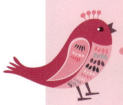

HAPPINESS 仕事術

27 地域におけるマネジメント

地域において病院併設訪問看護ステーションが果たす役割

地域と病棟看護に貢献できる訪問看護ステーションづくり

地域包括ケアシステムにおいて，訪問看護には「高齢者介護者を支えるサービスとして医療と介護をつなぐ役割」[1] が期待されている．訪問看護管理者は，社会背景や医療・介護保険制度を理解し，利用者の医療と介護のニーズを的確に捉え地域住民に貢献できるよう事業所の運営を行う役割がある．

筆者の勤務する施設（以下，自施設）は，一般急性期病院併設の訪問看護ステーションであり，地域住民のみならず，病院からの退院後方支援としての役割も担っている．筆者は，2015年度に一般急性期病棟から訪問看護ステーションへ配置転換となった．

以下，配置転換後に看護管理者として行った地域住民が在宅療養を安心して継続できるための看護提供体制強化への取り組みと，病棟看護師が地域に出てスキルや専門性を磨くための場作りへの取り組みについて紹介する．

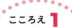
こころえ 1

地域のニーズに応えるための機能強化型訪問看護ステーションの取り組み

自施設の問題とサービス機能拡充の課題

自施設は，新規依頼の6割が併設病院からの依頼である．利用者内訳は**表1**のとおりで

表1 病院の概要（2019年3月末日現在）

病床機能：一般急性期　7：1病院基本料
病床数：441床
地域医療支援病院，神奈川県がん診療連携指定病院

【併設訪問看護ステーション概要】

提供サービス：訪問看護，予防訪問看護，居宅介護支援
看護師常勤換算：8.02人
新規依頼総数 134件（依頼元：併設病院 76件，その他 58件）
登録利用者数 127人
　内訳

介護保険利用者 87人		医療保険利用者 32人	
特別管理加算 I	14人	特別管理加算 I	15人
特別管理加算 II	12人	特別管理加算 II	6人
緊急時訪問看護加算	70人	24時間対応体制加算	30人
ターミナルケア加算	7人	ターミナルケア加算	20人

（平塚共済病院）

表2 機能強化型訪問看護ステーションへの移行計画

	初　期				第2期		第3期
	2018年　4月　5月　6月　7月				2018年 8月	2019年 6月　7月	8月
内部体制	<居宅介護支援事業所開設準備> 実施事項 ○組織的位置づけ ○運営的位置づけ ○市場調査 ○事務所の整備，申請手続き 検討事項 ○機能強化型訪問看護ステーションの基礎知識 ○開設・運営上の課題と方策				<居宅介護支援事業所開設> サービス開始	<機能強化型訪問看護ステーション開設準備> ○機能強化型訪問看護療養費1届出 居宅介護支援事業所　以外算定要件はクリア （居宅介護支援事業過去1年の実績を届出）	<機能強化型訪問看護STへ移行>
職員体制	○介護支援専門員（ケアマネ）採用活動⇒採用 （常勤換算：1以上）				○勤務体制表の作成 ○開設後の挨拶回り	○勤務体制調整 （休日訪問体制）	
事務所整備	○開設場所の決定→さくら ○設備・備品購入計画書作成 ○備品注文 ○サービス計画書など記録整備（帳票など）						
申請書類作成	○サービスフローチャートの作成 ○申請書 ○人員基準 ○運営規定 ○設備基準 ○その他添付書類（苦情処理）					○機能強化型訪問看護ステーション届出書類作成	
経理・その他	○収支予測（短期・中期・長期）					○収支予測 ○利用料金表修正 利用者へのお知らせ	

ある．利用者のうち介護保険利用者は，約7割を占めている．介護保険利用者の場合は，訪問看護が居宅サービス計画（以下，ケアプラン）に含まれている．したがって，ケアマネジャーのケアプランに沿った訪問看護サービスの提供が必要である．

しかし，自施設は，ケアプラン作成を行う居宅介護支援事業所の機能を持たず，そのすべてを地域事業所に委託している現状であった．ケアプラン作成機能がないことで生じる問題として，退院後に介護サービスの開始や変更が生じ，対応が後手になり，在宅療養を継続できずに再入院を余儀なくされる事例が発生していた．

そこで，在宅療養を継続できるように医療と

介護の一体的なサービスを提供できる体制の強化を課題として，居宅介護支援事業所の開設に取り組んだ．すなわち，居宅介護支援事業による機能拡充をすることにより，「機能強化型訪問看護ステーション」*として，利用者の多様なニーズに応えるステーションを目指した（居宅介護支援事業所開設計画については**表2**を参照されたい）．

*機能強化型訪問看護ステーションとは，「在宅医療を推進するため，24時間対応，ターミナルケア，重症度の高い患者の受け入れ，介護保険の居宅介護支援事業所の設置等といった，機能の高い訪問看護ステーションを評価する仕組み．平成26年に新設された」[2]

居宅介護支援によるサービス調整の実際と成果

特にケアマネジャーと密な連携が必要となるのは，次のケースである．
・退院後も医療処置の継続がある．
・悪性腫瘍終末期にあり，自宅看取りを希望している．
・入院前と比較して日常生活動作が低下している．
・老老介護や独居高齢者で安否確認を含めた支援が必要．

a．事例紹介

以下に紹介するのは，悪性腫瘍終末期にあり自宅看取り希望の利用者の事例である．

事例紹介　60歳代　肺がん終末期の利用者
50歳代に肺がんと診断され，化学療法を行ってきたが，多発転移があり緩和治療となる．ここ1年は入退院を繰り返しており，2週間ほど前に呼吸困難と疼痛増強による緩和目的で入院となった．

主治医より「予後1カ月以内」と本人・家族へ説明された．本人は，自宅での最期を希望していた．家族は在宅看取りへの不安が強く，病院で最期を看取る方向と決めて療養してきたが，死期が近づいていると聞かされて，「本人の意思を尊重し自宅看取りをしてあげたい」と申し出があった．この時点で，患者は意識はあるものの，自宅退院後，数日のうちに看取りとなる可能性が高かった．そのため退院調整を早急に実施する必要があった．
2週間前までの在宅生活では，何とか自分のベッドからトイレまで歩行ができており，介護認定は要支援2，介護サービスの利用はシャワーチェアのみであった．退院

調整の時点で，自施設へ「訪問看護とケアマネジャーに早急に動いてほしい」と病棟看護師からの依頼があり，迅速に調整を行い，依頼から2日後に自宅退院となった．

病棟看護師からの依頼を受けて，病棟，訪問看護ステーション，ケアマネジャーのそれぞれが担当した役割は**表3**のとおりである．

表3　依頼から在宅移行に向けた役割

病棟側	訪問看護ステーション	ケアマネジャー
・訪問看護・居宅サービス事業所へ新規依頼 ・往診医への申込み ・退院日当日訪問，訪問看護師との連携 ・退院後，訪問看護	・継続する医療処置の確認 ・退院当日訪問・同行訪問	・介護保険区分変更申請 ・介護ベッド搬入調整 ・サービス各種調整 ・退院日当日の担当者会議

退院後，1週間ほどで在宅看取りとなった．退院後に本人は，「自宅に帰って来られて安心した．よかった」と話されていた．家族からは後日，「最期に本人の気持ちを尊重できてよかった」「自宅での看取りは無理だと思っていたけれど，退院を決めてからすぐに往診医やベッドの準備をしてもらえて助かった．病棟の看護師さんと訪問看護師さんが（訪問に）来てくれたので本当に安心できた」との言葉が聞かれた．

b．事例からの考察―医療と介護をつなぐ訪問看護の役割

居宅介護支援事業の開始前は，病棟の退院調整担当者がケアマネジャーと訪問看護のそれぞれに連絡して調整することが必要であった．自施設で居宅介護支援事業を行うことによって，

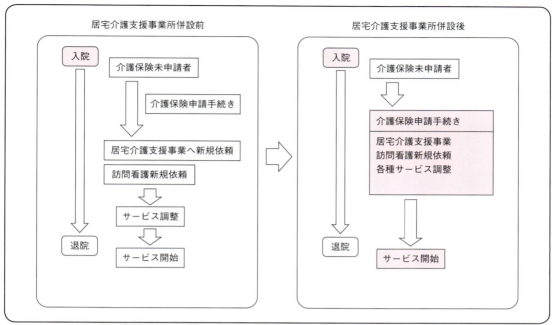

図1 介護保険未申請者ケースの入院から退院までの介入比較

退院調整担当者の連絡経路が1カ所になり，連絡に費やす時間を最小限にできた．また，自施設に訪問看護師とケアマネジャーが所属するため，サービス調整も容易となった（**図1**参照）．

結果として，訪問看護師と病棟看護師の連携も密になったことで，退院調整病棟看護師が訪問を実施して，訪問看護師と同行訪問することができた．これにより，利用者本人の意思を尊重し在宅看取りへ不安を抱いていた家族が，不安なくスムーズに在宅移行ができ，在宅での看取りを実現できた事例である．

今後の課題

1つの事業所でサービスが提供できる環境はスムーズな在宅移行を後押しするものである．しかし同時に，提供されたサービス内容が利用者のニーズに合致していたかを客観的に評価する必要がある．

また，居宅介護支援事業に関しては，退院後に，サービスが開始されなければ介護報酬に結び付かない．主治医や病棟看護師と十分な連携を行いながら，安全に在宅移行できる退院時期を見きわめていく必要がある．

こころえ2
病棟看護師が地域に出てスキルや専門性を磨くための場作り

訪問看護出向事業を活用した併設病院看護師の訪問看護研修

訪問看護出向事業とは，「病院看護師が一定期間，地域の訪問看護ステーションに出向し，訪問看護の一連の業務を実践することにより，病院および病院看護師にとっては院内の看護ケアや退院支援機能の強化に役立つスキルアップ，訪問看護ステーションにとっては多様な看護人材の育成・活用の向上がはかれる仕組み」

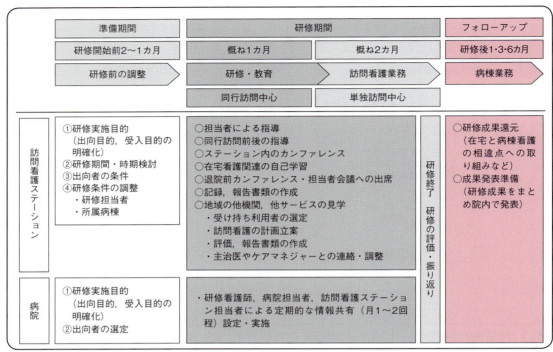

図3 訪問看護研修実施フロー

である[3]．

併設する一般急性期病院の在院日数は短縮傾向であり，病棟で働く看護師は在宅療養を見据えた退院支援・調整の実践力が必要となっている．そこで，訪問看護出向事業を活用し，一般急性期病院に併設した訪問看護ステーションである特徴を活かした研修計画を立案した（**図3，表4**）．

自施設の看護師人事配置は，看護部のローテーションによって行われている．併設病院の看護部長と研修期間・研修者の配置などを調整し，師長会議にて研修開催の意義を説明して，研修希望者を募った．

2019年度は，3カ月研修を2回開催．2名の研修者を受け入れ予定である．

研修評価について

研修評価は，日本訪問看護財団から出版されている，「訪問看護師OJTシート」および「ガイドブック」に基づき評価を行う．研修後は，自部署において課題解決ができるよう，病棟管理者と研修者のフォローアップを行う．

まとめ

日本看護協会は「医療と介護，病棟と在宅をつなぎ，地域での療養継続をさせる看護の役割を発揮していくためには，看護職が所属組織内にとどまらず，地域に出てスキルや専門性を磨き，働く仕組みを考える段階に来ている」[4]と述べている．

看護師は，働く場にかかわらず在宅の視点を持ち日々の看護実践を行う必要がある．

筆者は，訪問看護管理と病棟管理の両方を経験するなかで，看護の本質は同じであるが，"病院での看護"と"在宅での看護"の違いを理解し，看護管理者として地域住民に貢献すること，合わせて，病棟看護師へ訪問看護を学ぶ場を提供し，在宅支援への看護の質を向上するための看護管理を実践していく必要があること

表4　訪問看護研修計画書

【研修目的】
1．病棟看護師が，訪問看護の場で実践される看護を学ぶことで，自身・自部署の在宅看護実践力の向上を図る．
2．（到達目標）訪問看護ステーション研修後に，病棟において学びを活かした在宅復帰への看護を実践することができる．

時　期	内　容
1カ月目	1．訪問看護ステーションの役割の理解 ①地域の特徴，利用者状況，看護体制，医療処置や医療機器 ②訪問看護の利用手続き ③ステーション利用者の特徴 ④同行訪問 2．在宅療養・在宅介護サービスの役割の理解 　居宅介護支援事業所での研修 3．他機関・他職種との連携方法の理解 　退院時カンファレンスやサービス担当者会議への参加
2カ月目	1．単独訪問の開始 　同行訪問で全体像を把握できた利用者に，1人で訪問看護の一連のケア，関係機関との連携，スタッフとのカンファレンスを行う． 2．さまざまな状態像の利用者を担当（小児・高齢者・難病・精神・ターミナル期等） 3．退院後の新規利用者を担当し，訪問看護計画を作成
3カ月目	1．単独訪問を実施し，計画書から報告書作成まで一連業務を1人で実施する 2．利用者の状況に柔軟に対応し，予定時間内でサービスを提供する 3．利用者の療養環境や価値観を踏まえ，ケアに反映させる 4．帰院後の活動計画立案
研修後 （病院にて）	1．学び報告会 2．計画進捗状況確認のフォローアップ

を実感している．

　地域と病棟看護に貢献できる訪問看護ステーションとして，病棟・訪問看護師が患者のQOLを共に考える場づくりが必要である．患者が安全に在宅移行ができるように入院中から，そして退院後も安心し，医療・看護・介護が受けられるよう実践した看護を評価しさらに質の高い看護を提供できるようマネジメントを行っていきたい．

（泉山由美子）

文献
1) 厚生労働省・介護の推進について
http://www.mhlw.go.jp/seisakunitsuite/bun-ya/kenkou_iryou/
2) 佐藤美香子：「看護マネージャー意思決定フレームワーク」，日総研出版，2018
3) 介護保険・医療保険　訪問看護業務の手引，平成30年4月版，社会保険研究所，p120，2018.
4) 公益社団法人 日本看護協会，訪問看護出向事業ガイドライン，平成30年3月

あなたらしい看護管理者をめざして

日常の報告・相談

　報告や相談は，看護管理者によるスタッフへの教育の場となります．

　スタッフは何を伝えたいのか，よく相手を見て，しっかり聞いて，観察する必要があります．話の途中で言いたいことがあった場合，それをすぐに返すのではなく，相手の考えを先に聞いてから，こちらの考えを伝えることが教育の技です．しかし，相手の経験や考え方の違いで受け入れが困難な場合もありますので，よく考えてその人に合った方法で伝えることが肝心です．言っている内容は正しくても，相手に伝わらないのでは意味がありません．

　看護部長の立場では，例えば，看護師長が不在の日に，主任やスタッフが報告に来る場合があります．

　この時はある意味でチャンスです．

　将来の看護管理を担うかもしれない後輩と直接会話のできる好機でしょう．

　患者さんの状態や看護の方法について聞いたり話したりする中で，スタッフは現場を鮮明に等身大に映してくれます．同時に看護や管理についての質問に応えることが，主任やスタッフの教育的動機付けとなることを意識しながら話します．

　患者さんのことだけではなく，本人自身のWLBやキャリアについて関心を寄せることもあります．

　　何か困っていることはありませんか
　　今，取り組んでいることはありますか
　　師長さんや同僚とは，上手くいっていますか　　など…

　現場を離れて来ているスタッフは，患者さんや次の仕事が待っていることが多いので，時間を聞いて話すことが必要です．緊張させていることを念頭に，質問することよりも言葉をかけることが重要です．

Part 6

モチベーションを あげる 教育マネジメント

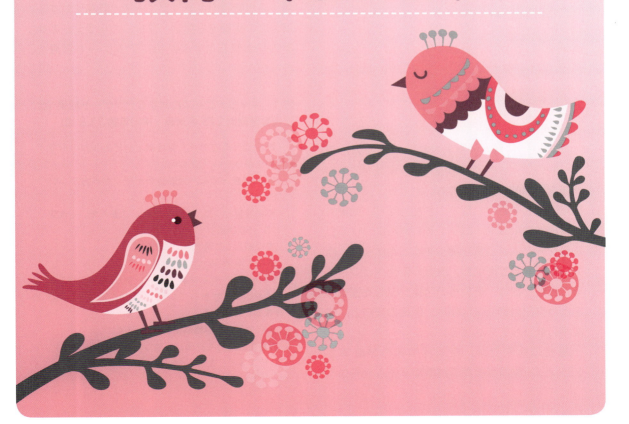

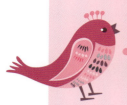

HAPPINESS 仕事術

28 継続教育と人材育成

継続教育（クリニカルラダー）導入と人材育成

人材育成が看護サービスの質向上につながる

　看護専門職として，自己研鑽を積みながら能力を開発することは重要であり，同時に全体的な組織展開のためにも，個人を支援していくキャリア開発システムづくりが求められる．

　本項では，筆者が勤務する病院における，継続教育（クリニカルラダー）導入と目標管理を運用した人材育成の取り組み，新人教育のシステムづくりの取り組みをまとめた．その結果として，看護職員の離職率の低下，新卒看護師の確保へと結びつけられたので紹介する．

こころえ 1

キャリアニーズと病院が求める看護師像を取り入れたクリニカルラダーを構築する

　卒後継続教育と人材育成にはクリニカルラダー制の導入は有効である．経験年数での院内研修を義務的に強制しても，キャリアアップの自覚よりもやらされ感での参加となり，効果的な継続教育にはならない．それぞれにクリニカルラダーによる目標を提示することにより，自発的な研修参加を促し，意識の変化へとつなげることができる．それらの目標達成を支援することが自己研鑽につながり，看護の質向上，離職率の低下へとつながる．

　筆者の病院では，新規採用者の離職率が12％と，常勤看護職員の離職率8％より高かったため，新人看護師離職率を下げる対策が急がれた．新人看護職員は新人教育の実施指導者のみに任せるのでなく，病院全体，看護師一人ひとりが，新人看護職員を育てる組織づくりが不可欠である．

キャリアニーズのアンケート調査

　看護職員のキャリアニーズを把握したうえで，病院が求める看護師像（理念）との比較を行ってすり合わせ，組織と個人を結びつけ，その果たすべき目標を共有し達成していくことが重要である．キャリア開発ラダー委員会ではまず，看護職員のキャリアニーズと職務に対する満足度の実態を把握し，クリニカルラダーの構築の基本資料とするためにアンケート調査を行った．

表1　キャリアニーズに対するアンケート結果（全正規看護職員275名対象・平均年齢33.8歳）

・私生活と両立でき，看護職として何らかの形で働き続けたい（57.9％）
・収入が減っても，労働時間が短くなる方がよい（52.8％）
・将来展望として，スタッフとして働きたいと希望する（50.0％）
・管理職として働きたい（2.5％）
・資格を取得したい（24.4％）
・キャリアアップのための努力をしている（32.6％）努力をしていない（64.3％）：20〜30代未婚に多かった
・現行の昇任・昇格制度否定的（54.0％）
・看護実践能力を評価に反映してほしい（83.2％）：30代に多かった

その結果，スペシャリストや管理職を希望する職員は少なく，私生活と両立させながら看護職を継続したいと考えジェネラリストを希望する職員の割合が多かった．また，臨床実践能力を評価して，教育や処遇に活かしてほしいという声が多かった（**表1**）．

クリニカルラダーの構築

クリニカルラダーの構造は，病院が求める看護師像と，その臨床看護実践能力を段階としてどのように構成するか，看護師の人材育成のゴールをどこにするかといったことにより異なってくる．病院の理念，看護部の理念より，長期的に病院が求めている看護師は「信頼される看護を提供できる看護師」であることを確認し，このための要素として，「根拠に基づいた看護判断ができる看護師」の育成には「看護実践能力」，「主体的に取り組み行動できる看護師」には「役割・責務・教育・研究的要素」，「人間性豊かな看護師」には「人間関係・倫理」の教育の必要性があげられた．

看護師のキャリアニーズを満足させ，病院が求めている看護師像を育成するクリニカルラダーの構造を考えることとした．ジェネラリストを希望する職員が多かったことから，クリニカルラダーレベルⅢまでの目標は「チームリーダーとして自律できること」をあげた．以下の基本構造と能力資質を柱にしてラダーを作成した（**表2**）．

基本構造：臨床実践能力
⇒看護実践・管理（役割・責務）・倫理・人間関係・教育

能力資質：職務態度
⇒規律性・責任感・積極性・協調性・守秘義務・共感性

継続的な人材育成への支援（クリニカルラダーと目標管理の運用）

クリニカルラダーの構築により，レベルごとの目標は明らかになったが，目標の達成には管理者・上司の支援が必要である．このため，クリニカルラダーと目標管理を併用した人材育成計画が必要となる．一人ひとりが目標を果たすことが組織の目標を果たすことにつながり，ひいては看護師に「自分は組織の一員である」という組織人としての自覚をもたらす．

看護部教育委員会では，クリニカルラダーの各レベルに沿った目標を達成するために年間研修を計画している．さらに，クリニカルラダー申請者への目標の指標となり，個人の目標管理時の評価の資料にする．

クリニカルラダーのレベルは，新人レベル（新人），レベルⅠ（看護経験2〜3年），レベルⅡ（看護経験4〜6年），レベルⅢ（看護経験7年以上），管理Ⅰ（副師長），管理Ⅱに分かれ，新規採用者は新人レベルからはじめる，中途採用者については，それまでのキャリアと，当院のクリニカルラダーの内容について，看護師長と目標面接を行い，当事者の合意のもと新人〜レベルⅢのどのレベルからスタートするか決定し，申請する．

個々のキャリアや個人のライフワークに合わせて自己申請としているため，クリニカルラダーの認定申請を希望しない人もいるが，キャリアニーズ・病院が求める看護師像を基に，各自の目標は毎年立案し，クリニカルラダー申請者と同様に目標を評価していく．全看護職員に運用手順とともにキャリアファイルを配布して，目標を評価する際に活用し，個人の要望にあわせた研修参加を促している．

表2 クリニカルラダー（臨床実践能力評価表）一部抜粋

		新人	レベルI	レベルII	レベルIII
定義		・マニュアルに沿って指導を受け，看護実践能力を身につける	・マニュアルに基づき自律して看護が実践できる	・リーダーの補佐ができる	・チームリーダーとして自律できる
到達目標		① 公務員制度・倫理・接遇について理解できる ② 病院の理念・方針が理解できる	① 看護に必要な知識・技術を習得し，安全安楽に実践できる ② リーダー業務の役割が果たせ，リーダーシップが発揮できる	① チームリーダーの補佐ができる ② 患者を統合的（身体的・精神的・社会的）に捉えた看護展開ができる	① チームリーダーとしての役割を果たすことができる ② 予測を踏まえた判断ができ長期的予測に立った看護展開ができる
看護実践	情報収集	① 看護記録の手引きを活用し，データベースの意味・目的を理解した上で情報収集ができる	① 患者に必要な情報を，意図的に収集できる	① 患者の変化を予測し，家族や社会的背景についても意図的に情報収集ができる	① 情報から得られた問題を医療チームメンバーと共有できる ② 問題の領域に焦点を絞った情報収集ができる
	アセスメント	① 指導を受けながら，情報を基に看護上の問題があげられる ・問題の原因と誘因がわかる	① 情報の分析・統合により，看護問題を明確にできる	① 情報に基づいて統合的にアセスメントを行い問題点を明らかにできる	① 的確に看護問題を抽出できる
	計画立案	① 指導を受けながら，計画が立案できる ・患者の問題の優先度を決し，目標が設立できる	① 個別性をふまえ，患者，家族とともに看護計画が立案できる ② 実践可能な計画立案ができる	① 潜在的問題，予測される問題を明確にできる ② 他の医療チームに相談が必要な問題がどうか見分けることができる	① 看護の質の向上を意識し，看護計画立案について看護チーム全体に指導ができる ② 社会的資源を活用できる
	実施	① 指導を受けながら，看護計画に沿って看護実践ができる ② 指導を受けながら，マニュアルに基づいて，安全かつ正確に基本的看護技術が実践できる	① 計画に基づいた看護実践ができる ② 患者および家族に対し，指導的関わりができる	① 患者の状況に合わせて，創意工夫した看護技術を用いて看護が実践できる	① 複雑な状況を判断・理解し，患者が満足する看護実践ができる
	評価	① 行った看護の結果を報告できる ② 指導を受けながら，行った看護を振り返り看護の効果を評価できる	① 患者に行った看護の結果を簡潔，正確に報告できる ② 行った看護の目標達成を評価できる	① 行った看護が患者のニードを満たしているか評価できる ② 行った看護が質的に評価できる	① 行った看護の妥当性，結果などについて評価し，フィードバックすることができる
管理（役割・責務）		① 公務員としての自覚を持ち，市職員として行動できる ② 病院の理念・方針を知り，組織の一員として行動できる	① チームの目標達成に向けて割り当てられた役割が遂行できる ② 環境・物品の管理ができ，コスト意識を持ち問題提起できる	① チームの業務調整を行い，メンバーの援助ができる ② 環境や物品管理について改善につながる解決策を述べることができる	① チームの目標達成のためにチームメンバーと協力し，課題を達成できる組織をつくる ② 看護業務における改善点について意見を述べることができ，改善の推進ができる
（倫理）		① 日本看護協会の「看護者の倫理綱領」，患者の権利の内容が理解できる	① 日常ケアで自分自身の倫理的問題に気づき，改善できる	① 自律して患者の権利の擁護や代弁者として行動を起こすことができる	① 倫理的視点で日常ケアを後輩に指導できる
人間関係		① 接遇マナーを身につけ対応ができる ② スタッフの考え・意見を素直に受け止められる	① 自己およびチームメンバーの立場や役割を認識し，相互に肯定的な関わりができる	① 自己の感情をコントロールでき相互理解を深めることができる	① チームメンバーの立場や人間性を尊重し，人間関係が調整できる
教育（自己・他者・学生・研究）		① 基本的看護技術に必要な知識，方法を計画的に学習し，習熟できる ② 日常の看護の中で，疑問や問題意識を持つことができる ③ 新採用者経管項目・評価表に沿って評価を行い，内容（知識・技術）の習得ができる	① 自己の学習目標を明確にし，主体的に学習できる ② 新人に対して相談しやすい雰囲気をつくり，指導に関わることができる	① 各セクションの必要な知識・技術が後輩に指導できる ② 院内・院外の研修に主体的に参加し，実践に活かすことができる	① 実地指導者の相談相手となり，助言・指導ができる ② 後輩を育成しながら，自己の指導能力を高めることができる ③ 専門的な視野で院内・院外の研修に，主体的に参加しフィードバックさせ改善することができる

162 ● **Part 6** モチベーションをあげる教育マネジメント

こころえ**2**
卒後教育の実際

クリニカルラダー新人レベル

2010年4月1日から新たに業務に従事する看護職員の臨床研修などが努力義務となった．そのため新人看護職員は全員新人レベルの研修を受講し，厚生労働省の推奨している新人看護師の到達目標が達成できるような研修を企画・運営している．

【新人看護職員研修（集合）の実際】
4月：基本的看護技術（注射・採血・与薬），リアリティーショック予防研修
5月：急変時の看護（人工呼吸器・心電図・AEDなど）
6月：医療安全（KYT訓練や演習）3カ月フォローアップ研修
7月：看護過程，多重課題研修
8月：倫理（看護者の倫理綱領の説明）
9月：リフレッシュ研修（陶芸や藍染めなどの体験）
3月：1年の振り返り研修
＊ローテーション研修（10月〜11月）
配属セクションで経験できない項目を中心に各自の希望を確認して決定
希望セクション（病棟）：3週間
手術室：1週間

【新人看護師への教育方法の実際】
実地指導者（プリセプター）が1年間，新人看護師を受け持ち，1対1で個人に合わせた教育を実施している（**表3**）．個人の育成状況を把握するために，年間到達目標（厚生労働省の新人看護職員の到達目標を参考）に合わせた毎月の目標を設定し，評価している．3〜4カ月ごとには，師長との面接を実施し，新人看護師の育成状況，実地指導者の指導状況を評価し

ている．月1回は各セクションの実施指導者代表が，新人指導上の問題点や疑問点などを持ち寄り，話し合うことで指導方法の統一を図っている．また，セクションでの技術指導は主に実地指導者が行っているため，それらの研修も企画・運営している（実地指導者チーム会）．

【新人看護職員のフォロー体制】
新人看護師の退職理由は，「超過勤務時間が長くて疲れた」「自信喪失」「急性期の病院に向いてない」「体調不良」「理想とのギャップ」などがあった．フォロー体制として，教育担当の副看護部長による新人看護師への相談窓口を設置した．新人看護師との面接結果で，配属セクションに改善が必要であると判断したときは，本人の同意を求め，配属セクションの師長に改善を促すように提案している．

また，ローテーション研修で来る別セクションの新人看護師には，実地指導者を中心に病棟全体の看護職員が指導にあたり，病棟スタッフの新人看護師を育てようという意識，共に育つという職場の風土づくりが育まれている．

クリニカルラダーレベルⅠ・Ⅱ・Ⅲ・管理Ⅰ・Ⅱ

クリニカルラダーの申請者は，各レベルに合わせた院内・院外の研修に参加し，各自のキャリアファイルを活用して，年間目標の達成度やそれぞれの課題レポートを看護部の認定審査委員会に提出し，認定される．

しかし，研修参加や提出書類の不備，また，課題レポートの評価が合格基準に達しないなどの理由で，認定できない場合には，統一した基準で検討し，申請者にはその理由を十分に説明できるようにしておかなければならない．

【2年目看護師の指導者の設置】
新人〜2年目までの看護師の離職率が高かったことや，新人看護師から「2年目になったら実地指導者がいなくて誰に相談していいかわからない」という意見を聞いたことから，2年目

表3 内科病棟（例）一部抜粋

	4月	5月	6月
目標	① 職場環境に慣れる ② 基本姿勢と態度を身につける ③ 指導を受けながら基本的看護技術を実施できる ④ ペアでラウンドが行える	① 基本的看護技術を知る ② 看護に必要な知識について自己学習の方法を見出せる ③ 日勤業務を行える ④ 助手業務の実施 ⑤ 入院対応ができる	① 基本的看護技術を知る ② 看護基準・手順に基づいて，日常の看護が実践できる ③ 看護に必要な知識について，主体的に学習できる
到達目標	① オリエンテーションを通して病院，病棟の特殊性がわかる ② 患者，スタッフとコミュニケーションがとれる ③ 環境調整・食事援助・排泄援助・清潔衣生活・与薬・症状生体機能技術がわかる	① 活動・休息・呼吸・循環・創傷管理・救命救急処置技術を知る ② 看護記録のマニュアルを理解し記録ができる ③ 指示を受けながら，日勤メンバーとして看護実践ができる ④ 夜勤業務を知り，病棟の流れを理解する	① 苦痛緩和・安全安楽確保・感染防止・安全確保の技術・管理を知る ② 看護記録のマニュアルを理解し記録ができる ③ 指示を受けながら，日勤メンバーとして看護実践ができる ④ 受け持ち看護師が立案した看護計画に沿った実践と看護ができる ⑤ 夜勤業務を知り，病棟の流れを理解する
研修	新規採用者オリエンテーション 基本的看護技術（注射・採血・与薬）	急変時の看護	フレッシュナースのフォローアップ 医療安全研修
病棟目標	患者・病棟スタッフとのコミュニケーションが図れる	清潔ケア・与薬・採血について理解でき安全・安楽に実施できる 点滴業務について理解できる 日勤メンバーとして指導を受けながら看護実践が行える 準夜フリー業務がフォローを受けながら行える	清潔ケア・与薬・採血について理解でき安全・安楽に実施できる 準夜フリー業務がフォローを受けながら行える
指導内容	□病棟オリエンテーション □基本的看護技術 □電子カルテ実施入力・指示受け，看護記録の入力など □伝票や書類・コスト管理 4月下旬スタッフとともに担当患者を受け持ちその中の1人の実施入力.看護記録入力を行う（記録は下書きから） 助手と助手業務を実施，指導 □基礎的看護技術研修終了後より留置針挿入，採血の実施 □e-ラーニングの実施	□与薬や注射の実施 □清潔・排泄ケア技術 □入院・退院・転科・転棟の対応 □軽症患者の部屋持ち業務をスタッフとともに行う ※5月上旬…スタッフとともに担当患者を受け持ちその中の1人の実施入力.看護記録入力を行う（記録は下書きから） 中旬から…新人1人がスタッフのフォローを受けながら3〜4人を受け持つ 点滴番と一緒に点滴業務を行う	□与薬や注射の実施 □清潔・排泄ケア技術 □入院・退院・転科・転棟の対応 □軽症患者の部屋持ち業務をスタッフとともに行う □夜勤（準夜）オリエンテーション ※緊急・急変時の連絡方法確認（コード99など） □夜勤前に新人評価表を用いて面接 □基本的看護技術 □未修得技術を確認し修得できるように関わる
自己学習	□病棟5大疾患の定義 配置セクションの主となる （呼吸器，消化器） 症状・病態・検査・評価・治療・予後について理解する	□病棟5大疾患　　□放射線治療 □化学療法 □点滴管理　　　　□酸素吸入 □気管支鏡 □吸入　　　　　　□在宅酸素療法 □胸腔ドレーン　　□腹水穿刺	□病棟5大疾患　　□放射線治療 □化学療法 □点滴管理　　　　□酸素吸入 □気管支鏡　　　　□吸入 □在宅酸素療法 □胸腔ドレーン　　□腹水穿刺
その他	新人チェックリスト参照	新人チェックリスト参照	新人チェックリスト参照

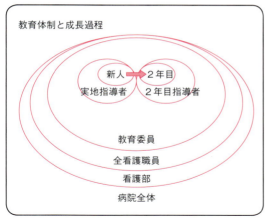

図1 教育体制と成長過程

看護師（13名）を対象にアンケート調査を行い，その結果をふまえて，「2年目の看護師の教育担当者であるとともに，相談役となり，成長を支援する」という，2年目看護師の指導担当者を設置した．新卒1年目の評価を基に担当プリセプターと師長で2年目の指導担当者を決めている．

新採用者経験項目評価表を活用し，プリセプターから2年目指導担当者へ次年度に向けた課題や指導上の工夫などを申し送り，2年目看護師の成長や課題を把握した継続的な指導を実施している（**図1**）．

「2年目も技術などに自信がないときは指導してくれたり，相談できる指導担当者がいてくれる」と2年目看護師の不安が軽減でき，離職者数減少へつながっている．

ジェネラリストからスペシャリストへ

認定看護師資格取得への支援を行い，さまざ

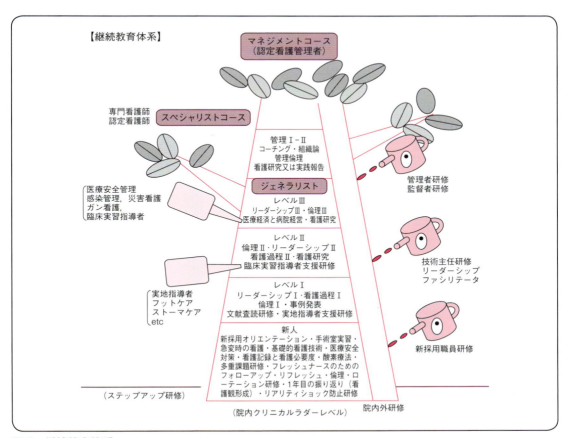

図2 継続教育体系

28 継続教育と人材育成 ● 165

表 4　新任看護師長研修内容

1. 看護部の組織と活動	看護部の組織と活動 ・院内の組織・病院・看護部の理念　今年度の目標 ・ストレスマネジメント・看護協会活動・看護連盟 ・師長会の規約・師長勉強会の説明・看護管理における倫理的課題
2. 看護管理者の役割	・勤務条件と服務規律・病院，看護部門経営
3. 労務管理	・看護と法律（労働三法など），勤務の調整（勤務表作成・年休・超過勤務・その他） ・入院基本料算定方法と看護職員配置数・記録物の提出方法 ・正規職員，嘱託・臨時職員管理 ・組合手帳を基に，労働条件と権利についてポイント
4. 患者サービス	・患者満足度・職員満足度向上・接遇
5. 業務管理	・クレーム対応・安全管理（感染・医療事故・環境整備） ・看護管理者における倫理的課題・事故発生時・院内暴力など発生時の対応 ・上記内容の対応と報告方法について・マニュアル，基準などの周知
6. 人材育成	・目標による管理・クリニカルラダー評価者としての役割 ・自己研鑽 ・人事評価，コーチングについて ・病院，看護部，セクションの目標
7. 当直・日直	・日・当直時のオリエンテーション 　管理当直の職務を元に，マニュアルの説明

まな分野の認定看護師を育成し，看護の質の向上を目指している．

年1回，認定看護師資格取得希望者を募り，審査し，決定後支援しているが，クリニカルラダーⅢ以上の看護師という条件を付け，ジェネラリストとしての経験を重視している．毎年2〜3名の認定看護師資格取得の要望がある．スペシャリストを目指す看護師がいることで，看護職員は，ジェネラリストとしての役割の有用性を再確認するとともに，スペシャリストへの期待が膨らみ，看護のやりがいが生まれている（**図2**）．

管理者の教育

クリニカルラダー（管理Ⅱ）とは別枠で，新任師長および新任副看護師長には，中間管理職としての職務を果たせるように教育研修を企画している（**表4**）．研修内容によっては，現在の師長の参加もあり，活発に質問し，管理者としての役割を再確認している．研修は看護部長・副看護部長がそれぞれの担当部署を受け持ち実施している．特に個人や周囲の状況にあわせた目標設定を行う目標管理面接の実施には，看護管理者のマネジメントスキルが必要のため，効果的な育成面接の方法について参加者の事例や疑問など含めて互いに改善策を共有しながら実施している．

まとめ

クリニカルラダー導入や2年目看護師の指導者の設置などは，現場スタッフの意見を取り入れることを念頭に構築した結果である．また，管理の経過（PDCAサイクル）を活用し，日々改善を実施している（**図3**）．当院独自の卒後教育研修，教育方法を取り入れたことでスムーズな運営が可能となった．さらに，施設の理念・年間目標などを表明し，卒後教育と目標

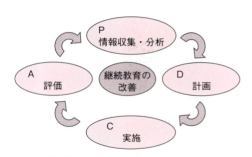

図3　継続教育改善のプロセス

管理とを連動させ，各自の目標（自らの目標）を支援することを重要視している．みんなが育つ環境づくりは，みんなの意見を反映することが重要なポイントといえる．

　結果として新卒看護師の採用を管理職だけでなく，スタッフみんなが学生や潜在看護師へ呼びかけることにより看護師確保対策に貢献した．また，継続教育の改善により離職率の低下に結びついたと評価している．

　今後も，社会状況や看護職員のニーズなど，日々変化する状況をキャッチし，PDCAサイクルを回していくことが人材育成のために不可欠である．

〈小田切まさこ・小石川好美〉

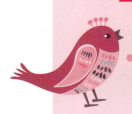

HAPPINESS 仕事術

29 継続教育と人材育成

新人看護師の離職予防対策

　看護職員の人材確保戦略として，助産師・看護師の離職予防の対策を検討しなければならない．それには看護部だけでなく，病院全体の取り組みとして人材確保対策を見直し，労働環境の整備や改善を行い，働きやすい環境をつくることで離職防止を行うことが必要である．

　筆者の勤務する病院でも，看護職員の慢性的な不足を解消して，安定した看護を提供できるようにしたいという課題があった．とくに，新人看護師の離職率が12％と高かったため，まずは，新人看護師離職率を下げる対策を検討した．

こころえ 1
新人看護師の離職予防対策

　新人看護師の退職理由にはさまざまあるが，「超過勤務時間が長く疲れた」「体調不良」など長時間労働に関すると思われるもの，「自信喪失」「急性期の病院に向いてない」など，理想と現実とのギャップなどがある．それらを事前にキャッチしてフォローするために，以下のことに取り組んだ．

■ 新人看護師への相談窓口の設置

　配属セクション以外で心配事（特に人間関係）を聞く相談窓口を設けた．相談窓口設置の目的を師長会議，教育委員会，プリセプター委員会で周知したり，委員会や研修会などで相談窓口の設置をアピールした．

　教育担当の副看護部長が相談にあたるこの相談窓口は2010年から開設しているが，利用した者の大半から「この病院に就職してよかった！」という声を聞くことができている．しかし一方で，「配属セクション以外の場所で言える窓口があってよかった」と，現場では言えない，理想と現実のギャップからくる自信喪失や不安の訴えを聞くことも多くあった．

　相談窓口では，相談者の個人情報には十分配慮し，必要時は，本人の同意のもと師長会議などで検討したり，院内外でのメンタルヘルスへの支援も検討する．

　また，相談窓口を設置したとしても，重要なことは，教育担当者の副看護部長みずから日ごろから話しやすい雰囲気で職場を回り，職場の雰囲気を観察することである．

■ 病院全体で看護師一人ひとりが新人看護師を育てる組織づくり

　新人看護師を育てる組織づくりとして，2年目指導看護師の設置（担当プリセプターと師長で決定）やプリセプターの指導方法の検討，ローテーション研修（病棟・手術室）導入と職員全体の意識改革を行った．ローテーション研修の導入によって，別セクションの新人看護師の指導にも病棟全体であたることになり，新人看護師への教育に対するスタッフの意識が変化し，共に育つという職場の風土が育まれた．

　また，新人看護師の家族へ，配属セクションの師長から家族への感謝の気持ちを込めて，新

人看護職員の近況報告および，看護部からのメッセージや写真を送っている（手書きによる暑中見舞いなど）．

こころえ2
病院全体での看護職員人材確保対策

看護部だけでなく，病院副院長，事務局長をメンバーとした助産師・看護師確保対策チーム会を発足した．潜在看護師研修の企画運営（看護部教育担当が主催），インターンシップの開催（夏休み期間中3日間程度を2回に分けて実施），病院見学説明会の時期・回数などの検討，病院ホームページの開設に取り組んだ．

また，臨床実習指導者の指導方法を再確認し，臨床実習を受けている看護学生から選ばれる職場づくりについて検討し，先輩看護師から学生への声かけの推進，学生へのあいさつの徹底，各セクション間での統一した指導方法など改善を図った．

職場環境では，院内保育所の環境を改善した（夜間保育の受け入れ，保育料の補助（月額15,000円（夜間保育1回1,000円）），．

職場における支援体制には，実地指導者や先輩看護師，教育委員や師長による支援がある．また，教育担当副看護部長による支援，臨床心理士によるメンタルヘルス相談体制など配置セクション以外でも職員に対するメンタルケアを実施している．

まとめ─看護職員の離職率の変動

以上の取り組みの結果，2011年度の新卒看護職員の離職者0を達成し，常勤看護職員の離職率も前年度8.8％から2011年度には3.8％と減少することができた．その後も全国平均を下回る離職率を維持している．また，当院では平成30年よりPNS（Partnership Nursing System）の導入となり新人指導が実地指導者からペアでの指導となっている．チーム，病棟全体で支援をするという本来の指導の姿にシフトしており引き続き指導のあり方を検討していく必要がある．これは，看護部だけの人材確保対策でなく病院職員が一丸となり，看護師確保の必要性を理解し，さまざまな対策を一つひとつ積み重ねた結果である．

今後，新人看護師の離職予防・確保だけでなく，常勤看護師の離職予防のためにも，ワークライフバランスを配慮した職場環境や労働条件のさらなる整備や改善を行う必要がある．

（小田切まさこ・小石川好美）

文献
1) 平井さよ子：目標管理導入成功の方策─強い看護部づくりの決め手．日総研出版，2003.
2) 陣田泰子・他：聖マリアンナ医科大学病院看護部の成果を導く目標管理の導入方法─学習する組織の創造．日総研出版，2004.
3) 松下博宣，樫原美枝子編：クリニカルラダー・人材開発システム導入成功の方策─看護部活性化・良質の看護サービスの決め手．日総研出版，2004.
4) 中西睦子編：看護サービス管理．第3版．医学書院，2007.
5) 舟島なをみ編：院内教育プログラムの立案・実施・評価─「日本型看護職者キャリア・ディベロップメント支援システム」の活用．医学書院，2007.
6) 上泉和子編：看護ユニットマネジメント．医学書院，2006.
7) 坂井慶子：ナースマネジャーのためのコーチング─輝くナースの育成講座．メジカルフレンド社，2005.

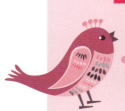

HAPPINESS 仕事術

30 みんなが育つ環境づくり

新人教育研修にシミュレーション教育を取り入れて

新人教育はシミュレーション教育が効果的

　成人学習には，経験学習が効果的である．エドガーデールの「経験の円錐・学習のピラミッド」の法則でも，「言葉で書かれたテキストを読むよりも実物を見たり，体験したりしたほうが知識の定着率は高い」ことが述べられている[1]．

　新卒看護師の基礎看護技術の実践能力について，平成25年から平成27年を経年的に見ると，「一人でできる」項目は年々減少してきていた．そこで，筆者の病院で，効率よく効果が出る新人研修は何かと考えたとき，シミュレーション研修の実施があがったことで，平成28年にはじめて新人教育にシミュレーション教育を導入した．

　これを境に，シミュレーション教育で経験した項目（輸液ポンプの準備と管理，チームメンバーへの応援要請等）については確実に，「一人でできる」力の向上がみられ（図1，2），体験を伴う学習によって，知識や技術が定着することを実感できた．

　本稿では，実際に行った4つのシミュレーション教育について紹介する．

こころえ 1

「たくさん失敗して，失敗から学べる」新人向け技術教育シミュレーション

　「安全な輸液管理」をテーマに，1回3時間コースで2回開催し，合計71名が参加した（図3）．

1．到達目標

　目的は，「点滴治療中の患者の観察ポイントを知り，安全な輸液管理ができる」をあげた．

2．研修の進めかた

　学習者の経験値が少ないため，分からないことや気が付かないことを共有し，「たくさん失敗して，そこから学ぶ」ように，教育委員が何度も投げかけを行った．

3．点滴中の患者の観察

　現在，ほとんどの点滴は機械を使用して滴下数が設定できるため，新卒看護師は，手動で1分間の滴下数と量（mL数）を計算する経験が少なく，輸液ポンプに頼っている現状であった．

　そのため，輸液ポンプの構造・作動点検・ロックボタンの周知，点滴手動の注意点と計算方法には十分に時間をかけることにした．

4．安全に配属した輸液の実践

　また，「車いすで患者を移送する」という場面を設定して，点滴したままベッドへ移る際の声かけや，ルート類や輸液ポンプの位置，作動確認など，一連の動作を含めた安全確認の方法を実践して体験してもらった．

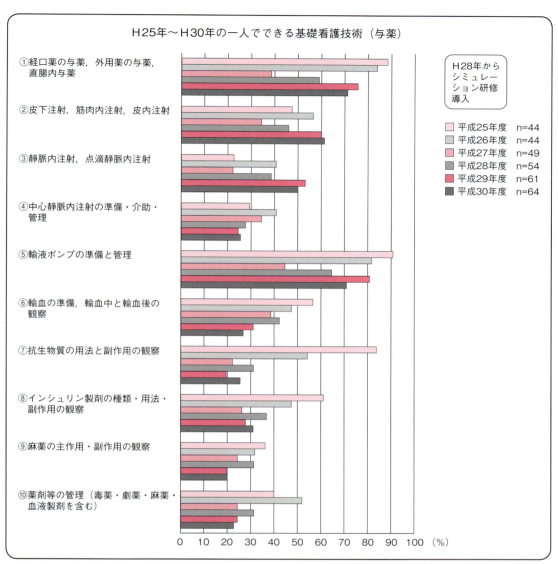

図1 山梨県立中央病院看護局ラダーⅠ看護技術についての評価表 結果抜粋

　新人に体験させてみて分かったことは，①点滴台の扱いが危ないこと，②右半身麻痺の患者の場合，ベッド右側に車イスを固定した場合左手の点滴ルート側の手の状態の観察が重要であること，③声かけ，対応が看護師本位になっていること，があがった．

行動の振り返りによる学びの共有

　次に，「自分では表出できない患者」という設定で同じ場面への対応を実施した．他のメンバーから，気づいたことやできていることを出してもらい，行動を振り返ることを行った．

　それは，患者個別性への対応，主体性ある看護とは何かを考えることになった．

　シミュレーション研修で設定された場面の看護を実際に実践して「感じたこと・分からないこと」を全体で共有したことは，「わからない」のは自分だけでないという安堵感もあり，ワイワイ・がやがやとした元気な雰囲気の中で研修

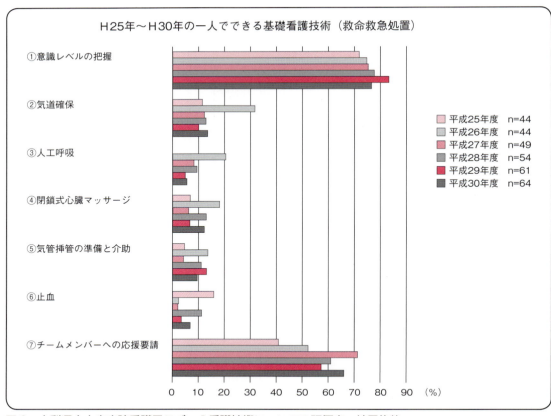

図2　山梨県立中央病院看護局ラダーⅠ看護技術についての評価表　結果抜粋

が進み，ワクワクするような学びにつながっていた．

　参加者の感想として，①研修生の真摯な姿勢と教育委員の患者役は非常に臨場感があり，看護師役の研修生の日頃の対応が患者さん役の教育委員に伝わった，②患者の行動や観察から，予測を立てて対応する重要性を学ぶことができた，という声が聞かれた．

　この研修1カ月後の振り返りで，研修受講者からは，「少し役立っている：8人（11.4％）」「大いに役立っている：62人（88.6％）」と答えており，研修の成果が現場で活かされていると評価できた．

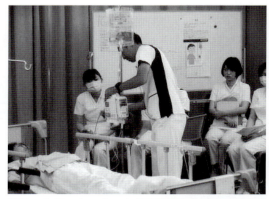

図3　シミュレーション研修風景「安全な輸液ポンプ研修」

こころえ 2
臨場感ある急変時の対応 BLS・AED 研修

病室を改築してシミュレーションルームが設置されたことを契機に,「急変時の対応 BLS・AED」研修をシミュレーションルームで実施した.

1. 目的

目的は「一次救命処置の意義を理解し,理論に基づいた技術と冷静に対応できる態度を学ぶ」であり,1 回 3 時間 30 分コースを 2 回開催し,参加者は 68 名であった.

2. 研修のすすめ方

この研修では,急性・重症患者看護専門看護師が,デブリファーとなり実施した.体験することに意味を持たせ,失敗してもよいことや失敗から学ぶことを実感できるよう研修生に動機づけしながら実施したことは 1 の研修と同様である.急変対応ができるようになることも重要であるが,急変予測ができる看護師を育てることを目指している.

3. 研修の効果

シミュレーションルームでの研修は,現実で起こり得る場面を再現でき,緊張感を持った研修となり,日常の一場面を切り取って実施・評価するため他者の行動・自分の行動合わせて客観的に考えられることから効果的に自分の足りないところに気がつくことができる.

こころえ 3
他人の行動を見て我を知る 多重課題・時間切迫研修

多重課題・時間切迫研修では,3 時間のコースを 2 回に分けて 2 日間行い,合計 4 回実施した.参加は計 69 名であった(**図 4**).

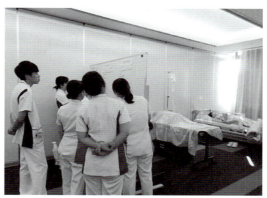

図4 シミュレーション研修風景 「多重課題・時間切迫研修」

1. 目的

目的は「複数患者の安全,接遇,優先度を考慮した対応について学ぶ」である.

2. 研修のすすめ方

事前課題として,e-ラーニングのテーマのオンデマンドで「多重課題を乗り切るためのコミュニケーションと優先順位の考え方」を受講生全員が聴講することを推奨した.

多重課題は,新卒看護師にかかわらず全看護師が遭遇する場面である.この場面で必要になるスキルは,まさに,コミュニケーションと優先順位をつけられる力である.優先順位をつけるには,患者の状態に加えて,病棟全体の状況把握も欠かせない.そのためには,①ナースコールへの対応や患者の訴えに耳を傾けることを意識する,②受け持ち患者だけではなく,それぞれの患者の病状を把握する,③全体像を把握し優先順位をつける,という 3 点を常時,頭に叩き込んでおくことを強調した.デブリファーからは,「患者さんのことを一番に考えられているか(自分のことを優先していないか)」という質問が投げかけられた.

研修受講生からは,「頭で理解していても,思ったようにはできない」「先輩看護師に,報告・連絡・相談,応援を求めるができない」と,自分の行動を振り返り,できていないという自身の場面がたくさん表出された.

3. 研修の効果

「できない」ことを体験することで，自分を見つめ直し，自分では普段知りえない，無意識の行動の気づきとなる．これによって行動変容につながっていく．この体験の積み重ねは，多重課題に対応できる看護師の育成に必ずつながると考え，今後も本研修を実施予定である．

たとえば日常の中で，患者のベッド周りの整理整頓や，履物をそろえる行為がある．これも患者にとって何がよい環境であるかを瞬時に判断して自然に行っている行為であるが，できる人とできない人がいる．他者の行動を見て，自分に不足していることに気づけるような能力をもつ人材の育成が，看護の質の向上につながるといっても過言ではないと考える．

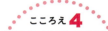

新人を育てるパートナーシップシステム

新卒者の支援を行う指導者の研修にも，シミュレーションを取り入れた研修を行っている．

1. 目的

目的は「新卒者の支援における役割を理解し，自己の指導準備ができる」ことであり，3時間コース1回で，参加者は54名であった．

この研修をシミュレーション研修で実施した理由は，当院で行っているパートナーシップナーシングシステム（PNS）への理解を深め，新卒看護師の立場を体験することで，新卒看護師の支援につながると考えたことからである．

2. 研修のすすめ方

シミュレーションで，事例を用いて，内省支援，業務支援，学習支援を体験する研修を実施している．

3. 研修の効果

指導者が看護実践の場で新卒看護師に向き合う時，新卒看護師が考えていることを引き出し，その考えを受け止め，そして自分の伝えたいことを新卒看護師が理解できるように伝える．この繰り返しが，新卒看護師の教育支援に適っているということを，現場の看護師は実感してきている．

まとめ

筆者の病院では，「人間性豊かな看護師を育成すること」を看護局の理念にあげている．

人間性を育み，一人ひとりを大切にできる組織で，看護師が生き生きと看護実践できるよう，今後もさらに教育の充実を図っていきたい．

（坂本　富子）

文献
1) 阿部幸恵：看護のためのシミュレーション教育 初めの一歩ワークブック．第2版，日本看護協会出版会，2016．

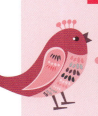

31 目標管理の運営

目標管理の運営

HAPPINESS 仕事術

目標管理とクリニカルラダーの運用

　目標管理は，組織と個人を結び付け，その果たすべき目標を共有し達成していくための手法であり，チャレンジする目標の設定とセルフコントロール能力の開発によるマネジメントである．一人ひとりの目標を果たすことが，組織目標を果たすことにつながり（統合），ひいては看護師に「自分は組織の一員である」という組織人としての自覚をもたらすことになる．

　一方，クリニカルラダーは「臨床実践能力レベルをクリアするもの」という考え方である．キャリア開発のツールであるクリニカルラダーに基づいた目標管理を行う効果としては，各レベルに必要な能力を具体的に理解できることによって達成すべき目標が明確になり，行動への動機づけとなるほか，目標をクリアした時の達成感が得られる．これをスタッフ自身と看護管理者とで評価を行うことで，現状をお互いに整理して次に向かう目標を共有でき，組織の一員としての目標の達成へと貢献することになる．

　そのため，目標管理とクリニカルラダーの運用は切り離しては考えられない．

個人と組織の統合　そのためには，自己評価と他者評価のすり合わせが鍵！

　目標管理によって成果や業績を測ると同時に，個々のスタッフが持つ潜在能力を顕在化させ，役割を与え，さらに組織の成果へとつなげる．目標管理はスタッフの得意な分野をさらに伸ばすことができる育成ツールにもなる．

こころえ 1

目標立案の手順

　ここでは筆者の所属する病院における目標管理の取り組み例を紹介する．

　目標の立案は，
問題の明確化 ⇒ 目標の設定 ⇒ アクションプランの設定 ⇒ アクションプランのゴールの設定 ⇒ アクションプランごとに タイムスケジュール を立てる⇒ 実施 （マネジメントサイクルを実施／コーチング）⇒ 中間評価 （実施方法・タイムスケジュールの修正）⇒目標達成度の 評価

という手順で実施し，次年度には目標の設定に活用する．

問題の明確化

　まず，問題を明確化する．目標は達成可能な目標でないと意味がないため，それぞれ（個人・組織）の現状を十分に分析することが必要である（**表1**）．十字形チャート（**図1**）の分析を活用して自己（組織）を見つめ直し，強みを確認していく．通常，自己の弱みや脅威は記載するのに時間がかかることが多い．また，弱みや脅威では原因記載が少ないため，弱みを強みに，脅威を機会に変えることへ展開できないことが多いようである．ここで現状分析をしっかりすることが，個人のキャリアアップへとつながる目標の立案となる．

　次に，目標設定の準備を行う．まず看護部の「理念」「方針」を確認し，中期・長期の医療，

表1　現状分析の内容

①十字形チャートによるアセスメント：
強み・弱み・機会・脅威
②問題の種類（見えている問題と見つける問題）：
修正・改善・変革・強化・新たな取り組み
③看護部の目標とリンク（連動）
※定着したルーチン業務は除く

病院，看護部の方向を見据えて，十字形チャートにより現状と数年後をアセスメントする．個人の目標は，看護部の目標とリンク（連動）させる．

目標設定・評価の設定

目標の立て方・評価の目標設定のポイントは，具体的であること，達成可能であること，現実的であること，理念・方針と整合していること，期日を区切ることが重要である．

ゴール設定は，数値目標を設定し（例：褥瘡発生0／平均在院日数15日／○月～○月に××の研究発表をする　など）具体的に記載する必要がある．

看護部の年間目標は，病院としての年間計画（病院長が発表）を受け，看護部から師長会議で立案する．その際にも目標にゴールを設けることで，方向性がわかり評価ができる．看護部の目標を受けて各委員会，セクション，師長など個人の目標を立案していく．

その他，各自それぞれの目標を立案していく（年間の目標は3個程度を推奨している）．個人目標でのポイントは次のことがあげられる．

・個人が設定する
・現状の能力よりステップアップした目標とする
・目標管理シートを活用し計画管理する
・進捗状況をフォローする
・自己評価する
・上司の目標面接，中間面接，育成面接を受け，他者評価を受ける
・自己評価，他者評価を次年度に活かす

アクションプランの設定，ゴールの設定／タイムスケジュールの設定

次に①看護部の目標，②委員会の目標，③部署目標，④自己の目標に対する，アクションプランを設定する．アクションプランのゴールの設定は，具体的な年間スケジュールを立て，いつからいつまでに，誰が，どのように，どこまで行うか，毎年ルーチンとして行っていることは除いて決め，具体的に評価できるようにする．

	強み（Strength）	弱み（Weakness）
内部環境	・自分の具体的な強みは一体何なのか，強みと思えることを何でもよいのであげてみる． ・強みと弱みは表と裏の関係である．人間の性格と同じように強みはある点で弱みになったり弱みが強みになったりする．	・自分の具体的な弱みは一体何なのか，弱みと思えることを何でもよいのであげてみる．
	機会（Opportunity）	脅威（Threat）
外部環境	・自分にとって何が機会なのか，何がチャンスなのかと考える． ・機会と脅威は最も大切である．病院（病棟・自分）が今後活性化し発展するかどうかが，ここにかかってくる．	・何が自分のあり方や将来を脅かす存在なのか．この脅威となる対象を明確に認識しなければ成功するためのコツにたどり着くことはできない．

図1　十字形チャート（ＳＷＯＴアナリスト）

こころえ **2**

目標管理面接のすすめかた

面接による他者評価

目標管理のために行う面接の目的は，①役割を意識して仕事をする，②自己職務に対して成果責任を果たす，③目標の公開により他者からの支援，評価が得やすい，④個人の成長，チーム，組織の成長である．

面接は，個人の状況に合わせて適宜実施していくことが望ましい．当院では年3回は定期的に目標管理のための面接を実施している（目標面接・中間面接・育成面接）．それぞれに面接時の季節をイメージした名前を付けている．

- 目標面接『わかば（若葉）面接』（初期面接4月～5月）：前年度の成果・業績を踏まえて，個人が設定した目標についての考えを聞く．その後で，個人の能力に見合っているか，成長・努力できる内容が含まれているかを確認し，上司の立場で期待を含めて調整する．
- 中間面接『もみじ（紅葉）面接』（9月～10月）：進捗状況を確認し，計画・実行に無理がないかを評価し，追加・修正を行う．
- 育成面接『つくし（土筆）面接』（最終面接2月～3月）：今年度の成果・業績について面談する．自己評価を聞き，上司としての評価を正しく公正に伝え，次の目標設定につなげる．

効果的な面接のポイント

面接者は，大人の学習者への対応をするための以下のトレーニングが必要である．

- 3つの「あ」を大切に…焦らない・慌てない・あきらめない

- その人の経験を意味ある経験に変換できるように支援する

面接者は，伝えたいこと，考えてもらうことを整理してあらかじめ準備をする（キャリアファイル・面接ノートなど活用）．面接環境の調整も必要である．面接日時は事前に伝えて当日に備えてもらう．そのことで相手は，目標に関すること以外でも，伝えたいことをメモしておける．面接は集中しやすいようできるだけ静かな場所で，プライバシーが保持されるような配慮が必要である．

面接時には，小さな変化や成長，改善の兆しを見つけて承認していることを伝える．日々のスタッフの観察メモを活用すると，そのことが抽象的な評価にならず，改善点も具体的になる．面接中は一貫して必ず，本人の評価，意見を聞いてから，上司としての意見を伝える．最善の方法を自分で選択できるよう支援し，目標の設定では一緒に考え，サポートするという認識で実施する．

面接者が質問する際には，相手に考えさせ，話をさせることが肝心である．気付かせる質問を行い，相手に主導権を与えることである．面接者が自己の考えを押し付けては，押しつけられた目標設定になり，自己の目標とはならない．その目標を達成したとしても，達成感は半減してしまう．個人の目標を立案するのはあくまでもその人であり，相手の意見を尊重して「自分で立案した目標」をもってもらうことが，目標支援のためには重要である．

目標管理の人材育成

目標管理面接では，看護管理者の力量が試される．個人や周囲の状況に合わせた目標設定ができるように看護管理者のマネジメントスキルの向上が重要になる．このため，新任師長には研修を行って効果的な面接ができるよう支援している．主な研修の内容は，目標管理面接にお

けるコーチング．クリニカルラダーの評価面接，人事考課であり，新任師長を対象としているが，毎年ほとんどの師長が受講する．参加者は，師長としての目標，スタッフへの目標管理などをディスカッションしながら，立てた目標を見直していく．

　また，師長と担当副看護部長との目標面接を実施する．この面接では，師長が副看護部長から面接手法を学ぶ機会にもなっており，副看護部長はそのことを含めて師長との目標面接を実施している．

こころえ**3**
目標管理シートの活用

　目標管理シートとは，個人・チーム・委員会など，すべての目標を達成するための計画・実践・評価のプロセスを表す1枚の用紙である（**図2**）．これは個人のキャリアファイルやポートフォリオの重要な部分を占める．目標立案する時から活用していく．

目標管理シートの書き方

①委員会・看護単位（チーム）
・看護理念・看護方針・看護目標を元に委員会・セクション目標・チーム目標を立案する．
・目標，アクションプラン，ゴールを設定し，5月末までに看護部に提出する．
・9月〜10月に中間評価，2月〜3月に最終評価を行い，看護部に提出する．
・3月には，全セクション・委員会の目標達成状況を効果的に発表し，対策などについて情報を共有する．
②個人（各面接時に，個人のキャリアップにつ

なげられるような目標立案・評価等を助言する）
・個人目標・チャレンジレベルを設定し，4月末までに師長に提出，初期面接を行う．
・9月〜10月に中間面接を師長が行い，目標の進捗状況の確認と修正及び動機付け，支援を行う．
・目標管理シートは，1月末日までに自己評価し，師長または副師長に提出する．（ラダー認定受審する場合も，1月末日までにラダー認定書類と合わせて提出）
・最終面接は，異動する・しないに関わらず2月〜3月に行う．異動者は，前所属部署の師長が上司評価および育成面接（最終面接）を行う．
（ラダー認定受審者も，前部署の師長が評価および最終面接を行い，ラダーレベルを決定する）

目標管理の評価基準

　具体的に設定したゴール（設定した数値目標：褥瘡発生0，平均在院日数15日，〜の研究発表をする）などについて，下記の統一した表現方法で記載している．

S　目標を上回る達成（110％以上）
A　ほぼ期待どおりの達成（90％〜109％）
B　目標をやや下回る達成（70％〜89％）
C　目標を未達成（50％〜69％）
D　目標を著しく未達成（50％未満）

（小田切まさこ・小石川好美）

文献
1）平井さよ子：目標管理導入成功の方策．日総研出版，2003．
2）聖マリアンナ医科大学病院看護部の成果を導く目標管理の導入方法ＣＤＲ．日総研出版，2004．

目標管理シート（個人）

セクション：○○　・氏名：☆○　・職種：看護師　・経験年数：1年

クリニカルラダーレベル：レベルⅠ　・本人の認定希望：レベルⅠ

作成日：　年　月　日
中間評価日：　年　月　日
最終評価日：　年　月　日

S：期待を上回る結果（110%以上）　A：期待通りの結果（90～109%）　B：期待以下の結果（70～89%）　C：期待を下回る結果（50～69%）　D：期待を著しく下回る結果（50%未満）
（他者評価は：看護師長・副看護師長）

個人目標	アクションプラン		4月	5月	6月	7月	8月	9月	10月	中間評価	11月	12月	1月	2月	3月	最終評価	ゴール
・解剖生理・疾患・看護・処置の知識や技術の向上ができる	① レベルⅠ研修に参加する ② 院内外研修，病棟内の勉強会への参加 ③ 1年目で未経験・経験不足の処置について指導のもと積極的に関わる ④ 解剖生理・病態・治療・看護とつながりを意識して自己学習をする ⑤ マニュアルの理解	計画	・研修：倫理 ・経験不足の処置を経験する． ・自己学習		・研修：看護研究Ⅰ	・研修：リーダーシップⅠ		・研修：看護過程	看護協会研修：循環器と呼吸器ケア	自己：A 別紙1－①	事例発表会への準備 ・看護協会研修：生活を見据えた退院支援		事例発表会			自己	①レベルⅠの取得 ②院内外研修2回以上，病棟勉強会へ6回以上の参加 ③経験項目評価が新人レベルの時より良くなる
		実施	・倫理（4/23）	・CV挿入介助	・看護研究Ⅰ（6/4）	IABP勉強会	BIPAP勉強会 ECGモニターセミナー（県中病院）	9/2褥瘡研修		他者						他者	
・感染グループとしてスタッフの見本となれるような行動がとれる	① マニュアルを理解する ② 疑問に思ったことや，分からないことは自分でも学習したうえで先輩に聞く	計画	・マニュアルの確認 ・グループで決めた活動をしっかり行う． ・院内感染について自己学習							自己：B 別紙1－②						自己	①マニュアルに沿った行動がとれる
		実施		・グループ目標・活動内容の決定			・感染委員会のラウンドを受ける			他者						他者	
・家庭との両立	① 優先順位を考え行動する ② 時間を意識し，自分ですること・他のスタッフへお願いすることなどと仕事整理しながら業務にあたる ③ 他のスタッフの行動をみて学び，意見をもらう ④ 1日に一度，子供とゆっくり話す時間をつくる	計画	・月1回以上子供と出かける時間をつくる ・1日30分以上子供と話しをする時間をつくる ・適宜，先輩や同期に相談しアドバイスや意見をもらう							自己：A 別紙1－③						自己	①残業時間が1年目の時よりも減少する ②月1回以上週末に休みを入れ，子供と出かけることができる
		実施								他者						他者	

上司に支援して欲しいこと	頑張ったこと・頑張れたこと：	看護師長によるラダー評価	看護師長サイン
・県内で年数回ある呼吸器ケアの研修に出てみたいので，その研修があるときには教えてもらいたいです． ・今までのように，月に1回でも土曜日か日曜日のどちらかでもいいので休日を入れてもらえたらありがたいです．			

（市立甲府病院）

図 2　目標管理シート
（目標管理とラダーを連動させ，目標管理と実施スケジュールを一体化させた用紙である）

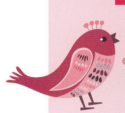

HAPPINESS 仕事術

32 目標管理

目標管理に"ポートフォリオ"をプラスしてみる

スタッフ一人一人の夢の実現　きらきら輝く看護の実践

　病院機能評価項目に「目標管理」という項目があるためか，看護管理のマネジメント手法として目標管理を導入し，組織の活性化を目指すとともに，効率的に計画を達成させようとする看護部が増えている．一般企業と同様なマネジメント手法を導入することで赤字続きの病院経営改善や患者満足度向上につながると考えられている．職員の人事評価を含め個人の責任を明確にすることで年度計画を効率的に達成できるといわれている．

　看護師の仕事は人が相手であり，評価を数値化することが難しい．目標管理の一部として各個人の目標を達成させるために，看護管理者は，スタッフとの中間面接，最終面接を行う．チェック表や計画表を元に進捗状況を確認し今後の方向性を一緒に考える．

　しかし，1枚の目標管理シートでは，その人の頑張りという活動過程まで現すことは難しい．看護師は専門職であり自立した目標がある．自分自身の成長のために実践で経験を積み知識を得ている．1年間の経験がキャリアとして専門性を高めている．目標管理シートだけでは記入しきれない部分を書き込めるノートを作ってみた．

こころえ 1
ポートフォリオは面白い─夢を実現し形にしていく

　書店で夢実現ノートなどを目にしたことはないだろうか．夢を実現するには言葉として表現することが夢に近づく1歩であるとはいわれる．夢は描かなければ現実にはならない．ポートフォリオは夢を実現させるために，形にする1つの手法である．目標管理の中に取り入れてみるとスタッフの今まで見えてこなかった部分が見えてくる．形式的な面接に時間をかけることなくポートフォリオから見えてきたことを話題にし，今の課題・今後の方向性を見つけていくことができる．

ポートフォリオとは

　もともとは紙挟みや折りかばんの意味であり，インターネットで検索すると資産家の投資資産の一覧としてあるいは写真家やデザイナーが自分自身の作品をファイルとし保存する作品集などとして用いられている．バラバラのものを1つにまとめるという概念でもある．

　教育的にはポートフォリオには次のような定義がある[1]．

> ポートフォリオとは，生徒が達成したこと及びそこに到達するまでのあゆみを記録する学習者の学力達成に関する計画的な集積である．

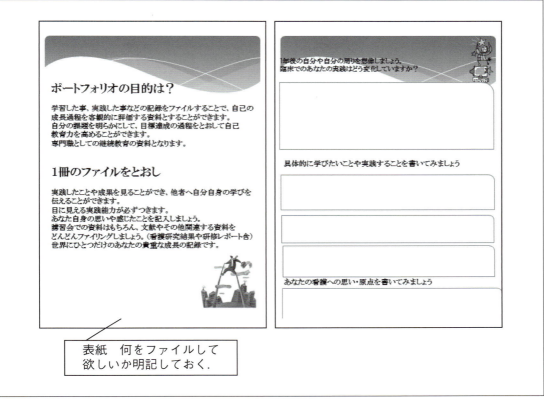

図1　ポートフォリオの最初のページ

> ポートフォリオとは，生徒に（そして／あるいは他者に）ある一定の領域におけるその生徒の努力，進歩あるいは学力達成を示す生徒の学習に関する目的的な集積である．（高浦勝義：ポートフォリオ評価入門．p14，明治図書出版．2000）

看護師のポートフォリオは各個人が学習してきたことや研究成果など専門職としての実績が反映されていることが望ましい．研修会参加後のレポートや修了書，学会発表抄録，院内研究発表など挟むものは自由である．スタッフ自身にとっても，上司が変わったときなどに，自分自身をアピールできる資料にもなる．

ポートフォリオを目標管理に活用する

看護師長が，スタッフのこれまでの成長記録としてみることもできる．インターネットでも病院活動や新人教育の中で利用していると紹介しているサイトも多くある．看護管理にポートフォリオを導入し推進している第1人者である鈴木敏恵氏の著書[2]の中でもたくさんの病棟の事例が紹介されている．決して新しい手法ではないが，組織マネジメントの中で合理的に運用する手法を未来教育プロジェクト法として確立している．ファイルする内容も看護管理者や個人の自由である．どんな物をファイルすれば成長の記録になるのか個人の知の部分が見えてくるのか考えればよい．面接時に使いたいシートもどんなことを事前に考えてほしいの

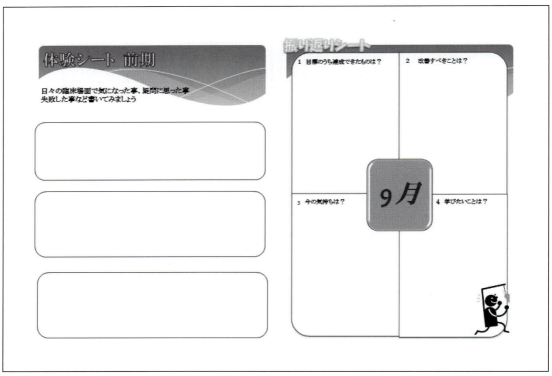

図2　体験シート

か，1年という時間を無駄にすることなく経験を積み重ねていけるような記録を考えていけばよい．看護管理者がまず自分のポートフォリオを作成することから始めてみたらよい．それによって自然と，中身に何を入れたらいいかが見えてくる．

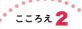

ポートフォリオの活用の実際例

最初のページ（図1）

看護師として漫然と経験を積んでいるだけでは，経験10年といっても知識・技術に10年の重みを感じない人もいる．しかし，周囲の目は看護師として10年の経験があるのだからこれくらいはできるだろうと思う．1年後，5年後，10年後の自分をイメージすることが今の時間をどう過ごすべきかを教えてくれる．1年間の経験や知を深めることが自分をどう変えるかイメージしてもらいたい．

そのイメージに近づくには計画を具体化する必要がある．どのようなことを学べばいいのか，臨床ではどのようなことを気にしながら実践するのかイメージしてほしい．

そして，自分が看護師を選んだ原点である看護への思いを忘れないでほしい．看護師という職業を選択したのは自分自身である．働いていると日々いろいろな出来事に遭遇する．楽しい事ばかりではない．しかし，困難な場面に遭遇した時こそ自分の看護師という職業を選択した原点を思い出すことが大切ではないだろうか．

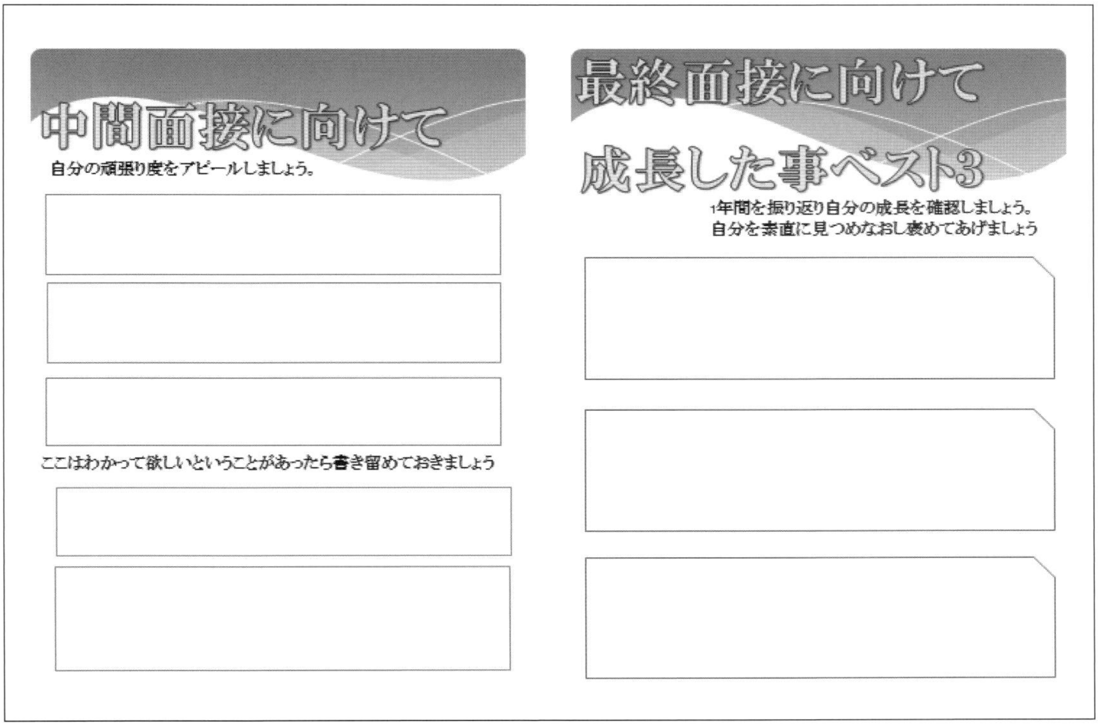

図3　面接用シート（中間面接に向けて）

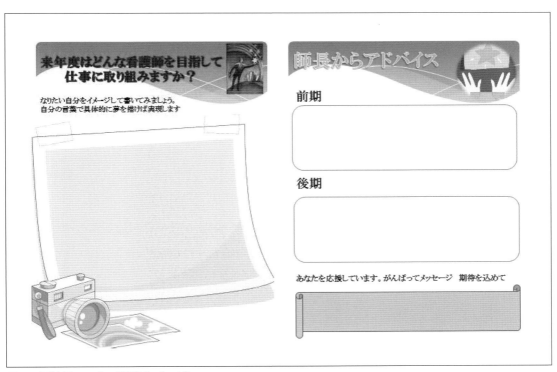

図4　面接用シート（最後のページ）

32　目標管理　●　183

体験シート（図2）

体験シートは前期・後期分がある．日頃から気になったことや忘れてはいけない出来事などを書き留めておく．倫理的な気づきや疑問も持ってほしい．

面接の前には半期を振り返り目標の達成度を考える．

改善すべきことを考える．

気持ちは前向きか？やる気を書くことができるか？

臨床での学びをどう考えているか？

その人が漫然と仕事をするのではなく臨床の場を自分の学びの場としてどのように考えているか知ることができる．

業務改善のヒントは気づきからである．管理者にとって，スタッフのどんな細かい気づきも見逃すことなく改善していく姿勢が大切である．

面接用シート（図3，4）

面接時は是非とも自分自身の頑張ったところをアピールしてもらいたい．管理者も普段からスタッフへ頑張っている所を評価しようと心がけてはいるがスタッフにとってはまだまだ気が付いてもらえてない場面は多くあると思う．

また，スタッフは普段からここは管理者にわかってもらいたいと思うことは沢山あると思う．面接の時にスタッフの思いを受け止めることができる．

面接前にはゆっくり考えて書くことができるので本音を聞くことができる．

最終面接は1年間の集大成である．自分自身を客観的に見つめ成長できたことを残しておく．1年間の成果はとても大きいはずである．

最後のページは，来年につながるものとするのがよい．

看護管理者はスタッフの為に常に応援メッセージを送っていたい．普段から見守り，何かあったら手を貸すという姿勢が大切である．言葉で表すことで信頼関係も深まっていく．

1年間を振り返り自己の成長を実感しながら，来年度につながる目標を見つけることができたら，取り組むべきことが明確になっていく．

まとめ

ポートフォリオは各個人の成果物であり，自分自身の足跡となっていく．自由な発想で展開することができる．年度末には各セクションの成果発表会などが企画されている所も多いがポートフォリオを用いて各現場でプレゼンテーションを行うことでスタッフ間での刺激になる．新人は中堅の経験に学びを深め，中堅は新人の発想力や気づきに驚かされる場になるはずである．今後どのような内容で発展させるかは各看護管理者の発想力，実行力にかかっている．他の施設の取り組みなど大いに参考にしながら独自のスタイルを切り開く面白さがそこにはある．

（藤森　玲子）

文献
1) 高浦勝義：ポートフォリオ評価法入門，明治図書出版，2000.
2) 鈴木敏恵：目標管理はポートフォリオで成功する．メジカルフレンド社，2006.

Part 7

日常の マネジメント スキルアップ

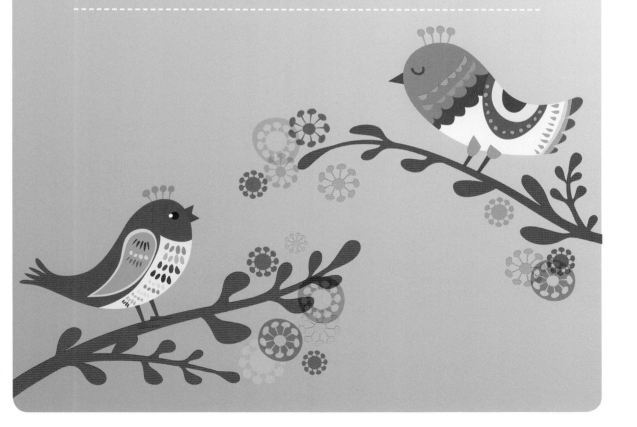

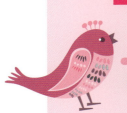

HAPPINESS 仕事術

33 報告・連絡・相談

報告・連絡・相談の仕方・受け方

報告・連絡・相談はマネジメントの要！

　報告・連絡・相談とは，業務を円滑に遂行するために必要な一連の行為であり，看護管理者にとってもマネジメント上の要となるものである（図1）．しかし，日常業務の中では，できて当たり前の報告・連絡・相談がうまくいかず，管理者を悩ますようなトラブルが発生していないだろうか．管理者として認識しておきたいことは，スタッフは「放っておいても報告・連絡・相談をキチンとしてくれるだろう」と期待するままにしないことである．これらは面倒なことでもあり，「やらないで済むならやりたくない」のがスタッフの本音だからである．そのため，管理者が，こんな「報告・連絡・相談がほしい」というポイントを指導していくことも重要となる．

　一方，報告・連絡・相談を受ける管理者としての姿勢はどうだろうか．スタッフが話しやすい雰囲気作りや信頼関係作りに努めているだろうか．スタッフは，管理者に対しての"怖い"という思いが先行してしまい，報告のタイミングを逃してしまうことなどもある．しかし，一番怖いのは，悪い知らせが管理者に届かないことで，その結果，管理者に真実が十分に伝わらず，間違った判断のまま物事が進んでしまうことである．

　そこで，あらためて基本に戻り，報告・連絡・相談の意味や，それらが円滑に行われるためのコツ，さらには，受ける側の姿勢などについて考えてみたい．

こころえ1

ホウ・レン・ソウを確実に

ホウ・レン・ソウとは

　管理者はスタッフからの報告・連絡・相談によって状況を判断し，次の指示・命令を発する．そのため，報告・連絡・相談が適宜，適切に行われないと組織は機能していかず，目標として掲げていることも達成することはできない（図2）．

管理者への報告・連絡・相談のコツ

　報告・連絡・相談は重要な仕事の一つである．管理者は常にスタッフからのこまめな情報提供を待っている．しかし，スタッフがいつでもお構いなく自分の都合を優先し，報告・連

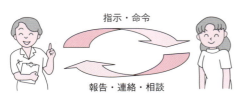

図1　メッセージ交換のパターン

仕事を遂行するために最も大切な
“ホウ・レン・ソウ”

報告とは？	管理者からの指示・命令に対し，経過や結果を知らせること （すでに起こったことを管理者・先輩に伝えること＝完了形・過去形） ◎たとえば…「ご依頼の○○の件は本日終了しました」など
連絡とは？	自分の意見を加えず，事実情報を知らせること （これからのことを関係者に伝えること＝現在進行形・未来形） ◎たとえば…「本日の会議は○○の都合で変更になりました」など
相談とは？	自分が判断に迷うとき，意見・アドバイスを聞くこと （お互いの信頼関係を促進する） ◎たとえば…「○○はどれを優先した方が良いのでしょうか」など

図 2 「ホウ・レン・ソウ」とは
（今井繁之：ホウレンソウの習慣が面白いほど身につく本．中経出版，2006 を参考に作成）

絡・相談に来てしまったらどうだろうか．その内容の重要性や緊急性，さらには相手の状況との兼ね合いを考えながら行うこと＝「報告・連絡・相談のコツ」について指導していくことも，大切なスタッフ教育である．そのため，以下のような「ホウレンソウ実践度チェック」[1]（**表 1**）を用いて，日頃自分が行っている行為を具体的に評価することで，これらに関する実践力を向上させる 1 つのきっかけになる．

スタッフから師長への報告・連絡・相談

看護師長にとってスタッフからの報告・連絡・相談内容は，まさに今，ここで起きている問題発見や，問題解決の手がかりとなる貴重な情報である[2]．

筆者の所属する施設においても，時にはこれらに関連するトラブルが発生し，管理者にはその対応が求められる．そこで「こんな場合は“報告・連絡・相談”が欲しい」という内容を各部署の看護室に貼って，スタッフがいつでも見られるようにしている．スタッフは「看護師長は自分たちにどのような報告・連絡・相談を求めているのか」という具体的な内容を理解し，実践につなげることができる（**表 2**）．

師長から看護部長（総看護師長）への報告・連絡・相談

看護師長は，看護部長が行う看護管理の一部を委任された者であり，看護部の方針に従って看護管理を行う．よって，委任された内容について看護部長に報告・連絡・相談することは看護師長の義務といえる[3]．つまり，看護師長は部署の円滑な運営に努力すると共に，患者動態に関すること，看護職員に関すること，安全管理・業務管理に関すること，診療に関することと，施設・設備・物品管理に関することなどのデータを集め，こまめに看護部長に報告することも重要な役割である．

そこで当院では，看護師長に向けても「こんな場合は“報告・連絡・相談”が欲しい」というものを配布している（**表 3**）．その目的は，中間管理職である看護師長は，スタッフからの報告・連絡・相談を受ける立場であると同時に，看護部長に対しては報告・連絡・相談をする立場にあること，その両方の意識を強化することにある．

表1　ホウレンソウ実践度チェック

☐	ホウレンソウする前に相手の都合を確認している. 例）「○○の件でご報告しておきたいのですが，いまご都合はいかがでしょうか？」
☐	報告に当たって，結果を先に，経過を後で話すようにしている. 例）「○○の結果は　〜　となりました．その経過は　〜　です」
☐	複数の事柄を報告する前に，優先順位をつけている. 例）「何点かご報告させていただきたいのですがよろしいでしょうか．一点目は　〜です」
☐	複雑な事柄をホウレンソウする場合は，事前に要点を整理して臨んでいる.
☐	悪い状況こそ早く報告・相談という原則を守り，速やかな報告・相談を心がけている.
☐	依頼された仕事が長引いている場合，上司や関係者から「どうなっている」と聞かれる前に中間で報告・連絡している. 例）「○○の件ですが，現在は　〜　の段階まで進んでいます」
☐	うまくいっていないことを報告する前に「なぜそうなったか」「どうしたらいいか」を考えた上で報告に臨もうとしている.
☐	「報告しろ」の指示がなくても，依頼された仕事が終了したら速やかに報告している. 例）「○○の件ですが，○月○日にご依頼の通り終了しました」
☐	報告に当たって，事実情報と自分の意見，判断情報は分けて報告している.
☐	好ましくないことが発生して，それに自分が関係している場合でも，勇気を奮って正直に報告するようにしている.
☐	本人不在のため重要な事柄の伝言を依頼した場合，それが本人に伝わったかどうか確認している.
☐	伝言を頼んだ人の名前を確認している. 例）電話の取次ぎなど：「○○さまにお伝えください．失礼ですが，どなたがお受けくださいましたでしょうか？」
☐	重要な連絡事項をお客様や関係者に FAX・メールした場合，確実に届いたかどうかの確認をしている. 例）「先ほど FAX（メール）を送らせていただきましたので，ご確認ください」
☐	関係部署に連絡を指示された際は，その連絡が必要になった事情・理由をしっかり把握してから連絡するようにしている.
☐	間違いの起こりそうな事柄や，正確さを要求される内容を伝える時は，メモを渡したり繰り返し説明をして，正しく伝わるよう努力している.
☐	今連絡すべきタイミングかどうか，状況をよく考えて連絡するようにしている.
☐	相談する場合，「どうしましょうか」ではなく「こうしようと思っていますが」という具合に，自分なりの意見を持って臨もうとしている.
☐	何かでお世話になった人には後ほどお礼状を出すなり，お礼の電話を必ずするようにしている. 例）「○○の件は　〜のような結果になりました．いろいろアドバイスをいただきありがとうございました．今後ともよろしくお願いいたします」
☐	不明点・疑問点があったら，仕事に取りかかる前に，恥ずかしながら聞くようにしている. 例）「○○の件は　〜　で間違いないでしょうか？」
☐	仕事が行き詰まりそうであったら，自分一人で悩まず，上司や先輩に相談するようにしている.

○が多い人	○が多い人ほど優秀．△や×を見直して，一つずつ実践していきましょう. ホウレンソウの達人になれるはずです.
△が多い人	ホウレンソウの必要性はわかっているのに，実践にムラがあるようです. 「確実に」キーワードを習慣化しましょう.
×が多い人	職場環境などで，ホウレンソウが思うようにできない場合もあります. あきらめずに一つでも実践する努力をしましょう.

（今井繁之：ホウレンソウの習慣が面白いほど身につく本．中経出版，2006．例）については筆者加筆）

表2 スタッフから看護師長への報告・連絡・相談の内容について

スタッフから看護師長へ【こんな場合は"報告・連絡・相談"が欲しい】

＊インシデントが起きたとき
＊アクシデントが起きたとき，または，アクシデントが起きないまでも何らかの危険を感じたとき
＊クレームがあったとき，または，クレームを受けないまでも相手に対して失礼があったとき
＊患者の様子が"いつもと違う"と感じたとき
＊会議などに行くとき，帰ったとき
＊仕事が予定より長引くとわかったとき
＊指示された仕事が終了したとき
＊長期間かかる仕事を受けているときには，中間での進捗状況
＊ME機器の使用方法が理解できないとき，または，不安なとき
＊初めて経験する仕事に取り掛かるとき，終了したとき
＊職場の人間関係に悩みがあるとき
＊個人的な悩みで仕事に打ち込めないとき
＊長期休み（連続4日以上）の計画があるとき
＊勤務時間内で診察を受けるとき，または，家族の診察に付き添うとき
◎ その他，どんなことでも師長はあなたからの報告・連絡・相談を待っています……

【"報告・連絡・相談"のコツ】
相手の都合を確認する！
結論から先に述べる！
悪い内容ほど早く知らせる！
勇気を持って正直に伝える！
中間での報告を怠らない！
できるだけマメに報告する！

(財団法人山梨厚生会　塩山市民病院　看護管理決定事項ファイルより)

こころえ 2

報告・連絡・相談を
受ける姿勢を見直す

相手の話を"きく"こと

　患者からの信頼を得ること，組織が円滑に機能すること，看護の質が向上することなどを達成していくためには，スタッフからの報告・連絡・相談により管理者が多くの情報を集め，的確な判断をすることが重要である．それらを受ける側が起こせるアクションとしては，「壁を取り除くこと」が鍵となる．相手の話に真剣に耳を傾ける人は好意を持たれ，必然的に報告・連絡・相談の機会が増え，色々な情報が集まることで仕事にも良い影響が出る．一方，相手の話をよく聞かない人には，周囲の人たちも報告・連絡・相談をするのも嫌になり，義務的なものはあっても，それ以上は期待ができない．つまり，報告・連絡・相談を受ける際には，話の「きき方」が何より重要となる．

　一言に「きき方」といっても，以下のようにさまざまである．
① 「聞く」・・・耳できく（耳に入っている）
② 「訊く」・・・口できく（自分が知りたいことを尋ねる）

33 報告・連絡・相談 ● 189

表3 看護師長から総看護師長への報告・連絡・相談の内容について

看護師長から総看護師長へ【こんな場合は"報告・連絡・相談"が欲しい】
* 患者の入退院状況，患者動態，重症患者などに関すること
* 患者，または，患者を取り巻く関係者間でのトラブルなどに関すること
* 職員の勤務状況，勤務態度，休暇の取得状況などに関すること
* あらゆる突発事項に関すること
* 施設・設備・物品管理上のトラブル，または購入に関すること
* 他部門，他部署との調整に関すること
* 部署運営の中間，最終報告に関すること

◎ その他，どんなことでも総看護師長はあなたからの報告・連絡・相談を待っています……

【"報告・連絡・相談"のコツ】
相手の都合を確認する！
結論から先に述べる！
悪い内容ほど早く知らせる！
勇気を持って正直に伝える！
中間での報告を怠らない！
できるだけマメに報告する！

(財団法人山梨厚生会　塩山市民病院　看護管理決定事項ファイルより)

③「聴く」…耳と目と心できく（相手の心を聴く）

③が「積極的傾聴」であり，"できる人"がする「きき方」のコツだと言われている．積極的傾聴とは，米国の心理学者カール・ロジャースが提唱したもので，単なる技法というよりは，人間尊重をベースにした心構えや態度を指している．相手の言わんとする意味全体を誠実に，真剣に聞くことであり，具体的には，①共感的理解（評価的・批判的にならない），②受容（受容的・許容的なきき方），③誠実，の3つが基礎となっている[4]．

■「積極的傾聴」を用いる場合

積極的傾聴は，ただ単に相手の不満や個人的な問題などを聞くだけでなく，聞き手が「きくこと」を通じて，相手が自分自身の問題を自らの力で解決できるよう支援することである．聞き手は相手の言葉や態度を通して，本当に言わんとする事実と，その言葉の裏にある感情をつかみとることが重要となる（**表4**）．

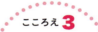

日々のホウレンソウを大切に信頼関係を深める

報告・連絡・相談は，組織におけるコミュニケーションの基礎であると同時に，マネジメントをしていくうえでの要となるものである．

自分自身を振り返ってみても，忙しさなどを言い訳に十分な気配りや心配りをしていなかったように感じている．スタッフの心理としては，管理者が喜ぶような良い知らせは早く報告したいと思うが，反面，悪い知らせは「管理者に叱られたくない」「責任を追及されるのが怖い」「自分の評価が下がるのが不安」などのように，とにかく報告しにくいものである．

私たち看護管理者は，看護職集団をまとめ，さらに発展させていくという重要な役割を担っている．一説には「報告しない部下が悪いの

表4　積極的傾聴

＜積極的傾聴の具体的なきき方＞
①肯定的な反応を心がける．…「それはおもしろい」「参考になったよ」
②欠点が目についても，良い点を探し出してほめる．
　欠点は自分で気付くように示唆を与える．
③困難な問題については，「一緒に考えよう」という姿勢を示す．
④相手の言いたいことは最後まで聴く．…積極的傾聴的な姿勢
　途中で話の腰を折らない．
　相手の話から，気持ちを察して，それを自分の表現に直して投げ返す．
⑤「もっと教えて欲しい」という姿勢をとる．
　スタッフの持っている情報やアイデアを引き出すにはこれが大切である．

NPO法人日本サービスマナー協会：指示命令の受け方・報告の仕方．
http://www.j-manner.com（2012年10月30日アクセス）

このような「きき方」をすると，相手は話しやすい．

＜話す距離・座る位置＞
　「ゆっくりとあなたの話を聴きますよ」という気持ちが伝わるような姿勢を作る．
　ただし，あまり近づきすぎるのも禁物．1メートル位の距離が適当．
　真正面に座るより，お互いの横顔が見える斜めに座る方が話しやすい．

＜要所要所で目線を合わす＞
　相手の目をみてアイコンタクトを取りながら話す．
　あまり見つめすぎると相手に圧迫感を与え，かえって話がしにくい．
　真剣に聴いていることを態度で表す．

＜相手の気持ちに合わせた表情で聴く＞
　相手が笑顔であれば聞き手はそれ以上の笑顔で聴く．
　逆に相手が沈痛な顔つきで話をするときは，聞き手も悲しそうな顔つきで聴く．
　自分の話を真剣に受け止めてもらっていると感じる．→相手への信頼感が生まれる．

＜相手の理解のレベルに合わせる＞
　相手がどんな人なのか．どんな思いがあるのかをじっくり見極めてから話し始める．
　聞き上手は相づちも上手．うなずきと相づちを組み合わせて，「あなたの話をちゃんと聴いていますよ」
　というメッセージを伝える．

＜一方的にならないように常に相手を意識する＞
　早呑み込み・早とちりをして，自分勝手な判断をしない．
　相手が何を言いたいのかをきちんと理解することが大切．
　言葉の意味がわからなかったら，再確認してその思いを正確に把握する．

＜さらには…＞
　何よりも日頃から信頼関係を築いておくことが大切．そのうえで，相手の性格や考え方なども理解しておきたいものである．こちらが真剣に聴くことで，相手も話しやすく，徐々に心も開かれていくでしょう……

か，報告しにくい上司が悪いのか．多くの場合
は，上司に原因があるようです」[5]とも言われ
ているが，何でも言える信頼関係は一方的では
なくお互いに作りあうものである．日常の一つ
ひとつのホウレンソウを大切にすることで良い
関係が保たれ，さらに信頼関係は深められてい
く．私たち看護管理者の日常のちょっとした心
がけひとつで，スタッフからの報告・連絡・相
談をよりスムーズなものにし，さらには，組織
の発展につなげていきたいものである．

(角田　千春)

文献

1) 今井繁之：ホウレンソウの習慣が面白いほど身に
つく本．中経出版，2006.
2) 高橋弘枝：ラウンド　病棟管理の着眼点．日総研
出版，pp.34-38，2012.
3) 前掲書2)，pp.39-41.
4) 糸藤正士：報・連・相の技術がみるみる上達す
る！．日本実業出版社，2011.
5) NPO法人日本サービスマナー協会：指示命令の
受け方・報告の仕方．
http://www.j-manner.com（アクセス日：
2012年10月30日）

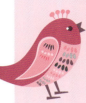

HAPPINESS 仕事術

34 スタッフへの周知

スタッフへの周知・依頼の方法

組織の中での周知・依頼

就労看護師のほぼ100％が組織に所属している．2016年の厚生労働省の資料によると，全国の就労看護師は166万71人で，病院勤務者60.8％（100万4272人），診療所勤務者20.6％（34万2094人）である．他には，訪問看護ステーション，介護保険施設等，社会福祉施設，看護師等学校・養成所または研究機関に勤務する．

組織において，情報を周知し徹底させていくことは，組織の目的を達成するために重要なことである．

表1 看護集団のコミュニケーション上の特徴

- **集団の規模**：集団が小さければコミュニケーションはとりやすく，情報もスムーズに周知される．規模が大きければ，力の結集力は大きく目標も大きなものに立ち向かうことができるが，コミュニケーション・ラインは複雑になり，周知もしづらくなる可能性がある．
- **看護師の特色**：同年代が多く，同じ学校の卒業生が多いなどの場合は価値観や考え方が同様な場合がある．逆に，他施設で働いた経験がある人や多様な教育背景を持つ人が多い場合は，価値観や考え方が異なる場合がある．
- **集団のまとまり方**：目標管理のために自部署の分析を行い，共通の目的を達成する過程で集団に魅力を感じたり，お互いを高め合ったりできることで結束力が高まる．

こころえ 1

周知・依頼はコミュニケーション

組織は必ず理念を持つ．理念はその組織の価値観を表す．看護部もそれぞれの組織理念をもっている．なぜ，組織理念が必要なのか．それは理念が看護師の看護実践の判断基準でもあり，さらに，組織で働く看護師のコミュニケーションのベースにもなるからである．

周知においては，まずは，その理念のもとで，自己の所属する集団がどのようなものかの視点を持つ必要がある（**表1**）．

コミュニケーションに必要な「人間関係」の考え方の1つに，E.メイヨー，レスリーバーガーらが行ったホーソン実験があった[1]．この実験から，作業環境より人間の意欲，人間関係という部分が能率的に大きく影響することを導き出した．人間関係が良好であることが組織の成果に影響するのである．

看護管理者は，自部署の看護師に配慮的な態度を持ち，組織の意思決定に看護師を参加させ，自己決定の機会を与える．また，看護師同士が友好的なつながりを持つことでモチベーションが上がり，仕事の能率を上げるようにしていく必要がある．そこには，有効なコミュニケーションが必要であり人間関係には欠かせないものである．このコミュニケーションが周知や依頼の鍵であると考える．

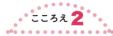
周知・依頼の方法

情報伝達および
コミュニケーション手段の確保

　看護師長は，必要な遵守事項や患者・職員の安全のための情報，最新のニュース等の情報伝達を行い，コミュニケーションを充実させる必要がある．そして，自部署の看護師と双方向のコミュニケーションとして，トップダウンの一方向のコミュニケーションだけでなく，自部署の顕在的・潜在的課題をボトムアップし，看護部全体へ提言していくことも必要である．ここでは，看護師長からスタッフへの「周知」に焦点を絞って取り上げる．その第一は，コミュニケーションの「場」の確保である．

管理者からスタッフへの
周知の方法の例

　当院では，管理者会議などの情報を的確に伝達し，コミュニケーションを確保するため，**図1**，**表2**のような機会を活用している．情報を周知する「場」があっても，多様な部門から毎日のように多くの情報が発せられるため，ス

タッフ全員が受け取れる工夫が必要である．現場のスタッフに浸透させ，取り組めるようにしなければならない．

「監査」の機会を利用する

　監査には，行政の立ち入り検査や院内の委員会のラウンドチェックなどがある．この「監査」を周知・徹底に利用することも効果的である．
　例えば，院内感染対策チームが感染対策強化月間に病棟ラウンドを行う際，病棟の数名の看護師に「インフルエンザ対策」や「ノロウイルス対策」について質問をする．医療安全対策チームでも同様で，各部署の3大インシデントとその対策を併せて質問する．年に数回でも不定期で行われる監査があることで，情報に「目を通す」だけではなく，理解し実践できるようになり，患者や自分たちを守る意識が強化されることにつながる．
　看護師長は，各委員会等から発信された情報を正確に，現場で適切に実践できるように伝える必要がある．

病棟ミーティング
利点：夜勤者以外のスタッフが
　　　参加するため周知がしやすい
　　　詳細を説明できる
欠点：ひと月に1回であるため
　　　急を要するものには適さない

朝会
利点：タイムリーな報告
　　　毎日インシデントを共有
欠点：受け手の人数に限りがある
　　　集中しづらい

チームミーティング
利点：個人の意見を集約しやすい
欠点：納得ができているか確認
　　　しづらい

リーダー会
利点：細かな取り決めは同意を得やすく徹底力が強い
欠点：チームミーティングとのタイムラグがある

図1　病棟での周知方法

表2　スタッフへ周知する場と内容の例

朝会　毎朝の場（申し送りファイルを使用）

インシデント：インシデントが発生した場合，すぐにレポートを記入し発表する．患者要因である場合は1週間経過要約を振り返る．（ここまでは司会が読む）司会が指名し，指名された看護師が看護計画・対策を口頭で発表する．理由としては，交代制勤務である看護師は日々入れ替わる．しかし，看護師が替わっても患者の安全を確保する必要があるものはだれもが看護計画遂行・対処ができなければならない．したがって，毎日口頭で発表するようにしている．

インシデントレポート：毎月集計される院内全部署の分．全員が目を通し，共有する．

研修会の案内：院外・院内問わず，必要と思われるものは申し送りファイルに入れ，公表する．

他部署からの新しい情報：検査部・薬局・相談室等から発信される文書等は読みあげる．

近日中に処理をしなければならないもの（管理者会議等から）等

重要なものは名簿を貼付し全員が確認して押印（押印の責任も教える）するまで，毎日繰り返し読み上げる．その後は，申し送りファイルの中に項目別に入れる（聞いた聞かないを避けるため）．

病棟ミーティング（毎月第3火曜日：全員参加）

管理者の会議内容：師長会・主任会等の詳細を伝える．

各委員会からの報告・提案

リーダー会（1か月に1度）

固定チーム（Aチーム・Bチーム）のリーダーと師長・主任が出席し，各チームからの報告を受けて，それぞれの課題を上げてメンバーに周知・徹底させる（具体的な内容：例えば，記録の方法や指示書の受け方，新人の指導内容等）

チームミーティング（毎月行われる各A・Bチームのミーティング）

リーダー会で話し合われたことが報告される．修正・改善が必要であればこの場で検討する（チームミーティングには看護師長は出席しない）．

こころえ **3**

周知・依頼には
コツがある

■ 自らが理解したうえで，相手に合わせた自分の言葉で伝えること

「決められたルールが守れない」「押印しても理解していない」「意識の向上があまりない」などの師長の嘆きを聞くことがある．

この原因としては「情報を受け取った人の知識や経験，興味を持っていることなど，様々な要因により異なると考えられる」と永山ら[3]は述べている．受け手によって，受け取り方が異なり，全員が同様の理解をしているわけではない．全員に同じような方法で情報を与えても徹底することが困難であるということを看護管理者は踏まえておかなければならない．

さらに永山は「さまざまな周知方法を組み合わせることで周知の効果が格段に上がると考えられる．また，周知するタイミングを考えることも効果があると考えられる」とも述べている．成田[2]も「師長は看護部の方針・会議の決定事項を単にそのままスタッフに伝えるのではなく，師長自身が理解し，納得したうえで自分の言葉でスタッフにわかりやすく伝えなければならない」と述べている．先述した，情報伝達の場を複数もつことや一度にたくさんの情報を発信しないようにタイミングを図ることのほかに，経験年数の少ない職員には，状況が理解できるような言葉を用い，繰り返し伝えていくことが必要である．

看護管理者が惜しみなく努力したとしても

34　スタッフへの周知　● 195

100%の効果は得られない．しかし，どのようにしたら100%に近づくかは常に考え，よいと考えたものは実施し，評価をする努力が必要である．

依頼には対人的能力が重要

　コミュニケーション能力の高い看護管理者は，依頼上手でもある．周知は伝達形式であるが，依頼は人を頼みにしてよりかかるものである．看護管理者は対人的能力として，部下に対して配慮的な態度が必要である．日ごろからコミュニケーションを大事にし，スタッフが師長に言われたら「いやだなー」と思える発言は控えるようにしたほうがよい．

　例えば，夜勤入りの看護師が体調不良を訴えて休まなければならない時，ある看護管理者は「大変ね．暖かくしてゆっくり休んでね．必要なら受診してくださいね．勤務は何とかするから大丈夫」と笑顔で答える．ある看護管理者は「普段から体調管理ができていないからこうなるのよ．急な勤務交代はみんなに迷惑よ」とつっけんどんに答える．どちらの場面も他のスタッフが聞いている状況にある．聞いていたスタッフも，次に自分が同じような状況になった時，後者の場合は「どうしよう」と考えてしまうだろう．勤務交代を依頼された時にもどちらが受け入れやすいかは，至極当然の結果が見える．

　依頼で難しさを感じるのは急な勤務交代であろう．急な勤務交代は誰でも困惑するものである．しかし，業務遂行のためには，代わりのスタッフを誰か立てなければならない．筆者の経験から，ナースステーションの真ん中でスタッフに聞くようにしていた．誰もが，同じような状況になる可能性があることを意識して，『お互い様精神』が育つ職場にしていくことが必要である．例えば，以下のような具合である．

筆者　「Ａさん，今夜なにか予定は入っていますか？」

Ａ看護師　「特別にはありませんが」

筆者　「Ｂさんが，風邪をひいてしまって今夜深夜勤務ができないのだけれど交代は可能かしら？」

Ａ看護師　「今夜ですか…？」（戸惑っている）

Ｃ看護師　「私でよければ代わりましょうか？」

筆者　「Ｃさんありがとう．お願いできますか」「Ａさんもありがとう．次に，もし交代を頼んだ時はよろしくね」

筆者（後日，休んだＢさんに対して）「Ｃさんが快く交代してくれましたよ．誰かが具合が悪くなった時はよろしくね」

　あるランキングに「コミュニケーション能力の高い人の会話の特徴」として「話の腰を折らず，最後まで聞いてから自分の意見を述べる」があげられていた．これは，仕事中であっても休憩中であっても配慮を忘れないように心掛ける必要があることだろう．また，2位には「常に自然な笑顔をキープしている」これはオープンマインドを表すことに必要であり，相手との距離感を縮めることができる．

　どのスタッフに対しても公平な姿勢で，コミュニケーションを適切にすることで依頼もしやすくなる．

（丹沢　早苗）

文献
1) 井部俊子・他編：看護管理学習テキスト第2巻看護組織論．日本看護協会出版会，p19，2008．
2) 成田康子：歩き続ける管理者をめざして．看護管理，22 (1)：18，2012．
3) 永山英樹・他：情報セキュリティに関する周知の必要性および効果的な周知方法の提言．日本社会情報学会関西支部第17回研究会　講演発表（2008年11月29日），2008．http://www.isanet.co.jp/_siryo/pdf/JASI20081128.pdf

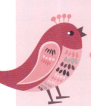

35 業務文書の書き方

HAPPINESS 仕事術

業務文書の書き方

文書作成をスムーズに

日常業務において，特にトップマネージャーの立場にある，看護部門責任者（副院長や看護部長，総看護師長）や教育部門担当者（研修責任者など）は，公文書作成の機会が多い．組織の規模や状況により，事務部門の機能や支援体制の充実度の違いにより，また，看護部門に秘書を配置しているかどうかにより，看護部門責任者の関与の度合いは異なってくるだろう．看護部門に優秀な秘書を確保し，文書作成のコツやセンスをしっかりトレーニングすることで，かなりの部分を任せることができ，円滑な業務遂行が可能となる．

しかし，職責上，作成された文書の点検や確認，添削が求められることは非常に多い．また，自らで起案書を作成することも多い．基本的な書き方について理解しておくと便利である．いくつかのポイントについて述べる．

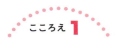

業務文書を書くポイント

業務文書の目的は，要件を正確，簡潔，明瞭に伝えることである．よい文書を作成するポイントは以下の通りである[1]．

正確な文章は 5W2H の要素でつくる

When　発信日，実施日，期限，期間，開催日時，曜日　など

Where　場所，住所，会議場，集合場所，届け先　など
　　　　必要ならば，地図などを添付する．
　　　　交通の便や駐車場の有無なども記入．

Who　発信者名，受信者名，対象者名，主催者名　など
　　　文書の責任の所在，目的とする対象者を明確にする．

What　件名，なるべく具体的に相手にわかりやすく簡潔を心がける．

Why　目的，根拠，企画，方針　など
　　　発信者の意図，理由，根拠を受信者にわかりやすく書く．

How　状況の説明と方針
　　　文書作成の経緯を具体的に示して未来に向けての施策を示す．

How much（How many）
　　　予算，見積もり，経費，費用　など

簡潔な文章を書く

①短い文章にまとめる

　一文は 45 字以内に，一行は 25 字程度が視覚的に読みやすい．

　一段落は 7～8 行で，文字数は 150～250 字が理想的とされているので，目安として参考にすることができる．

②長い文章には要約をつける．

③箇条書きとし，わかりやすく整理する．

明瞭な（わかりやすい）文章を書く

①これを読む人は誰かを意識して書く
②起承転結で，結論を先に述べる
③以下の基本条件を遵守して書く

現代表記，横書き，である文，文体の統一性，難しい用語は使わない，アラビア数字，見出し，符号，頁をつけるなどである．

書いた後は，必ず読み直し，チェックを行う

文書は手から一度離れたら独り歩きをする．そのため，どんなに急いでいる時でも，必ず自己責任でチェックを行う習慣をもつことが大切である．そのチェックポイントを示す（**表1**）．

表1　書き終わった後のチェックポイント

- ・文章に書き漏れはないか
- ・意味が曖昧でないか
- ・表題，件名と内容が合っているか
- ・内容が首尾一貫しているか
- ・数字，名称に間違いがないか
- ・誤字・脱字はないか
- ・字，句，節が後先転倒していないか
- ・難解な言葉，漢字，略語を使用していないか

こころえ **2**

看護管理者に必要な業務文書の書き方

看護部門が日常作成する業務文書の種類には，以下のものがある（**表2**）．最も一般的な依頼文書例をあげる（**図1**）．次いで，筆者が所属していた看護実践開発研究センターにおいて，受講生の所属長よりいただいた図書の寄贈に対するお礼文書を示す．センター事務員が初稿を書き，筆者が添削を行い，修正文書が完成した（**図2〜4**）．

表2　業務文書の種類

案内文書	・お知らせ，ご案内，お誘いなどの文書
依頼文書	・研修・勉強会講師の依頼，会議・委員会への出席依頼，施設見学等の依頼文書
伺い文書	・海外研修・長期研修参加の伺い，人事伺い，突発的な事態・不測事態への対応の伺いなど
報告書	・実施報告，進捗状況報告，終了報告，発生報告など
その他	・研修，見学のお礼など

文書作成が上達するためのヒント

依頼文書とお礼文書を例示したが，看護管理者，特にトップマネージャーは，毎日膨大な量の情報を前に，さまざまな文書を読み，書き，添削している．文書を書く際には，目的は何か，文書を読む相手はどのような立場の人なのかを考え，TPOに応じた書き方が必要である．特に短い文章で要領良くまとめるコツは，管理者にとって必須である．最後に文書作成の力を上げるためのヒントを示す[2]（**表3**）．

（田中　彰子）

文献
1) ビジネス文書・手紙の書き方
http://www.ddart.co.jp/businessletter.html
2) 使えるビジネス文書集
http://www.ne.jp/asahi/business/bunrei/

〇〇〇〇　第　　号①　——　①施設の公文書発行番号

令和　年　月　日②　——　②日付を入れる

〇〇〇〇
　〇〇〇〇　殿③　——　③所属長宛か，部門長宛にするかは，事前担当者間で確認しておく

　　　　　　　〇〇〇〇病院
　　　　　　　病院長または看護部長④　——　④施設長宛ならば施設長，看護部長宛ならば看護部長とし，職位を対応させる
　　　　　　　　　〇〇　　〇〇

　　　　院内研修の講師について
　　　　　　（ご依頼）

　時下ますますご清祥のこととお慶び申し上げます。⑤　——　⑤時候の挨拶

　日頃より、当院〇〇の運営につきましてご理解、ご協力を賜り、
厚く御礼申し上げます。⑥　——　⑥感謝の意を表明する

　さて、当院では、看護職者の研究活動を推進することを目的とし
学習会を開催しております。⑦　——　⑦さて，…と，話題を転じて本題に入る．研修の意図や目的を簡潔に伝える

　つきましては、業務ご多忙の折、まことに恐縮に存じますが、貴
所属職員〇〇氏にご教示いただきたくご依頼申し上げます。⑧　——　⑧つきましては，…と依頼内容に言及していく．お忙しい中，ご多忙の折などの気遣いとともに，恐縮に思っていることを相手に伝える

　　　　　　　　　記⑨

日　　　時：　平成〇〇年〇月〇〇日（　）〇時〜〇時
場　　　所：　当院外来棟２階講堂
テ ー マ：　「看護研究計画書の作成について」　　　⑩
対　　　象：　当院看護師 120 名
交通費、謝金：　当院規定による

⑨ビジネス文書では，記―以上はセットだが，目的・内容によって，いずれでもよい．具体的に周知したいことを項目立てて表すことがよい場合は，この様式を用いる．ここでは，おさえなければならない事項を明確に伝える必要がある

　　　　　　　　　　　　　　　　　以　上⑨

＜担当窓口＞⑪
　　〇〇病院看護部
　　　教育部　　　　〇〇　〇〇
　　　TEL：　　　　／FAX：
　　　E-mai：

⑩最低ここに掲げた依頼内容は内諾の段階で了解を得ておく

⑪担当者を明示する

図 1　講師依頼文書の例

35　業務文書の書き方 ● 199

医療法人○○○○ △△△△病院
病院長　◇◇　◇◇　様

謹啓　晩秋の候、益々ご健勝のこととお慶び申し上げます。
　この度は、当センターの認定看護師教育課程につきまして、ご理解をいただき、受講生にとって有用な図書を賜りましたことに感謝申し上げます。いただいた本は、当センターの蔵書として保存し、参考図書として活用をさせていただきます。
　末尾になりましたが、先生のますますのご発展とご健康をお祈り申し上げ、お礼のご挨拶とさせていただきます。

敬白

平成　　年　　月　　日

○○○○大学 看護実践開発研究センター
センター長　○　○　○　○

図2　お礼状（初稿）

医療法人○○○○ △△△△病院
病院長　◇◇　◇◇　様

謹啓　晩秋の候、益々ご健勝のこととお慶び申し上げます。
　日頃より・・・①
　この度は、当センターの緩和ケア認定看護師教育課程につきまして、ご理解をいただき②、受講生にとって③有用な図書を賜りましたことに感謝申し上げます。本センターは④、いただいた本⑤は、当センターの蔵書として保存し、参考図書として⑥活用をさせていただきます。
　今後とも⑦
　末尾になりましたが⑧、先生のますますのご発展とご健康をお祈り申し上げ、お礼のご挨拶とさせていただきます。

敬白

平成　　年　　月　　日
○○○○大学 看護実践開発研究センター
センター長　○　○　○　○

①日頃のご厚情に対する謝意を入れる

②威圧的に受け取れる

③臨床に携わる看護職者にとって

④本センターの教育目的・理念などを簡単に入れる

⑤御本，書籍，図書

⑥研修生や学生の（主語を入れる）

⑦今後ともご指導いただきたい旨を表現する

⑧末尾になるのが早すぎる

図3　お礼状（添削例）

200　● **Part 7**　日常のマネジメントスキルアップ

医療法人○○○○ △△△△病院
病院長　◇◇　◇◇　様

謹啓　晩秋の候、益々ご健勝のこととお慶び申し上げます。
　日頃より、当センターの教育、研究活動に対しご高配を賜り、厚く御礼申し上げます。
　この度は、臨床に携わる看護職者にとって有用な図書をご寄贈いただき、誠にありがとうございます。いただいた図書は、当センターの蔵書として保存し、研修生や学生の参考図書として活用をさせていただきたいと存じます。
　当センターの○○○○○教育課程は、水準の高い看護実践を行うと共に、他の看護職者のケア技術の向上に資する看護師の育成を理念に掲げ２年目を迎えました。５月には、当課程を修了した第１期生○○名を緩和ケア認定看護師として輩出することができました。これもひとえに関係機関のあたたかなご理解、ご支援があってのことと感謝いたしております。今後も、よりよい教育機関、教育課程を目指し、鋭意努力して参りますので、引き続きご指導ご鞭撻のほど、お願い申し上げます。
　末尾になりましたが、先生のますますのご発展とご健康をお祈り申し上げ、お礼のご挨拶とさせていただきます。

敬白

平成　　年　　月　　日

○○○○大学 看護実践開発研究センター
センター長　　○　○　○　○

図4　お礼状（修正後）

表3　文書作成がうまくなるためのヒント

1. いろいろな文書を読む
   新聞や雑誌からダイレクトメールに至るまで，なるべく多くの文書に目を通し，参考になる言い回しや表現などを見つけたら保存しておくとよい．
2. 要点をまとめる練習をする
   言葉を選ぶ力や，必要な要素を見極める力を養う．過去に送信した文書などを使い，例えば５行の段落を３行にするといった自己訓練を行う．
3. 第三者に読んでもらう
   独りでどんなに考えても，個人の見方には限界がある．他者の目を活用して，読みやすさや理解しやすさなどについて率直な意見をもらう．
4. テンプレート化と辞書ツールの活用
   実際の業務上では，文書作成には正確さとともにスピードが求められる．文書のテンプレート化は，よく使う謝意や結びの文を辞書ツールに登録しておくと便利である．
5. 語句の意味を確認したり，表現を工夫したり，辞書の世話になることは多い．インターネットにアクセスする，ハンディタイプの国語辞典や類語辞典を手の届く範囲に置いておく等の工夫により，その都度調べて確実な知識としていく．
6. 作成前の下調べを怠らない
   正確な内容の文書の作成には，伝える内容についての下調べが欠かせない．これを怠ると信頼を失う．

（＊使えるビジネス文書集 HP より抜粋改変）

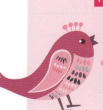

36 メールの書き方

HAPPINESS 仕事術

伝わるメール

　看護管理者にとってメールは欠かせないコミュニケーションツールである．会話や電話は，相手の感情に注意を払い，相手の表情や声が曇ったら「伝わっていないかもしれない」と気づき，その都度軌道修正しながらやり取りができる．しかし，メールはいったん送信すると修正も，付け足しもできない．

　失礼にならず，かつ用件を簡潔に伝えられるメールで，効果的なコミュニケーションをはかり仕事を進めたい．

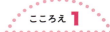

効果的なメールのルール

　仕事でコミュニケーションを効果的にはかるためのメールの基本は

- わかりやすい
- 見やすい
- 短い
- 丁寧
- 早い

ということである（図1）．

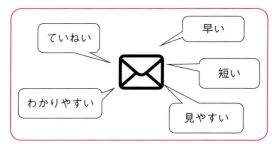

図1　メールのルール

　「ビジネスメール実態調査2018」[1]によると相手のビジネスメールに上手さを感じるのは「文章が簡潔でわかりやすい」，「結論が先に書かれている」，「件名がわかりやすい」，「返信が早い」ことである．一方，仕事でメールを受け取り不快に感じた内容については「質問に答えていない」「文章が失礼」「文章が曖昧」「文章が攻撃的であった」ことなどがあげられている．

　また，返事が24時間以内に来ないと遅く感じ，1日よりも長く待てる人は4人に一人の程度である．つまり仕事のメールは簡潔で明瞭，丁寧な文章であること，返信は24時間以内に行うことが効果的なコミュニケーションをはかる前提といえる．

自分のメールを「伝わる」メールに

　自分の送ったメールは大丈夫だろうか？　同調査では自分のメールに何らかの不安を抱くことがある人は7割を超えている．不安のトップは「正しく伝わるか」，次いで「誤字や脱字はないか」「宛先が間違っていないか」「敬語が間違っていないか」「不快にさせないか」である（図2）．

　そこで「不快にさせない」で「伝わる」メールの視点と準備，点検すべきことについて整理してみよう．

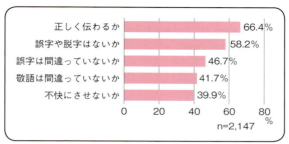

図2　自分の送ったメールへの不安（ビジネス実態調査2018より）

書く視点を「私」から「あなた」に変える

伝わるメールの主役は「自分」ではなく「相手」である．メールの失敗で多い誤字や脱字，添付ファイルの付け忘れなどは自分が書いたメールを落ち着いて見直すことで防げる．しかし，相手に伝わるのか，失礼はないかという内容に関しては相手の理解や主観的な問題もあるために難しい．まずは「相手本位」の文章によって誤解を招かないようにしたい．

□相手が読みやすいように書く
□相手が理解しやすいように書く
□相手が納得するように書く
□わかりやすい言葉で書く

メールを送る前のチェック

仕事のメールには，報告するのか，相談をするのか，依頼をするのかなど明確な目的がある．

書き終えたところで，今自分が送ろうとしているメールはその目的が達成できるようになっているのかを，下の項目でチェックしたい．

□的確な件名か
□適切な宛先か
□CCは必要か，BCCを使うか
□本題に入る前の目的や理由が説明をしているか
□メールに盛り込む内容（項目）をもれなく書いているか
□返信ならば，相手の要求を満たしているか
□内容を本文に書くか，添付ファイルにするか
□メールした後，電話や対面でフォローするか
（重要事項の確認や回答は電話や対面のほうが確実）

こころえ3
メールの基本構成

私的な近況の報告や連絡のやり取りなどは，交流サイト「SNS」やスマートフォンによるメールが主流であろう．それらコミュニケーションツールを活用して発信する内容には「型」はないが，仕事で活用するメールには，①宛名②あいさつ③名前④要旨⑤詳細⑥結びのあいさつ⑦署名という「型」がある（**図3**）．

本文の宛名❶

1行目に宛名を書くことで相手は自分宛ということが確認できる．

宛名がないために送り先が間違ったメールや迷惑メールとの誤解を持たれることは避けたい．

また，「病院長」「委員長」「看護部長」「看護師長」などの役職名は敬称なので看護師長様と書くのは本来は誤りである（**図4**）．「先生」の場合は「氏名＋先生」とする．

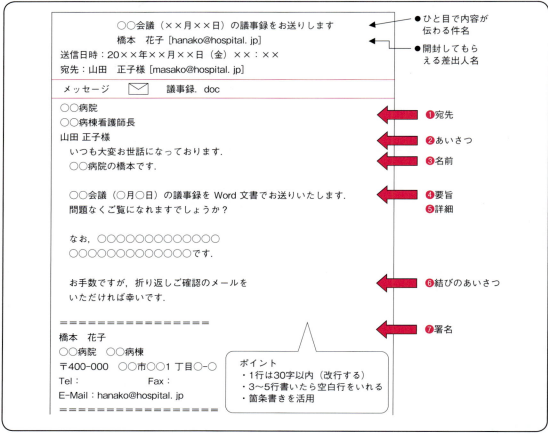

図3　メールの構成

あいさつ❷

あいさつ文もなしに，いきなり用件を書きだしてしまい，文章が冷たいという印象を与えることは避けたい．メールでのあいさつは，手紙のような形式ばったものではなく，簡単で親しみやすいもので十分である．

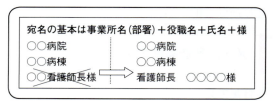

図4　宛名記載例

● 一般的な挨拶例
・いつも（大変）お世話になっております．ご連絡ありがとうございます．
・さっそくご返事ありがとうございました．
● 病院内または親しい相手
・おはようございます．／こんにちは．／こんばんは／お疲れさまです．
● 連絡が空いた場合
・大変ご無沙汰しております．○○です．ご活躍ぶりはいつも耳にしております．
・お久しぶりです．いかがお過ごしですか．
● はじめてメールする場合
・突然メールをお送りして失礼いたします．／初めてご連絡をいたします．
● はじめてメールしてきた相手への返事
・初めまして．○○です．ご連絡ありがとうございます．

- △△の件でメールをいただきました○○です．ご連絡をいただき，光栄です．

● 一日に何度もメールする場合
- たびたび失礼いたします．／何度もすみません．

● すぐに追加して送る場合
- さきほどの追加情報です．

本文❹ ❺

仕事のメールはまず結論から先に述べ，結論→理由→詳細の順に書く．状況や理由から書くと，要点が早く正確には伝わりにくい．

結び❻

「結び」がないとメールが中途半端で終わり，相手にはぶっきらぼうな感じを与えてしまう．最後はきちんと締めたい．

● 返事を期待
- ご返事をお待ちしております．

● 連絡を期待
- ご不明な点がありましたら，お問い合わせください．
- お手数ですが，ご返事をいただければ幸いです．

● 検討を期待
- ご検討のほど，よろしくお願い申し上げます．
- ご多用のところ恐縮ですが，ご返信は○月○日（水）の午後1時までにいただければ幸いです．

こころえ 4
仕事のメールでの基本

短くわかりやすいこと

仕事の連絡メールでは，簡潔さとわかりやすさが何よりも大切である．つなぎの言葉を入れたり

打ち合わせの内容ですが、研修会の概要をご説明して、現在の準備状況をお伝えして、最後に今後のスケジュールを決めたいと思います。場所ですが当院の第1会議室で行います。1階受付で看護部の○○をお呼び出しください。

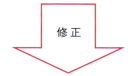
修正

打ち合わせの内容と場所について、ご連絡いたします。
● 内容
　・研修会の概要説明
　・現在の準備状況
　・今後のスケジュール確認
● 場所
　・当院の第1会議室
　　＊1階受付で看護部の○○をお呼び出しください。

図5　仕事のメールは箇条書き

文章にするとむしろ読みづらくなる．「箇条書き」を原則とする（**図5**）．

返事を返すこと

メールを受け取ったら24時間以内に返信するように心がける．先の調査[2]では24時間以内に返信がこないと7割以上の人が遅いと感じている．重要な内容が伝えられた場合やこちらが依頼した情報を受け取った場合は24時間以内と言わず，早めに返信したい．

- 資料を受け取りました．ありがとうございました．
- 添付ファイルは問題なく開いて見ることができました．
- まずは，受け取り確認のみにて失礼いたします．

【結論が出ない】

メールを受け取ってから，検討や決定するのに日数がかかる場合

・メール拝見いたしました．この件につきましては改めてご返事いたします．
・今週末〇日（金）までにご回答いたします．

注意したい表現

● 「取り急ぎ」は忙しくあわてている感じを与える

　取り急ぎ，用件のみにて失礼いたします．⇒まずは，用件のみにて失礼いたします．

＜お礼を言う場合は「取り急ぎ」は不適切＞

　取り急ぎ，お礼まで ⇒まずは，お礼申し上げます．

● 「させていただきます」は「いたします」に直す．

「させていただく」の意味は「相手の許容の範囲で自分の行為を行う（行った）とう謙遜の気持ちの表れ」[3]である．自分をへりくだり丁寧と感じるがシチュエーション次第では違和感が持たれる．

①簡潔な表現にする

　ファイルをお送りさせていただきます．→ファイルをお送りいたします．

②許可をもらう必要がない

　仕事を頑張らさせていただきます．→仕事を頑張ります．

③身勝手な印象

　シフトを変更させていただきます．→シフトを変更していただけないでしょうか．

④対外的なメールとしては、敬意を払う対象がおかしい

　教育を担当させていただいております．→教育を担当しております．

「CC」「BCC」の使い分け

　「CC（Carbon Copy）」とは複写という意味である．TO（宛先）がメインの送信先，CCは複写を送りたい相手で，「CC」に入力したメールアドレスにも，同じメールが送信され，上司などに「確認のために見てください」「念のためにお送りします」という場合に「CC」を使う．

メールの本文にも宛先とCCの両方の名前を書くとCC欄を確認しなくてもだれにCCが送られているかがわかり親切である．

【CC使用例】

宛先（TO）	山田花子　様
CC（C）	鈴木太郎先生
件名（U）	レポート確認しました
（本文） 　山田花子様 　CC：鈴木太郎先生	

　一方，「BCC（Blind Carbon Copy）」に入力されたメールアドレスは，TOやCCや他のBCCでの受信者には表示されない．したがって，受信者のメールアドレスがわからないようにして送りたい場合は「BCC」欄を使用する．メールアドレスを勝手にばらまかないための配慮でもあり，「一斉配信のためBCCで失礼します」と一言入れたほうが親切である．

こころえ **5**

情報の漏洩を防ぐ

　電子メールでの個人情報の漏洩は誤送信によるうっかりミスによるものが多い．誤送信による情報漏洩を防ぐためには，次のことが推奨されている．

・個人情報は本文には書かないこと
・個人データの含まれるファイルを送信する場

合には当該ファイルへパスワードを設定すること

　パスワードは，添付ファイルを送信する電子メールの本文には記載せず，追加のメールで送る．そのひと手間が添付ファイルを付けたメールを誤送信してしまったことに気づけるチャンスである．パスワードのメールを送らなければ第三者にファイルを開かれることを防止できる．

　また，自分宛に送ってくれたメールを転送する場合は，発信者の承諾をいただくことも大事なマナーである．

おわりに

　メールは周囲とのコミュニケーションをとる手段の1つである．メールの主役「相手」の立場に立ち，わかりやすく，簡潔に，相手の知りたいことや自分が届けたい情報を効果的に発信し，互いの仕事を支え合う信頼関係をさらに深めるメールでありたい．

（雨宮　久子）

文献
1）一般社団法人日本ビジネスメール協会「ビジネスメール実態調査2018」
http://businessmail.or.jp/archives/2018/06/05/8777
2）藤田英時：メール文章力の基本．p46，2012．
3）山口拓朗：伝わるメールが「正しく」「速く」書ける92の法則．pp152～153，2018．

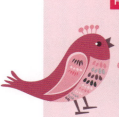

HAPPINESS 仕事術

37 組織内交渉

組織内交渉

お互いの専門性を最大限活かす多職種協働

医療の高度化・効率化，また，診療報酬上の評価などを背景に，臨床現場ではチーム医療が推進され，診療部門，看護部門，事務部門といった縦の関係と同様に，異なる職種間同士，ならびに同じ看護職間同士の横の関係においても，お互いに協力し合う体制作りが求められている．そこで重要なことは，他部門（他部署）同士が緊密なネットワークを結ぶことであり，一つの部門だけでは達成することができない目標も，他部門と力を合わせ，知恵を結集することにより達成する可能性は大きくなる．そのためには，「医師だから」「看護師だから」「薬剤師だから」という縄張り意識は捨て，お互いの専門性を最大限活かしながら協働することが重要である．また，それらの場面では，「自分たちが何を望んでいるのか」「優先順位は何なのか」「これがダメだったらどうするのか」などを相手と確かめ合うことが必要であり，協調的な交渉によって相手との関係をどれだけ良好なものにできるかが，多職種協働を成功に導くカギとなる．

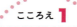
こころえ 1

組織内交渉とは

病院内での交渉の例

病院組織内で看護職が行う交渉相手としては，**図1**に示すように，診療部，医療技術部，事務部などのような院内各部門と，異なる職種間同士，さらには看護の各部署間などが考えられる．例えば，看護部と診療部間の交渉では，患者の治療方針に関すること，看護部と医療技術部間の交渉では，薬剤師による注射薬の在庫

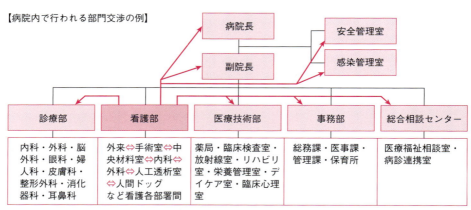

図1　看護部と組織内での交渉のパターン

管理に関することなどがある．そこでは，お互いの専門性の違いや相手の立場を理解したうえで，共に満足のいく結果が得られるよう話し合わなければならない．では，お互いが満足する交渉を行うためにはどのようにすればいいのだろうか．

組織内交渉が目指すもの

患者に提供される医療は，多職種が協働して安全の向上に努め，医療の質を保証しながら命を守るという「チーム医療」として存在する．そのためには，多職種間で患者の情報・ゴールを共有し，お互いの専門性を活かした見方・考え方を尊重しながら患者・家族の意思決定を支援することが重要となる．そのことが，ひいては患者・家族，ならびに職員の満足度の向上へとつながり，結果的には，病院組織の活性化が図られる（**図2**）．

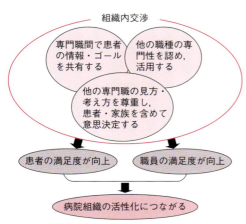

図2　組織内交渉の目指すもの

こころえ2 組織内交渉の進め方

交渉の7つのカギ「思考を順序立てて組み立てる」

ここでは，齋藤，射手矢らが述べている交渉のための「7つのカギ」[1]を紹介する．

交渉力の「7つのカギ」とは，それによって思考を順序立てて組み立てられるようにする「思考のプロセス整理術」である．

交渉では，自分の意思を伝えることの他に，相手の求めているものも知らなくてならない．しかし，相手の出方次第で状況は刻一刻と変わっていくので，それに合わせた臨機応変な対処も求められる．要は，いかにして相手との"合意"に向かうかが大切なのであって，基本的に相手との関係を「WIN－WIN」の関係にもっていくことが重要となる．そこでは，自分の立場だけを考えるのではなく相手の立場も考えながら交渉することで，組織が目指す目標達成への足がかりともなる．

そのためのポイントは7つあり，これが交渉力の基本といわれている．

①利益（Interests）・・・「本当に大切なことって何？」
②選択肢（Options）・・・「どんなやり方があるの？」
③根拠（Legitimacy）・・・「それはどうして？」
この3つは，自分はどうしたいのかを考える判断材料となる．
④関係（Relationship）・・・「自分と相手とはどんな関係？」
⑤意思表示（Communication）・・・「こっち

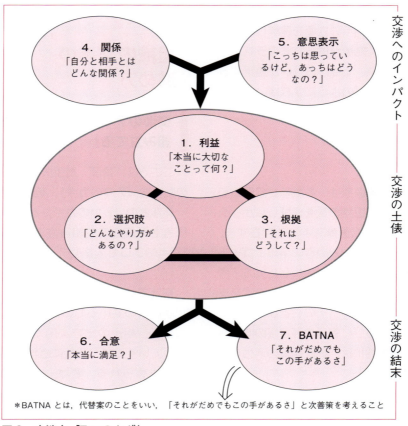

図3 交渉力「7つのカギ」
(齋藤 孝,射手矢好雄:ふしぎとうまくいく交渉力のヒント,講談社,2009.図中の番号を本文に合わせて一部入れ替え)

は思っているけど,あっちはどうなの?」
⑥合意(Commitments)…「本当に満足?」
⑦代替案= BATNA (Best Alternative To a Negotiated Agreement) …「それがだめでもこの手があるさ」→自分の希望が通らなかった場合はどうするのか,合意ができなかった場合の次善策を考える.

　交渉の中心になるものとしては,**図3**に示すように＜利益＞＜選択肢＞＜根拠＞の3つがあり,これが「交渉の土俵」として中央に位置し,「自分はどうしたいのか」を考える判断材料となる.また,交渉の中核ではないが,「交渉にインパクト」を与える大切なものが,＜関係＞と＜意思表示＞であり,「交渉の結末」として＜合意＞に至る場合もあれば,合意できずに＜BATNA＞「次善策」をとる場合もある.

　大事なのは,この7つの要素を見ながら,自分は今どの要素を考えているのかをハッキリと自覚することである.交渉が上手くいっていないとしたら,「それはどこが問題なのか」「相手との関係が悪いのか」「意思表示が悪いのか」,あるいは「利益とその根拠がきちんとしていないからか」,もしくは「自分の利益ばかり考えて,相手の利益を完全に無視して考えているのではないか」など,あいまいなモヤモヤの原因を突き詰めていくのである.

まずは，良好な関係づくりから

他部門とネットワークを結ぶことは看護に新しい視点をもたらすと同時に，看護の仕事を他領域の人に知ってもらうチャンスにもつながっていく．医療の現場は，医師，看護師，薬剤師などの複数の専門職によって構成されているが，専門職間で円滑なネットワークを構築していくためには，職種や部門を越えて，率直な意見を対等に述べる関係をつくることが必要である．そのためには，お互いの専門性の違いや相手の立場を理解したうえで，「交渉術」を上手に使いこなすことが求められている．また，交渉場面では「勝つ・負ける」といったことよりも，もっと広くお互いの利益を高めることを第一に考え，まずは，相手との「良好な関係を築く」ことから始めていきたい．そのことが，結果的には病院組織全体の発展につながっていくはずである．

(角田　千春)

文献
1) 齋藤　孝，射手矢好雄：ふしぎとうまくいく交渉力のヒント．講談社，2009.

こころえ3

他部署との交渉の実際―看護管理者が交渉力を発揮した例

看護管理者のマネジメントが看護を進化させる

日本は，少子高齢化，多死時代を迎え，急スピードで医療提供体制の改革が進められている．また，医療・看護のさまざまな場面で，IT（情報技術），ICT（情報伝達技術），AI（人工知能）等が活用され，今後，雇用が減少していくことも予測される．

しかし，どのような時代であろうと，私たち看護師は，患者ニーズに応えるために，全力で看護を実践していくのである．そして看護力を向上させるためには，看護管理者のマネジメント能力が鍵となる．

当院は，平成22年に地方独立行政法人化された．その時，理事長より「師長は司令塔である」というミッションが出された．

全職種の指揮を執るために，まさに看護師長のマネジメント能力の向上が最重要課題であった．

【看護管理者の基盤は「人間性」である】

「司令塔」を担う看護管理者に必要なマネジメント能力とは何か．さまざまな文献が公表されている中，筆者は，HANA研究会による「ハイパフォーマーな看護管理者の行動特性」[1]（HANAモデル）（**表1**）に出会った．この研究会では，人間を看護する管理者がリーダーシップを発揮するためには人間的魅力が欠かせないと考え，人間性を看護管理者の基盤や原動力となる重要なスキルに位置付けている．その考え方が，当院看護局の基本理念に合っていると考え，キャリアラダーの「基本的姿勢・態度」のカテゴリーに，HANA研究会により示

表1　HANA モデル（一部抜粋）

看護管理能力を発揮するために必要なスキルと行動特性（人間性）

常に品格を持ち，組織の目標達成に向けて個々人やチームの力を引き出せる人間的な魅力

【6つのカテゴリー】		『24のスキル』	〔行動特性〕
1．情動性	1	内省力	対象の情動を受け止め，自分の考えや行動を深く顧みることができる
	2	謙虚さ	素直に相手の意見を受け入れることができる 自分に非があった場合は素直に認め謝罪することができる
	3	誠実性	私利私欲を交えず真心を持って対象に対応することができる
2．責任	4	責任感	自分の仕事へのプロセスと，結果および立場上負うべき範囲についての責任を果たすことができる
	5	責任を持つ覚悟	いかなる状況にあっても看護管理者としての責務を負うことができる（部下が行ったことにおいても責任を持つ覚悟）
3．品性	6	成熟性	豊かな経験に基づき，自己や他者の人間的魅力を引き出し最大限に発揮することができる
	7	豊かさ	利益や成功を分かち合い，心の中から喜ぶことができる 日々，満ち足りた生活を送り健全な倫理観を持って自分自身も相手もいとおしむことができる
	8	自己啓発力	自らの意思で自分自身の能力向上や精神的な成長を目指すことができる 自分自身の潜在能力に気付き発揮できる
	9	余裕・ゆとり	焦ったり，あわてたりすることなく，精神的に安定した状態で行動することができる 他の人のことまで気配りができる
	10	寛容さ	自らの身の丈を知り（自分の限界），自分の感情で相手を振り回すことなく行動することができる
	11	思いやり	対象の置かれている状況や心情に心を配り，必要な対応を取ることができる
	12	品位	TPO に合った服装・態度・言葉遣い・ルールやマナー・作法を持って他者のモデルになることができる
4．管理者としての姿勢	13	協調性	同じ目標達成に向けてお互いに納得できるよう調整する
	14	前向きさ	自分のマインドを平静に保ち前向きな行動につなげられる
	15	公正性	物事をタイムリーに正しく判断し，行動することができる
	16	公平性	自分の利益を優先せず，偏らない判断ができ行動することができる
	17	承認	対象の行為・行動を認め，相手が実感できるように伝えることができる 対象の存在を認め，その変化を察し対応することができる
	18	柔軟性	その場に応じた適切な判断をもってさまざまな状況に対応できる
5．人柄	19	生き方・人生観	自己の人生観を持ち，必要な場面で伝え活用することができる
	20	人間的魅力	必要時，相手に自己開示でき人を引き付けることができる
	21	価値の多様性	さまざまな価値観の存在を認め，受け入れて活用することができる
6．センス	22	想像力・創造力	自己満足や偏った視野ではなく，さまざまな角度から事象を広い視野で考えることができる
	23	五感の活用	感覚的に物事を捉えることができる さまざまなアンテナを立てキャッチした事象を解釈し，相手が理解できる方法で伝えることができる
	24	感性	感覚的に印象をつかみその存在を認め，歩み寄る姿勢を持つことができる

されている人間性（以後「人間性」）6カテゴリー24のスキルを導入した.

【人間性を育み，交渉力をつける】

交渉力は，看護管理者にとって欠かせない能力の1つである.

交渉力に求められる看護管理者の行動特性は，[目的を達成するための交渉方法を見出し実践できる]と示している[1]. つまり，目標達成のためになぜ必要かをどのように示すか，交渉の相手が何を求めているかを察し，相手に合わせた表現や方法で行う，そしてここで基盤となるのが，やはり人間性である. 相手との信頼性，誠実性，責任感，公平性，柔軟性，先見力，決断力等が交渉を導く基盤となる.

TQM（Total Quality Management）での交渉

当院では，「早くきれいに治す」を目指し職員一丸となって取り組んでいる.

その1つに，理事長（医師）を中心とした回診（これはTQM会議ともいえるものである）が毎週1回，1時間で開催されている.

この会議には，理事長，事務局長，看護局長，総務課長，医事課長，薬剤部長，患者支援センター長などの主要メンバーが集まって，2部署の看護師長が現状と課題についてのプレゼンテーションを行う. 新規入院患者数，平均在院日数，稼働率，回転率，重症度，医療・看護必要度率，看護師時間外状況，返書率の状況報告に加え，診断群別で見た在院日数とクリニカルパス適応率の関係，多職種カンファレンスの効果など，医療の質評価の指標に関してプレゼンテーションを行い，質問や指導を受ける. このための資料作成とプレゼンテーションは，病院経営に参画する意識と，マネジメント能力の向上に有効である.

この会議の際の回診で，課題解決のための交渉も行われる. いかに，重要性や緊急性が伝えられるかがポイントとなる. 病院トップの了解

が得られれば，あとは，関係部門と計画的に進めていけばよいのである. 看護師長が，直接，理事長と交渉できるチャンスであるため，看護局では，非常にありがたいと誰もが認識している.

交渉成立の事例「キャリアサポートルーム」獲得の経緯

「師長は司令塔である」というミッションが出されてから10年が経過した.

看護師長は，回診（TQM会議）やさまざまな機会を捉えて，多職種に交渉し，課題解決に取り組んでいる.

病棟にあったドクターの控室を看護師の仮眠室に変更して職場環境整備を行ったり，薬剤チェックを薬剤師との共同作業に移行したりと，自身の戦略と交渉力で実現して，管理を楽しむ看護師長が増えてきている.

【「キャリアサポートルーム」獲得の経緯】

当院では，平成27年度，新人看護師の離職率が17.6％と過去最高になってしまったことを受け，重大性を捉えて，人材確保担当看護師を設置して，看護師の確保定着につなげてきた.

その後，新人看護師離職率は0％〜4.6％と減少したが，看護局では，やはり新人看護師を定着させるためにさまざまな苦労を重ねていた.

患者のニーズに応えるために，看護を実践していくためには，マンパワーと質が保証されることが不可欠である. 就職した看護師を丁寧に大事に育てる体制をつくり，最低3年間当院で看護を実践した看護師であれば，日本全国どこの病院でも働ける看護師である，と自信を持って言えるように，人材確保担当を2名に増員し「キャリアサポートルーム」を獲得するという戦略を立てた.

交渉するためのデータは，看護師数の推移（図4），離職率，看護師確保事業に参加した看

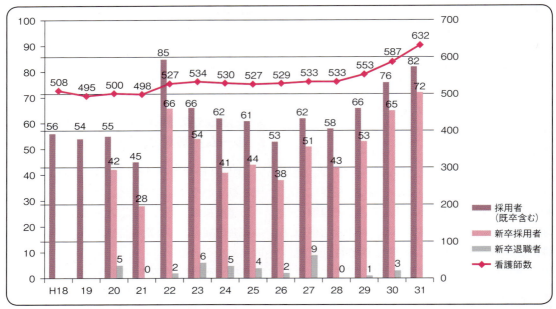

図4　看護師数推移（交渉時に使用したデータ）

護師の当院就職者数，リエゾンナースが新人看護師とかかわった件数とした．

　そして，確保した人材が定着することでの期待される成果として，入院基本料1の継続，看護師夜間配置加算16対1の取得とした．このために，人材確保担当ナースが各看護師とゆっくりかかわれる空間が必要であることを主張した．

　職員が増え新たな事業が増加している中，部屋の確保はどの部門でも課題でもあったが，交渉は成立し，眺めもよく静かで落ち着ける1室を確保して，2019年4月「キャリアサポートルーム」（**図5**）をオープンさせた．

まとめ

　他部署との交渉では，相手の望むようなデータを提示すること，豊かな人間性をもって相手と向き合うことが成功の鍵になるといえる．常日頃から人間性を育み，何事にも一生懸命取り組んでいる姿勢を見せ続けることが大切である．

（飯野みゆき）

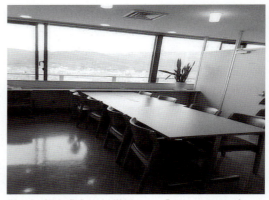

図5　交渉成立し，獲得した「キャリアサポートルーム」

文献
1) 佐藤みつ子監修，HANA研究会著：ハイパフォーマーな看護管理者の行動特性と管理者研修，経営書院，2017．
2) 井部俊子，中西睦子監修：看護管理学習テキスト，看護マネジメント論．第2版，日本看護協会出版会，2018．

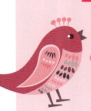

HAPPINESS 仕事術
38 組織外交渉

組織外交渉

組織外交渉をうまく行うには

ここでは，看護管理者の交渉術について取り上げ，主に組織外との交渉について考えてみる．トップマネジメントの立場となるにしたがい，組織外交渉は避けられない役割であり，特にその任についたばかりのときは苦労する．また，いつまでたっても苦手意識が強い管理者も多いことと思う．どうすれば円滑に交渉を成立させられるのか，その基となる考え方について示すとともに，実際の事例から考えてみることとする．

こころえ 1
「交渉」とは

ネゴシエーション（negotiation）とコネクション（connection）

大辞泉，類語実用辞典（三省堂），プログレッシブ和英中辞典によると，交渉には，「1. 特定の問題について相手と話し合うこと．掛け合うこと．2. 交際や接触によって生じる関係．関わり合い」の2つの意味があり，いわゆる「話し合い negotiation」と「関係 connection」とがある．前者の場合，「団体交渉，予備交渉，交渉がまとまった，交渉の余地がある」のように使われ，後者の場合は，「没交渉，異性との交渉をもつ，その会社とは何の交渉もない，悪い仲間との交渉を絶つ」などと用いられている．「交渉」は**図1**のようにまとめられ

① 特定の問題について相手と話し合う，掛け合うこと（negotiation）
② 交際や接触によって生じる関係，関わり合い（connection）

図1　交渉とは

る．

交渉は，その目的如何にかかわらず人間対人間が行う重要な接点となる行為である．

交渉には「掛け合いや駆け引き」という目的と，その後に続く良好な相互の「関係，関わり合い」を築くという意味があることを念頭におく必要がある．

社会において人と人との交わりは避けられないことであり，交渉は好むと好まないにかかわらず日常茶飯事に行われている．さらに仕事の場面においては，交渉は必要不可欠な業務である．しかし，交渉はスムースにゆくことばかりではない．交渉をコンフリクトという側面から捉えると，以下のように考えることができる．

コンフリクトへの対処方法としての"交渉"

コンフリクト（conflict）とは，意見の対立や衝突を意味し，暴力，考え方や利益の激しい対立，葛藤（個人内，対人間），紛争（国際間，民族間）までを含む，広い概念である．所謂争いやもめごと，もつれは，日常茶飯事のことで

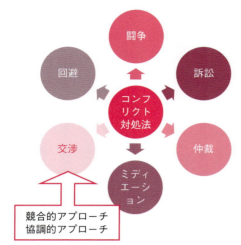

図2　コンフリクト対処法と交渉のアプローチ

あり，家庭内，職場内，地域など多くの場で発生し，さまざまなレベルのことが含まれる．これを放っておくわけにはゆかず，いかに解決していくかが問題である．このような様々のコンフリクトに対処する方法にコンフリクト・マネジメントがある．コンフリクト・マネジメントの実践は，①闘争　②訴訟　③仲裁　④ミディエーション　⑤交渉　⑥回避　の6つの解決法があるとされ，このうちの1つが交渉である．

『人と組織を強くする交渉力』の中で鈴木は，交渉の取組み方には，競合的アプローチによる方法（駆け引き型〈バーゲニング〉）と協調的アプローチによる方法がある（**図2**）と述べている[1]．前者は，自分の主張を相手に受け入れさせ，勝つことのイメージであり，後者は自分と相手の利益や関心に注目し，双方の本質的な要求を満たすための話し合いのイメージである．これらはコンフリクト・マネジメントとされる．

駆け引き型交渉は，一方が得た分，他方が失う"ゼロ・サム"的な状況となり，表層的な解決をもたらすが，相手への不信感からコンフリクトが拡大しやすい．交渉の基本は，自分の視点や利益を最優先することではなく，相手との関係を重視した上で，共に解決してゆく過程である．これは，「協調的アプローチ」の方法によってなされる．すなわち，当事者の抱える人間関係への配慮や感情的な側面をも包括していき，その上で，建設的なコミュニケーションを通じて解決策を創出してゆく必要がある[4]．まさに，看護管理者が解決しなければならない問題や，直面するコンフリクトへの対処は，協調的アプローチの交渉で臨む必要がある．

また，交渉の秘訣について，松村は，著書「幸せ交渉術」の中で，①大きな目的・目標が必要であること（「錦の御旗」を掲げる）②相手の情感に訴えること（「お涙頂戴」を行う）③相手の立場に立ち，双方の利益を考えること（"ウイン・ウイン"の戦略を磨く）であると述べている[2]（**図3**）．

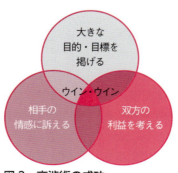

図3　交渉術の成功

こころえ **2**

組織外交渉の
具体例から考える

これらのことを踏まえながら，事例について考える．

実習施設依頼の交渉事例

筆者は，2010 〜 2013 年に看護実践開発研究センター長をしていた．認定看護師の教育課程を準備中のことである．教育カリキュラム基準や実習要項をもとに，全国より 15 施設を探し，実習の受け入れを依頼することとなった．実習施設選択の条件は，指導に関わる認定看護師の存在である．その他に当該分野の専門治療やケアが行われていること，地便性などを考慮して，候補となる施設を決め，看護部門長に電話で依頼，訪問日のアポをとる，といった交渉が数か月間続いた．実習施設の確保ができないと，認定看護師教育機関としての申請ができないため，この交渉にかかっているといっても過言ではない．独りで一手に行うストレスフルな仕事であった．当時の交渉について振り返ってみよう．

ビッグピクチャーを描く

依頼となると一方的なお願いである．先方にとってみれば，時間を取られ，調整が必要となり，書類などの多くの手続きが求められる．負担が増えることである．また，実習受け入れの経験がなく，自信がないため躊躇することも多い．二度三度と断られた時のショックは大きく落ち込みながら真剣に考えた．どうすればうまく交渉に辿りつけるのか．相手にとってみれば，見ず知らずの人からの電話 1 本である．何を信用し，何に共感を覚え，こちらの話に乗っ

てくれるのか．依頼の意図を明確な言葉で簡潔に話す必要がある．認定看護師の教育に力を貸してくれるよう，一緒に考えてくれるようにもってゆかなければならない．そのような心境になってもらうにはどうすればよいのか．電話の奥にある真実の声を認めなければ，人の心は動かせないだろう．それは少し大げさだが，看護や医療全体の向上や世の中のためになること，そのような大きな枠組みで捉えてなければできることではない．理念や考えに共感してもらえるか．相手の琴線に触れることが出来たならその後は順調にゆくだろう．それには今ひとつ自分のピクチャーが曖昧だった．今，自分が行っている行動の意味づけや価値をもっと明瞭にしなければならない．それは，話す言葉の行間から伝わってゆくに違いない．相手にとって意思決定の分かれ目になるのはそんなところにあるのだろう．そして，初めから考え直すことにした．認定看護師を育てることの意義，そのビッグピクチャーの実現を自分の言葉であらわそうと思い直した．

相手を知り理解する

当たり前のことだが，電話で初対面の場合，相手を知ることは簡単なことではない．挨拶と自己紹介に始まり，時間をいただくことの許可とお礼，依頼内容について経緯から順序立てて説明する．貴重な時間なので，長くならないように，不必要なことはなるべく話さず，こちらの意図が伝わるようにする．メリハリをつけて話すテクニックも必要である．段々に具体的になった時には，質問を交えて，相手の状況を話してもらう．この時の一言一句に重要な情報が含まれているので注意する．決して言葉をやり過ごさない．丁寧に相手の胸中を理解するように努め，話を対応させてゆく．相手側の不安材料については，できるだけ具体的に聞き出し，補足説明を行い，妥協できるところは妥協し，

38 組織外交渉 ● **217**

その場で早く解決する．例えば，教員のラウンドや指導者の勤務調整の必要性などである．そのためにも，具体的な展開について説明ができなければならない．やりとりが数回往復するうちに，何となくお互いに"人となり"が分かってくる．もともと看護の志は１つである．そこで，隙間に夢を埋めてゆく．ビッグピクチャーを差し出しながら，認定看護師の育成とともに周囲も成長する喜びや，それによってどんなことが可能になるのかなどの話合いが出来れば，初めに抱いていた不安は次第に確信に変わってゆく．

双方の利益「ウイン・ウイン」の成果

お願いする身でありながら，双方の利益とは何だろうかについて考える．勿論，依頼しているこちら側に大いに利益があるのは当然であるが，相手側には何があるのだろうか．考えてみると，意外にあるものである．決して相手にとって迷惑なことばかりではない．それは，相手の身に充分に立っていなかったから見えなかったのである．実習を受け入れると，その臨床現場の職員は刺激を受け活気づく．学習は相互学習となるに違いない．施設側にとっては，教育実績ともなる．実習地の認定看護師にとっては，認定更新の際に役に立つ．また，実習費を受け入れるので，経理部門から見た看護の実績として認められるであろう．しかし，そのようなことはふりかざさずに，必要な会話のときにきちんと述べる知識をもっていることが大切である．これらは戦略的にみれば，武器に相当するが，ほとんど交渉の段階で使うことはなく，受入れが決まってからの手続きの段階や結果としてあらわれてくる．そして，良好な関係が築かれてゆく．

交渉をとおして，看護という視点で互いに共鳴し，「ウイン・ウイン」の関係が成り立つことは，幸いなことであると思う．研修生は臨地

というかけがえのない場を提供していただくことによって，理論と実践を統合し自らの学びを「成果発表会」の場に報告する．臨地指導者である認定看護師からは，的確なアドバイスをもらい，看護の実践をさらに高めてゆくことを確認する．このような関わり合いのなかに，交渉のもう１つの目的である，「その後に続く良好な相互の関係を築く」の実現を見ることができる．"交渉"は関係（relationship）となり現在に続いている．

こころえ **3**

あらためて，交渉術について考える

さて，管理者に必要な交渉術（negotiation）について，朝日新聞（2012.10.13）の「be report」を引用し，考えてみたい．尖閣諸島や竹島の領有をめぐり，外交の難しい時代が続いているが，利益がぶつかり合う相手と如何に渡り合い，結果を引き出すのか．交渉に強くなるには何が必要か．これは，元外務審議官で現在日本総合研究所国際戦略研究所の田中均理事長の話である．1970年代の援助国への債権が大変厳しい状況の中で，最も早く交渉をまとめた．当事者のいずれもが利益を得る「ウイン・ウイン」の関係をつくることが，これ以降，基本となったそうである．田中氏のいう「ウイン・ウイン」の関係つくりのポイント[3]を，**表1**に示す．

交渉上手になるためには，情報を集めて，強い確信を持つことが秘訣である．相手はどこまで妥協できるかと「ボトムライン」を考える．交渉の全プロセスを見渡せるシナリオをつくるべく，入念な準備が必要である．そして，交渉上手になるためのポイントについて，国際観光振興機構の松山良一理事長は，交渉の際には，以心伝心は通用しない．交渉は，準備が８割，

表1 ウイン・ウインの関係をつくるためには

1. 相手が何を求めているのか，交渉したいのか，したくないのかといった情報を得る
2. 周囲の声に惑わされたり，自分の保身を考えて，日和ったりしない．強い確信をもつ
3. 目的の達成に向けて色々な材料を使って，大きな絵を描く
4. 軍事力のようなフィジカルな力だけでなく，文化力や知恵も含めた「力」を活用する
5. 相手の信頼関係を築くために決してうそをつかない
6. うまくいかない交渉には「NO！」と言える余裕や思い切りをもつ

(朝日新聞「be report」交渉上手になるために（2012.10.13）より)

表2 交渉に臨む時のコツ

1. 一瞬のチャンスをパッとつかむ．チャンスに後ろ髪はない
2. 相手方の責任者はどんな人物かを見極め，責任者との信頼関係を築くよう努める
3. 情報を集めて分析し，相手はどこまで妥協できるだろうかと「ボトムライン」を考える
4. 交渉の全プロセスを見渡せるシナリオをつくるべく，入念な準備をして臨む
5. 相手の話を良く聞き，負け戦はしない心意気で臨む

(朝日新聞「be report」交渉上手になるために（2012.10.13）より抜粋，改変)

根回しが重要である．「持ち帰って検討します」の返答は，基本的に×であると述べている[4]．実際の交渉の場に臨むときのコツをピックアップすると，**表2**のようになる．

本当に大切な利益とは何かをきちんと考え，利益を得るための選択肢や代替案を検討して臨むことは，感情をコントロールし，つまらない対立を避けることができる．射手矢は「肝心なのは，"自分にとって何が一番大事なのか"を明確にすることであり，どんな相手との交渉でも変わらない」と述べている[5]．看護管理者は百戦錬磨といってもよいほどの日常を送っている．多くの看護職を率いる重責を担う立場にあり，これらのことを参考によい交渉を行い，よいマネジメントにつなげたい．

(田中　彰子)

文献

1) 鈴木有香：人と組織を強くする交渉力．自由国民社，2009．
2) 松村啓史：看護管理者のための「幸せ交渉術」．メディカ出版，2010．
3) 田中　均：プロフェッショナルの交渉力．講談社，2009．
4) 朝日新聞「be report」交渉上手になるために（2012.10.13）
5) 齋藤　孝，射手矢好雄：ふしぎとうまくいく交渉力のヒント．講談社，2009．

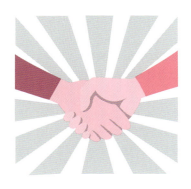

> あなたらしい看護管理者をめざして

診療部・他部門との対応で肝に銘ずること

　院内にはチーム医療の考え方が定着し協力体制ができてきました．とはいえ，他部門との誤解やトラブルもよくあることです．誤った認識がされていて「これはまずいな」と思ったら，すぐに対応し訂正することです．

　特にベッドコントロールを介してのやりとりは毎日のことなのですが，相手（医師や医事課の職員，ケースワーカー等）にこちらの意図が伝わっていないと感じたり，間違って解釈されたかもしれないと気になっていても，そのままにしてしまうことがあります．大概余裕のない時で，少し経ってから「言い過ぎたかな」と思っても，流してしまうことが多いものです．同様のことが一度ならず二度あると，「あの病棟はいつもそうだ」とか「融通の利かない管理者だ」などと思われていることも少なくありません．勿論こちらも相手に対して同じようなことを感じるのですが，看護管理者は日常取り扱う相手や情報が多く多様なので，水に流すのも早く，意にも止めてないことがあるかもしれません．またそうでなければやってゆけないというのも一理あります．しかし，その結果，思わぬ誤解からトラブルに発展することがあります．また病棟全体や看護部全体の評価につながってしまうこともあり得ます．気がついたら，億劫がらずに修復しておくことが肝要です．

　他部門との対応で問題解決をしなければならない場合は，まず，部署・部内の確認を充分に行う必要があります．"足元を見る"ことをぬかりなく行うことです．しかもできるだけ早く，ベッドコントロールならば，患者の状況や病棟全体の状況を予測し，あらゆる可能性を即座に判断するわけで，大変高度な能力を要求されます．特にトラブルが起きそうならば，時間的な脈絡を掴みながら関係しているスタッフと面接し事実を確認することが重要です．

　具体的には他部門に対する苦情が寄せられたら，事実をよく確認し，自分でも納得したならば行動を開始します．一方的にこちらの要求を言うのではなく，まず，「ご相談したいことがあります」と切り出します．相談と苦情は大きく異なります．一度発した言葉はもとに戻せませんから，ものの言い方ひとつで混乱を招くことにもなりかねないのです．はじめにボタンをかけ違えると，後がややこしくなります．個人と個人の問題ではなく，部門と部門の問題なので，後世まで引きずることにもなりかねません．とくに，看護師長は日常場面や電話対応で最も多く体験することなので，肝に銘じる必要があるでしょう．

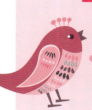

HAPPINESS 仕事術

39 キャリアをつなげ，スキルアップする

看護管理者のセカンドキャリア

生涯現役社会の到来

2018年3月に厚生労働省は「年齢にかかわりない転職・再就職者の受け入れ促進のための指針」を策定した．働く意思と仕事の能力のある人が，できるだけ長くその能力を発揮し続けることができる社会になった．

職業キャリアが長期化し，働くニーズが多様化するとともに，平均寿命の伸長，出生率の減少，介護力の低下，医療技術の進歩など医療を取り巻く環境要因が，看護に求められる機能を多様なものにしている．それに応えるべく現場では，看護師のキャリアアップがはかられてきたのである．

看護分野を発展させ，医療を取り巻く社会ニーズに対応していくためには，高齢者も含めて，すべての人たちが持てる意欲や能力を生かすことが必要になる．生涯現役社会の到来である．

看護管理者も自らのキャリアを生涯積み重ねていくことが求められる時代になっている．

こころえ 1

働き方やキャリアについて考える準備

「セカンドキャリア」とは人事用語で「第二の人生における職業」を意味する．用語としては定年後や脱サラ，育児を終えた後などのキャリアを指す．

定年後の生涯現役という観点では病気，介護，さまざまなライフイベントとの職業生活を切り離して考えることはできない．石山氏[1]は，キャリアの定義を広く捉え，「人生そのものにおいて個人が生涯にわたり成長していくプロセスの総体」と述べている．

セカンドキャリアへの準備はまず，みずからの働きかたについて考える．モチベーションを維持・向上するための研修，定年後役割や働き方が変わることに対応するための考え方や心構えも大切になる．再雇用された場合，立場や役割も変わる．気持ちや知識，技術面でも，準備をしておくことである．

これまでの仕事を振り返り，働くうえで自分が重視することなど，自分自身を理解することと，今後のキャリアの重ね方を考えるなどが必要である．

それまで培った知識や経験，技能を活かせるような仕事を続けることは理想的であるかもしれないが，定年前と同じ職場で働くとしても，同じ職責にはならない．そのため，現役時代とのギャップに不安を感じたり，新しい役割に適応できなかったり，意欲やモチベーションを失うということもありうる．その戸惑いを最小限にするために，再就業に向けた準備は必要になる．

こころえ **2**
キャリアプランの設計

専門職としては，それまでの経験や蓄積を活かして，セカンドキャリアでどう活かしていくのかの設計をする．それは，自分でしか設計ができないものであり，働く自分自身のために設計するという意識を持つことが大切である．「やりがい」について明確に答えられることは少ないが，目標を持つことは志につながる．

キャリアの設計図は，ゴールがないまま進むのではどこに行ってしまうかわからない．途中で修正しながら，自分が何歳まで働くのか，どの領域で，誰のためにどんな仕事をするのか，そのステップはどのように考えているのかを計画するのである．

やりたいこととは，自分の好きなことは何か，身に付けた知識やスキル，得意な分野，また資格を活かしてやってみたいことなどを，これまでの仕事の中でイメージする．反対にやりたくないこと，できないことも出しておくと，道筋が見えてくるものである．

得意分野とは，自己の得意分野の棚卸しである．

管理者として培った知識とマネジメント能力，看護の専門性に加えて，職務の遂行能力は経験の多さによって発揮されうる．豊富な経験を持つ看護管理者は，セカンドキャリアにおいても期待されるに違いない．看護管理者は，自身のキャリア形成について早い段階から考えて，配置転換に積極的に応じることも，専門性を高めるうえで必要になろう．

設計図にはもう一つ加えておきたい．転職・キャリア活動は孤独なものになりがちだ，キャリアを設計するには自分を客観的に振り返り，分析する必要もあるが，自身だけで判断するのには不安もある．したがって，ともにキャリアを刺激しあう，客観的に指摘しあえる仲間がほ

しい．さらに，セカンドキャリアは組織とは関係なく，自身のネットワークが頼りである．いざという時に助けあい，支えあえる仲間が，生涯かけがえのないものとなる．

こころえ **3**
看護管理者のキャリアの活かし方

看護管理者としての能力発揮の場は多様にある．関連する施設の中での延長雇用の道や，看護基礎教育の場で臨床経験を活かした指導を行う，介護保険事業の場などで地域包括ケアシステムに関する知識を活用していくことは，地域医療の質にも貢献できる．培ったキャリアにより，強みは一人ひとり異なるが，何か問題が起きたときの瞬時の判断能力や危機管理など，総合的な視点で考えることは，積み上げてきた経験が活かされるものである．

私のセカンドキャリア

定年後，私は，生涯現役の道を選んだ．社会福祉の分野では新しく学ぶことも多く，介護保険制度に悩まされながら，次々と起こる新しい課題に対処する毎日が新鮮である．施設管理では認定看護管理者としての管理の実践経験を大いに発揮できる．

好きな仕事に就けたこともあるが，何よりも，再び活躍の場があったことに働く喜びを感じている．これは本当に幸せなことだと思う．チャレンジ精神を忘れず，ときどき好きな仲間と語り合い，旅行に行くことがストレス発散になっている．

定年は自身の大きな転機となり，仕事上の役割や立ち位置が変わり，組織の中で看護管理者として人材育成，組織強化，経営判断までかかわった仕事から外れ，外れた後のショックを多

少なりとも経験した．それは，変化として受け入れるしかない．新しい役割を楽しむこと，前向きに捉えること，今までの経験をポジティブに振り返りながら，まだまだ現役で働く日々である．

(杉本　君代)

文献
1) 石山恒貴：企業の高齢者雇用における人材育成とキャリア開発の効果，エルダー，40（12），7－10，2018
2) 公益社団法人東京都看護協会：看護職のセカンドキャリアの事例集プラチナナースとして輝くために．pp6-14，東京都福祉保健医療政策部医療人材課，2017.

索　引

A〜Z

4ステップモデルによる問題解決シート　134
4分割法　134
5S　15
5W2H　197
BLS・AED 研修　172
BSC　129
business continuity plan；BCP　37
Databese for improvement of Nursing Quality and Labor；DiNOL　120
Infection Control Team;ICT　19
KYT　3
　―基礎4ラウンド法　10
NBC 災害　39
OJT　127
Partnership nursing system;PNS　65,169
Quality Control；QC　33
rapid response team；RST　132
soft systems methodology;SSM　106
SWOT 分析　129
Work Life Balance;WLB　46

ア

アクシデントを予防する　59
アクションカード　41
アクションプラン　107
　―の立案　106
安全の3S　40
安全風土尺度　35
安全文化の醸成　3
安全パトロール　17

一次被害　27
医療安全管理室　2
医療安全推進週間　35
　―キャンペーン　35
医療安全に対する考え方　32
医療機関の災害対策　37
医療現場での暴力パターン　23
医療の TQM 実証プロジェクト　34
インシデント（ヒヤリ・ハット）　2
インシデントレポート　2, 60
院内 RST チーム　132
院内教育　132
院内保育所　169
"ウイン・ウイン"　216
NBC 災害　39
お礼状　201

カ

快適職場システム調査委員会　52
快適職場づくり（ソフト面）　51
「改定版看護師の倫理的行動尺度」　135
外来・病棟一元化　95
学習する文化　3
看護管理者自身のメンタルヘルス対策　71
看護業務量調査　79
　―の方法　78
看護師長の役割　64
看護師長を支えるサポート体制　55
看護職員のメンタルヘルス上の問題　68
看護の質　86
看護管理者研修　94
看護管理者に求めたい役割　69

看護師長研修　93
看護師の業務量　84
看護師の倫理感性の向上　136
看護職員人材確保対策　169
看護職員のキャリアニーズ　160
看護情報をマネジメントする　84
看護職の職務満足度　51
看護必要度　84
看護必要度Ⅱ　91
患者サポートセンター　138
感染対策　19
感染対策リンクナース　19
カンファレンス　124
管理者の教育　166
キーパーソン症候群　142
危険予知トレーニング　3
機能強化型訪問看護ステーション　153
キャリアパス作成　129
キャリアプランの設計　222
QC 活動　33
急変時の対応　172
業務改善　78
　―のための分析　78
　―プロセス　78
業務文書　197
　―の種類　198
業務量調査ツール　78
居宅介護支援　153
緊急参集システム　38
緊急連絡　38
　―訓練　38
緊急時診療エリア設営　41
勤務表作成　46
Quality Control；QC　33
クリニカルラダー　160
　―の構築　161
経験学習　170
KYT　3
　―基礎4ラウンド法　10

225

広域災害救急医療情報システム
（EMIS） 41
効果的なメール 202
講師依頼文書 199
交渉 215
　一のための「７つのカギ」
　209
5S 15
　一診断チェックリスト 18
　一の進め方 16
「心の健康づくりを推進するため
　の４つのメンタルヘルスケア」
　68
個人情報の漏洩 207
個人のキャリアアップ 175
5W2H 197
コネクション 215
コミュニケーション 193
コンフリクト 215

サ

災害看護教育 43
災害訓練 40
災害対策マニュアル 37
災害の定義 37
災害発生時の緊急時対応 37
災害への備え 37
CSCATTT 41
事業継続計画（BCP） 37
「仕事と生活の調和 WLB 憲章」
　47
仕事のメール 205
シミュレーション教育 170
十字型チャート（SWOT アナリ
　スト） 176
重症度，医療・看護必要度 85
周知・依頼 193
　一の方法 194
生涯現役社会 221
ショートカンファレンス 100
職場環境のソフト面 51
職員の安否確認 37
職場のメンタルヘルス対策 68

職務満足度調査 52
人材育成 160
人材確保戦略 168
新人看護師の離職予防対策 168
新人看護師の離職率 168
新人看護師への教育方法 163
新人向け技術教育シミュレーショ
　ン 170
信頼関係 190
SWOT 分析 129
セーフティマネージャー 2
セーフティマネジメント（SM）
　3
セカンドキャリア 221
積極的傾聴 190，191
双方の利益 218
組織外交渉 215
組織内交渉 208
組織の力 61
卒後教育 163
ソフトシステム方法論（SSM）
　106

タ

退院支援 138
　一アセスメント用紙 145
退院調整 138
退院前訪問 149
体験シート 182
タイムスタディ 78
多重課題・時間切迫研修 173
多職種協働 208
　一の退院支援 139
地域包括ケア病棟 138，145
　一運用基準 145
地域防災計画 37
「伝わる」メール 202
ディンクル（DiNQL） 120
適正な物品管理 110
デルファイ法 78
転棟 145
ドクターカー 130
トップダウン 93

トリアージ 38
トリアージ・タッグ 38
トリアージ区分 40

ナ

二次被害 27
「二次被害にならないための暴力
　を受けた人への対応」 27
入退院支援 139
入退院時支援室 140
入院スクリーニングシート 145
ネゴシエーション 215
ノンテクニカルスキル 59

ハ

パートナーシップ・ナーシング・
　システム（PNS） 65，174
ハインリッヒの法則 60
働きやすい労働環境 58
HANA モデル 93
話の「きき方」 189
ハラスメント 23
ハラスメント対策委員会 29
business continuity plan；
　BCP 37
BLS・AED 研修 172
ビックピクチャー 217
評価基準 178
病床管理日誌 116
病床管理部門 111
病棟運営 64
病棟会議 104
病棟風土づくり 59
品質管理（QC） 33
4ステップモデルによる問題解決
　シート 134
副看護師長 103
振り返りによる学びの共有 171
プリセプター 168
プレゼンカンファレンス 131
文書作成 197

ベッドコントロール　111
ベッドコントロールフロー　148
ベッドサイドカンファレンス
　　124
報告・連絡・相談（ホウ・レン・
　　ソウ）　186
「ホウレンソウ実践度チェック」
　　187
訪問看護ステーション　152
訪問看護出向事業　155
訪問看護の役割　154
暴力対策のタイムライン　25
暴力対策への取り組み　24
暴力の危険を感じた場合の対応
　　29
暴力の種類　23
暴力のパターン　23
ポートフォリオ　180
　　―の活用　182
ボトムアップ　93

マ

メールの基本構成　203
面接のポイント　177
メンタルヘルス・サポート　73
メンタルヘルス研修　73
目標管理　175
目標管理シート　178
目標管理面接　177
目標立案の手順　175

ヤ

4分割法　134

ラ

respiratory support team；
　　RST　132

リーダー看護師　131
リスクマネジメント　3
リリーフ（応援）体制　85
　　―の基準　89
リンクスタッフ会議　20
臨床倫理検討シート　134
倫理問題検討委員会　134
レベル2の人材育成　14
「労働者の心の健康の保持増進の
　　ための指針」　68
労働と看護の質向上のためのデー
　　タベース（DiNQL）事業　120
労働負担格差　85

ワ

ワークライフバランス（WLB）
　　46

| 現場を活かす　看護マネジメント 第2版 | ISBN978-4-263-23728-1 |

2013年 8 月20日　第 1 版第 1 刷発行
2018年 3 月25日　第 1 版第 4 刷発行
2019年 9 月 5 日　第 2 版第 1 刷発行

　　　　　　　　　　　編著者　田　中　彰　子
　　　　　　　　　　　発行者　白　石　泰　夫
　　　　　　発行所　医歯薬出版株式会社
〒113-8612　東京都文京区本駒込1−7−10
TEL.（03）5395−7618（編集）・7616（販売）
FAX.（03）5395−7609（編集）・8563（販売）
https://www.ishiyaku.co.jp/
郵便振替番号 00190−5−13816

乱丁，落丁の際はお取り替えいたします　　　印刷・あづま堂印刷／製本・明光社

© Ishiyaku Publishers, Inc., 2013, 2019. Printed in Japan

本書の複製権・翻訳権・翻案権・上映権・譲渡権・貸与権・公衆送信権（送信可能化権を含む）・口述権は，医歯薬出版（株）が保有します．
本書を無断で複製する行為（コピー，スキャン，デジタルデータ化など）は，「私的使用のための複製」などの著作権法上の限られた例外を除き禁じられています．また私的使用に該当する場合であっても，請負業者等の第三者に依頼し上記の行為を行うことは違法となります．

[JCOPY]＜出版者著作権管理機構　委託出版物＞
本書をコピーやスキャン等により複製される場合は，そのつど事前に出版者著作権管理機構（電話 03-5244-5088，FAX 03-5244-5089，e-mail : info@jcopy.or.jp）の許諾を得てください．